COMMENT GUERIR ?
BIBLIOTHÈQUE DES PRATICIENS

LE
TRAITEMENT MÉDICAL
DES
MALADIES DES REINS
EN CLIENTÈLE

par Ch. Flessinger
Membre correspondant de l'Académie de Médecine
Rédacteur en chef du " Journal des Praticiens "

2ᵐᵉ ÉDITION
ENTIÈREMENT REFONDUE

A. MALOINE ET FILS, ÉDITEURS
27 — RUE DE L'ÉCOLE-DE-MÉDECINE — 27
PARIS, 1921

LE TRAITEMENT MÉDICAL

DES

MALADIES DES REINS

EN CLIENTÈLE

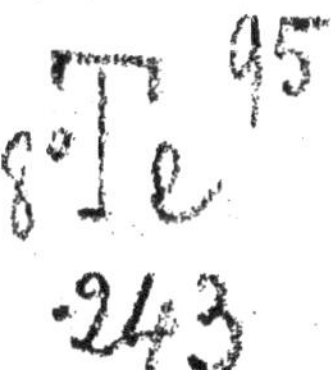

COMMENT GUÉRIR?
BIBLIOTHÈQUE DES PRATICIENS
Publiée sous la direction du Dr Ch. FIESSINGER

VOLUMES PARUS :

COMMENT GUÉRIR?
BIBLIOTHÈQUE DES PRATICIENS
Publiée sous la direction du D' Ch. FIESSINGER

LE TRAITEMENT MÉDICAL

DES

MALADIES DES REINS

EN CLIENTÈLE

Par CH. FIESSINGER

Membre correspondant de l'Académie de Médecine
Rédacteur en Chef du *Journal des Praticiens*

DEUXIÈME ÉDITION

A. MALOINE ET FILS, ÉDITEURS
27, RUE DE L'ÉCOLE-DE-MÉDECINE, 27
PARIS 1921

PRINCIPAUX OUVRAGES

DE

CH. FIESSINGER

La Thérapeutique en vingt médicaments, 1 vol. 413 pages (In collection *Comment guérir ?*). A. MALOINE ET FILS, éditeurs.

Le Traitement des Maladies du cœur et de l'aorte en clientèle. 1 vol., 425 pages, in-8°, A. MALOINE ET FILS, édit. (In collection *Comment guérir ?*).

Clinique thérapeutique du praticien, 1 vol. in-8°, en collaboration avec H. HUCHARD, 3e édit., revue et augmentée par CH. FIESSINGER. 800 pages, 1912. A. MALOINE ET FILS, édit., Paris. (*Epuisé*).

Vingt régimes alimentaires en clientèle, par CH. FIESSINGER. 1 vol. 290 pages, A. MALOINE ET FILS, éditeurs.

Hygiène du Cardiaque, par CH. FIESSINGER, avec préface du D' HUCHARD, 1 vol. 1908.

La Thérapeutique des Vieux Maîtres, par CH. FIESSINGER, Société d'éditions scientifiques. Paris. 2e édition. 1 vol. in-8°. 1897. (*Epuisé*).

Le Rhumatisme articulaire aigu et la scarlatine. Récompensé par l'Académie des Sciences (*Prix Monthyon*) et par l'Académie de Médecine (*Médaille d'or*), 1893.

La Grippe infectieuse, 1 vol. in-8°. Récompensé par l'Académie des Sciences (*Prix Montyon*) et par l'Académie de médecine (*Médaille d'or*), 1889.

La Pneumonie, 1 vol., 1888. Récompensé par l'Académie de Médecine (*Médaille d'or*).

Nombreux mémoires sur les Maladies du Cœur et des Reins. *Semaine Médicale. Gazette Médicale de Paris. Journal des Praticiens* (1890-1912).

OUVRAGES PHILOSOPHIQUES

Science et Spiritualisme. 1906. 1 vol. 2e édit. . . . . *(Epuisé)*.
Erreurs sociales et Maladies morales, 2e édit., 1908. 1 vol. . 5 fr. 75
La Formation des caractères, 2e édit., 1913. 1 vol. . . . . . 5 fr. 75
Les Maladies des caractères, 3e édit., 1916 . . . . 5 fr. 75
Formules d'expérience humaine, in-16. 1919. A. MALOINE ET FILS. 3 fr. »
Les Villes éducatrices, avec Préface de M. E. MALE, professeur d'histoire d'art à la Sorbonne. 1919. 1 vol. . . . . (sous presse).

PRÉFACE DE LA DEUXIÈME ÉDITION

Après toute période de progrès, il survient une époque de tassement et de travail sur les données acquises. Les grandes lignes sont construites ; des modifications de détail s'inscrivent seules sur leurs parcours. C'est ce qui arrive à cette deuxième édition succédant de quelques mois à la première.

Les travaux publics au dernier *Congrès d'Urologie*, ont en particulier servi à compléter ou à commenter certains chapitres.

La *constante d'Ambard* a vu sa valeur clinique fortement entamée. — Ayant fait nos réserves de la première édition, nous n'avons point eu à changer nos conclusions au début.

Le succès de ce petit livre tient à la bienveillance de nos lecteurs. Ils épuisent les éditions plus vite que ne s'accomplissent les progrès. — De cette fidélité à nos modestes ouvrages, nous leur gardons une gratitude profonde.

INTRODUCTION

La pratique médicale ne consiste ni à tout dire ni à tout faire. Il faut opérer un choix. Les explorations ne seront pratiquées que dans la mesure strictement indispensable et seuls seront prescrits les traitements reconnus efficaces.

Il flotte beaucoup de déchets dans les mares thérapeutiques. La pratique médicale accomplit un rôle de balayage journalier, en éliminant toutes les médications qui ne reconnaissent d'autre avantage que d'avoir été un jour soulevées sur les courants de la mode.

La plupart des chapitres de ce livre ont été écrits à l'épreuve d'une expérience personnelle. Nos études sur *les maladies du cœur* nous ont aiguillé vers *les maladies des reins*. Les affections cardiaques retentissent sur les reins et les néphrites chroniques produisent maintes fois le cœur rénal. — Les recherches sur les quantités d'*urée sanguine*, *les constantes d'Ambard* nous ont montré la variabilité de ces facteurs dans les cas où une congestion superposée d'origine cardiaque trouble le rythme de la sécrétion rénale. Depuis l'époque lointaine (1890-1884) [1] où nous signalions l'épidé-

---

1. *Semaine Médicale. Gazette Médicale de Paris. Revue de Médecine. Rapports à l'Académie de Médecine*, 1890-1894.

miologie des néphrites aiguës, bien des voies nouvelles ont été ouvertes. Il est de haute justice de reconnaître les efforts multiples réalisés par l'école française : MM. Achard, Widal et ses élèves, Castaigne, M. Ambard qui fut notre secrétaire au *Journal des Praticiens*, et tout l'enseignement urologique de Necker avec aujourd'hui à sa tête le professeur Legueu. Un chapitre sur les maladies des capsules surrénales termine le volume.

La partie chirurgicale des maladies des reins sera traitée dans cette collection par M. le Dr Le Fur. « L'Urologie en clientèle ». Notre éminent maître et ami, le professeur Albert Robin, a bien voulu initier le lecteur à sa haute expérience. Il a écrit le chapitre sur le traitement hydrominéral des rénaux.

Le volume actuel n'aborde que les affections des reins d'ordre médical ; il est conçu dans le même esprit que nos autres publications : dire ce qui est utile, alléger le texte des développements dont l'intérêt pratique n'est pas évident. Le praticien est pressé ; il veut tout connaître, à condition au moins que du temps consacré à la lecture, il retire un avantage immédiat et ne perde point une minute, consacrée à l'enregistrement de détails dont n'a que faire le souci de sa pratique quotidienne.

TRAITEMENT MÉDICAL
DES MALADIES DES REINS
EN CLIENTÈLE

CHAPITRE PREMIER

CE QU'APPREND UNE ANALYSE D'URINE

I. Eléments normaux. — Sans précaution de régime préalable, sans noter le poids des aliments absorbés, des malades font faire une analyse d'urine qu'ils appellent complète. Le médecin regarde ; il voit s'il y a du sucre et de l'albumine. Le reste l'intéresse beaucoup moins et avec raison. L'analyse lui fournit un bilan d'élimination ; il ignore en regard le chiffre des recettes. C'est comme si, dans la vie courante, il était possible de juger de la fortune d'un particulier par le luxe de sa dépense ! Les naïfs qui se livrent à ce jeu commettent bien des bévues. Un médecin risque d'énoncer des propositions téméraires.

Pour être valable, cette analyse devait suivre l'institution d'un régime alimentaire fixe poursuivi plusieurs jours : tant de lait, tant de viande, tant de légumes, tant de pain, tant de boissons. Il faudra peser les aliments ; quelques malades se soumettront à l'épreuve. La plupart continueront de s'en passer, tellement le pli est pris. Et puis de voir tous ces chiffres les satisfait. Ils y trouvent une apparence de certitude scientifique qui leur semble dévoiler au grand jour tous les mystères de leur tempérament.

Le médecin, outre les renseignements fournis par les éléments étrangers, glycose ou albumine, a bien par devers lui les rapports d'échanges. M. le professeur Albert Robin a beaucoup insisté sur les significations qu'ils fournissent. Au point de vue pratique, ils n'ouvrent jour que sur des renseignements d'ordre secondaire ou mieux éclairés par les lumières des constatations cliniques.

Ces points primordiaux établis, voyons maintenant dans quelle mesure il est permis au médecin de s'engager, à la suite (l'analyse, dans l'interprétation des chiffres alignés.

Les chlorures, les phosphates, les sulfates, l'acide oxalique, l'urée, l'acide urique, les urates, l'ammoniaque, ont été pesés soigneusement. Que nous apprennent, non pas en fait de vérité absolue, mais en matière de renseignements secondaires, toutes ces manipulations soigneusement enregistrées ?

Nous passons rapidement sur la *réaction normale* de l'urine qui est acide (1 gr. 40 exprimés en HCL par litre) et qui devient alcaline dans les infections des voies urinaires ou encore par altération fermentative dans le vase qui la contient. De même la *densité* (1018 en moyenne) augmente dans le diabète sucré, au cours des maladies aiguës, pour diminuer au moment des crises urinaires, des convalescences, des néphrites chroniques, etc.

Ces deux premières notions ne sont que d'un secours restreint ; la clinique, avant leur participation, avait parlé et mieux.

Pour les indications des substances dissoutes, la même médiocrité se poursuit de résultats :

1° Le chiffre de *chlorures* est en relations avec la quantité des chlorures alimentaires ; un homme qui sale beaucoup urinera plus de sel que celui qui sale peu ; une moyenne de 12 à

15 grammes de chlorures est éliminée chaque jour ; avec la restriction totale des chlorures, ce chiffre tombe de 2 à 4 grammes. Au cours des infections aiguës) les chlorures sont diminués ; ils apparaissent en abondance lors de sa convalescence (crise chlorurique) ; ils sont de même diminués dans les néphrites avec œdèmes et dans les oliguries d'origine cardiaque pour s'éliminer en abondance avec la résorption des œdèmes.

2° Avec *les phosphates*, le médecin partage l'avantage qu'il cueille déjà avec la glycose et l'albumine. D'ordinaire, il s'aperçoit de leur élimination en excès ; les urines sont blanchâtres, crayeuses. L'adjonction de quelque acide azotique détermine la solubilisation immédiate du dépôt. Il y a phosphaturie. Celle-ci ne se révèle quand elle est moins intense, que par le chauffage préalable de l'urine. Elle se trouble et l'adjonction d'acide azotique ramène la clarté. Différence d'avec l'albumine qui, précipitée comme les phosphates par la chaleur se trouble davantage par l'adjonction d'acide. Ajoutons que si l'urine est acide, les phosphates restent dissous, bien que parfois en excès.

Cliniquement, la phosphaturie, dans la grande majorité des cas, est produite par une *dyspepsie nerveuse* avec hypersthénie gastrique (A. ROBIN). Celle-ci est à l'origine des *troubles neurasthéniques concomitants* et aussi de la *tuberculose pulmonaire* qui peut faire suite. Le traitement sera avant tout stomacal et les *préparations bismuthées*, la *belladone à très faibles doses* (1/2 centigr. d'extrait deux fois par jour) joueront le premier rôle dans le traitement. En raison de l'état gastrique, les reconstituants seront plutôt administrés par voie hypodermique (cacodylate, glycérophosphates), vers 11 heures du matin, pour ne pas troubler le sommeil de la nuit. Du fait de son état dyspeptique, si le malade dort mal, on attendra pour pratiquer les injections que le sommeil ait reparu.

Les *neuro-arthritiques* sont fréquemment atteints de phosphaturie et pour ceux-ci le traitement par les eaux sulfatées calciques a largement fait ses preuves (VITTEL, CONTREXÉVILLE,

Martigny). Les neuro-arthritiques atteints de phosphaturie présentent également des traces fréquentes d'albumine dans les urines. M. A. Robin a décrit une albuminurie phosphaturique qui nous paraît ressortir à trois causes distinctes : tantôt la tuberculose, tantôt l'arthritisme, tantôt les troubles digestifs.

Le diabète phosphatique de Teissier semble surtout un syndrome où les éliminations phosphatiques sont en nombre très considérable.

Quant aux autres maladies, où la phosphaturie a été constatée (*ostéoamlacie, rachitisme,* etc.), l'ouverture dégagée par les urines n'ajoute en rien aux clartés fournies par l'examen clinique.

Dans une analyse normale, le poids de l'acide phosphorique représente environ le huitième du poids de l'urée ; à savoir 24 grammes d'urée correspondent à 3 grammes d'acide phosphorique.

3° Du chiffre des *sulfates* (sulfates minéraux, dérivés sulfo-conjugués ou phénysulfates, corps sulfurés sous forme de taurine et de cystine), le praticien tirera peu de lumières. Il saura que l'élimination du soufre total augmente avec le régime carné et que le soufre sulfo-conjugué augmente avec l'intensité des fermentations intestinales.

4° L'homme adulte élimine par jour 0 gr. 60 à 0 gr. 70 d'*ammoniaque* pour une élimination de 12 à 15 grammes d'azote total. Soit 4 % de l'azote total : une grande partie de l'ammoniaque formée par l'organisme n'est pas éliminée par les reins ; elle est transformée en urée ; l'augmentation de l'ammoniaque avec diminution de l'urée, traduit en général une lésion de la cellule hépatique. Ici encore d'autres voies guident plus sûrement le clinicien.

5° On a voulu faire jouer un grand rôle à l'*acide oxalique ;* des accidents divers ont été décrits attribués à son excès dans le sang. Au vrai, ces troubles d'ordinaire de nature dyspeptique sont la cause de l'oxalémie bien plus que ses effets, et quand M. Lœper décrit la goutte oxalique de l'estomac, son tableau clinique est intéressant, son régime alimentaire avec la suppression des aliments oxaligènes (oseille, épinards, cacao, vins généreux) se recommande en général par son efficacité [1], mais rien ne prouve que l'oxalémie soit la cause des troubles, car la substance soi-disant nocive existe en quantités infinitésimales dans le sang desséché et à côté d'elle d'autres produits coexistent certainement, que nous n'avons pas isolés encore.

6° La moitié environ des matériaux solides de l'urine est constituée par l'*urée* ; elle varie essentiellement avec le régime alimentaire, augmente avec l'alimentation carnée, diminue avec le régime végétarien (moyenne de 29 à 35 gr. par jour). A l'état pathologique, l'urée urinaire diminue dans les *maladies du foie* où elle peut s'associer à un certain degré de rétention d'urée sanguine ; elle diminue dans les *cancers de l'estomac* du fait de l'ingestion peu abondante des albuminoïdes ; elle diminue également dans les cas d'*insuffisance rénale* ; mais comme le fait remarquer Castaigne [2], cette diminution n'est point constante. Des quantités considérables d'urée peuvent être retrouvées dans l'urine et cette élimination exagérée suit l'accumulation de l'urée dans le sang.

Le médecin ne dira donc pas : il y a trop ou trop peu d'urée. Il interrogera sur le régime et si peu de viande est consommée, ne s'étonnera pas du faible chiffre de l'urée dans les urines.

7° Même réserve indispensable en ce qui est de l'*acide urique*. La crédulité et la sottise humaines ont toujours besoin d'une patère où s'accrocher. En matière d'analyse d'urine, l'acide urique leur fournit un organe de suspension tout à fait remarquable. L'acide urique reconnaît une origine *exogène*

1. Lœper. *Leçon de Patholog. digestive*, Masson, édit., 3ᵉ série, 1914, p. 128.
2. Castaigne. *Les maladies des reins*, 2ᵉ édit., Poinat, édit., p. 41.

avec l'apport des purines alimentaires (ris de veau, foie, chocolat) ; une origine *endogène* est liée aux modalités de l'activité cellulaire. Dans les deux, cet acide urique provient de la transformation des nucléines qui entrent dans la composition des noyaux cellulaires. Un simple excès de nourriture azotée ne détermine pas l'augmentation d'acide urique, il augmente l'urée, ce qui est autre chose.

D'autre part, même les aliments qui contiennent des purines ne sont point forcément nocifs : le ris de veau est peu nocif parce qu'il est bien digéré. La salade au contraire ne contient pas de purines ; mais elle peut entraîner des troubles digestifs et de ce fait indirectement une augmentation de l'acide urique.

Ajoutons l'accroissement possible de l'élimination de l'acide urique du fait de la surabondance des boissons et nous accumulons des causes d'erreur qui vicient toute possibilité d'interprétation.

« Quand on voudra interpréter la valeur des éliminations, il faudra commencer par supprimer toutes les purines jusqu'à ce que l'acide urique ait atteint un chiffre fixe. On sera ainsi fixé sur la formation endogène de l'acide urique ; alors à ce moment on ajoutera une quantité fixe de purines et l'on notera les modifications urinaires de l'acide urique » [1] (Castaigne).

Tout cela n'est point commode et nous sommes destinés à voir encore pour des années le spectacle de la réclame qui nous montre l'homme se débattant sur le sol contre les tenailles de l'acide urique. Une fois qu'une idée fausse a pris possession de la mentalité publique, elle résiste longtemps à tous les démentis de l'expérience. Et convaincus, nos malades continueront de fixer notre attention sur les excès d'acide urique qu'a révélés la lecture de leur analyse.

8° Les *coefficients urologiques* ont surtout été étudiés par M. A. Robin ; il en a été tiré des déductions pratiques qui

---

1. CASTAIGNE : *Loc. cit.*, p. 46.

nécessitent pour être justes, une très grande rigueur dans les étapes de l'analyse ; ces conditions font aisément défaut dans la pratique courante. Aussi ne signalerons-nous que quelques-uns de ces coefficients. Il en est deux qui intéressent particulièrement le praticien.

Ce sont : 1° le *rapport azoturique* (coefficient d'oxydation azotée) et 2° le *rapport des matières minérales* aux matières fixes (*coefficient de déminéralisation*). C'est à M. A. Robin que revient l'honneur d'avoir montré l'importance de ces doubles rapports. Nous ne parlerons pas du rapport de Bouchard (urée aux matières fixes). Il fait double emploi avec le rapport azoturique.

1° *Rapport de l'azote de l'urée à l'azote total. Rapport azoturique.* — Dans l'urine, on compte en moyenne 12 à 15 grammes d'azote total ; le rapport de l'urée à l'azote total est d'environ 0,81 °/₀ ; ce rapport monte dans les cas d'activité des échanges nutritifs ; il diminue dans les cas de ralentissement. Les néphrites chroniques voient souvent le chiffre baisser (72 à 76 °/₀) ; il serait toutefois imprudent de trop compter sur la valeur de ce renseignement. Pour dépister l'*insuffisance rénale*, nous disposons aujourd'hui de signes plus sûrs (dosage de l'urée sanguine, Constante d'Ambard).

2° *Rapport des matières minérales aux matières fixes. Coefficient de déminéralisation de Albert Robin.* — Habituellement, on compte 32 grammes de matières minérales pour 100 grammes d'extrait sec. Ce chiffre s'élève, dans nombre d'états *dyspeptiques*, dans la *tuberculose*, le *diabète sucré*. Quand il monte au delà de 40 grammes, le médecin possède en mains un élément d'intervention thérapeutique ; les arsenicaux sont indiqués (4 milligrammes d'arséniate de soude par jour, pas davantage (Albert Robin), et quand le sujet digère mal, ils seront administrés par voie hypodermique.

Les *rapports de l'acide urique à l'urée, de l'azote ammoniacal à l'azote total* ouvrent peu de perspectives. Nous savons que le *rapport de l'acide phosphorique à l'urée* est d'environ un huitième ; il y a phosphaturie quand ce chiffre monte.

Quant aux rapports du *soufre complètement oxydé au soufre total* (rapport de 80 à 90 %), ce rapport diminue dans les *ictères par rétention* (Albert Robin) et le *rapport du soufre conjugué au soufre total* (8 à 9 % du soufre total) augmente dans tous les cas où sont accrues les *fermentations intestinales* productrices de phénols.

9° Les *pigments de l'urine normale*, de leur côté, ne font que confirmer les investigations de l'examen clinique. L'*urochrome* donne sa coloration à l'urine, l'*uroérythrine* colore les sédiments urinaires, l'*urohématine* (couleurs scatoliques), rouge, formée après addition de HCL, apparaît comme l'indican, dans les cas de fermentations digestives ; l'*urobiline* est une substance mal connue (professeur Grimbert) ; elle est d'ordinaire associée à d'autres pigments. L'urine en contact avec l'acide azotique la laisse déposer sous forme de *pigments rouges bruns* qui décèlent d'ordinaire un trouble dans la formation des pigments biliaires (insuffisance hépatique) ; l'*indican urinaire* forme un liseré bleuâtre, au fond du verre à essai, après addition d'acide azotique ; il indique des troubles de fermentation digestive, commande l'emploi des laxatifs chez les contispés et des préparations bismuthées chez les sujets qui digèrent mal.

Nous laissons de côté tous développements sur le *point cryoscopique ;* il nous avertit des quantités totales de molécules contenues dans l'urine ; des foules d'erreurs sont sorties de semblables calculs ; un de nos malades anxieux, comparant toutes les semaines les résultats fournis par l'étude de ses analyses, en a perdu l'équilibre mental. Il voulait à toute force être atteint de néphrite chronique et les chiffres cryoscopiques lui donnaient raison. En fait, les reins étaient sains et, seule, la tête était malade. La cyroscopie rendit le bonhomme tout à fait fou.

II. **Éléments anormaux.** — 1° Chimiques. — Un verre à pied, de l'acide nitrique, de la liqueur de Fehling, quelques tubes à essai, une lampe à alcool, s'ils suffisent au médecin, lui sont en même temps indispensables. Tout malade qui vient le consulter sera soumis à une analyse rapide ; en deux à trois minutes, les grands renseignements seront fournis : s'il y a de l'albumine, de la glycose, du pus, un excès de phosphates, du sang, de la bile.

1° *Résultats fournis par le verre à pied.* — L'acide nitrique versé dans l'urine le long de la paroi du verre à pied indique en général, quand un précipité blanc se produit, que ce précipité est *constitué par l'albumine* vraie (*sérum et globuline*, albumine *acéto-soluble* qui peut alterner avec l'albuminurie ordinaire (Castaigne). La recherche des *peptones* appartient au chimiste et ses résultats demeurent d'une utilité pratique contestable. Cliniquement, un gros précipité par l'addition d'acide nitrique est formé par l'albumine ; c'est le seul renseignement qui importe en général. Le tube d'Essbach avec réactif approprié permet en vingt-quatre heures le dosage.

Mais bien d'autres éléments se précipitent avec l'acide nitrique ; s'il se forme un anneau blanchâtre (à la partie supérieure du verre), il peut s'agir : 1° d'*urates* (l'anneau se dissipe si le verre à pied est porté dans un récipient d'eau chaude) ; 2° on peut se trouver en présence d'un *excès d'urée* (nitrate d'urée) sous forme d'un précipité blanchâtre au fond du verre ; ce précipité cristallin se dissout également par la chaleur ; 3° d'un précipité blanchâtre lié à l'emploi interne du *copahu ou de la térébenthine* (en ajoutant à l'urine 2 fois son volume d'alcool, le précipité se dissout) ; 4° de *pus.* Déjà trouble dans le verre, l'opacité s'accroît avec l'addition d'acide nitrique. Quand le fait se produit, demander la vérification par le pharmacien. Y a-t-il du pus ? Les suppurations d'origine rénale amènent un trouble général de l'urine. Les suppurations d'origine vésicale se ramassent plutôt en dépôt, au fond du verre ; 5° l'urine est couleur bouillon de bœuf. L'acide nitrique produit un précipité d'un blanc rougeâtre. La présence du *sang* est probable, faire vérifier par le pharmacien. Si la présence du sang est confirmée et que des globules sanguins ont été retrouvés, chercher à dépister la cause : hématuries de l'urètre postérieur, prostatiques, vésicales, rénales, hématuries des maladies infectieuses, hématuries parasitaires. Les hématies peuvent faire défaut, le pigment sanguin seul existe ; il s'agit d'*hémoglobinurie*, c'est-à-dire d'une sorte de dissolution de la matière colorante du sang. Elle se rencontre dans les maladies infectieuses et aussi sous forme *paroxystique* et à la suite d'un refroidissement. C'est l'examen microscopique qui tranchera le débat et dira qu'il s'agit d'hématuries ou d'hémoglobinurie ; 6° les urines sont *chyleuses* à aspect lactescent, elles renferment des graisses émulsionnées ; l'albumine y est le plus souvent associée ; l'analyse du pharmacien lèvera les doutes. Dans les pays chauds, la chylurie est la conséquence de la filariose ; dans nos pays elle peut être consécutive à un excès de matières grasses dans le sang et se rencontre sur des sujets de santé satisfaisante ; 7° beaucoup *de bile* dans l'urine peut faire croire à la présence du sang. L'adjonction d'acide nitrique fait apparaître un pigment verdâtre au fond du verre.

On voit que le simple examen dans le verre à pied ouvre bien des perspectives. Le chauffage de l'urine dans le verre à essai fournit des clartés d'un autre ordre.

2° Résultats fournis par le tube à essai. — L'urine chauffée dans le tube à essai peut se troubler du fait de l'*albumine* ou des *phosphates* ; l'albumine ne se dissout pas avec l'addition de quelques gouttes d'acide nitrique ; les phosphates se dissolvent après adjonction de quelques gouttes d'acide. Nous avons indiqué préalablement leur signification.

Le médecin doit savoir si l'urine renferme de la *glycose*. Dans le tube à essai, il verse environ 3 centimètres cubes de liqueur de Fehling ; il porte à l'ébullition pour s'assurer que la liqueur de Fehling ne se réduit pas d'elle-même, ce qui peut arriver lorsqu'elle est de préparation ancienne. Il ajoute ensuite un volume à peu près équivalent d'urine et porte à nouveau à ébullition.

Si l'urine renferme du sucre, le mélange se trouble et passe à l'orangé ou au brun foncé (oxyde cuivreux).

Les urates et l'acide oxalique en excès réduisent la liqueur de Fehling, sans produire un trouble aussi marqué et surtout pendant le refroidissement du mélange. En cas de doute, le pharmacien prononcera, de même qu'il aura, s'il s'agit de glycose, à pratiquer le dosage du produit.

Pour une simple constatation de réduction de liqueur, le médecin ne se pressera point de conclure au diabète. Il peut s'agir d'une simple *glycosurie alimentaire* qui disparaîtra en quelques jours ; d'une glycosurie symptomatique d'*accidents cérébraux* et qui cédera tout aussi vite, bien que dans l'espèce, la cause de la glycosurie (traumatisme, hémorragie cérébrale) puisse commander la réserve ; les *obèses*, les *neuro-arthritiques* ont fréquemment des quantités passagères (5 à 15 gr.) de glycose ; les enfants neuro-arthritiques ouvrent jour à la même constatation ; si le chiffre de glycose n'est pas abondant, on ne s'empressera pas de conclure au diabète et chez l'enfant à un pronostic grave.

De même méfions-nous des glycosuries apparentes (*glycosurie balsamique*) ; le copahu, la térébenthine peuvent produire des réactions similaires à la glycose. Interrogeons sur les médicaments absorbés ; en tout état de cause n'alarmons pas le malade. Le régime alimentaire institué, une nouvelle analyse quelques jours plus tard aura rétabli l'ordre des choses.

2° ÉLÉMENTS ANATOMIQUES. — Si le médecin a un microscope il pourra à la fois rechercher le sang, le pus, les cylindres urinaires. Les renseignements qu'il puisera de la sorte renforceront très inégalement la valeur des constations que l'examen chimique aura préalablement fournies.

Le *sang* sera décelé, il est vrai, par les hématies et le pus par les globules qui le forment. On pouvait hésiter entre une hémoglobinurie et une hématurie ; le microscope lèvera les doutes. De même pour le pus ; si l'absence d'acide nitrique avait pu laisser en suspens la présence en excès des phosphates, la vue des globules de pus lève toute incertitude ; ajoutons toutefois que les phosphates eux-mêmes apparaissent au microscope sous forme de granulations rondes, innombrables et immobiles (phosphate tricalcique). Les cristaux de phosphate ammoniaco-inagnésien encombrent les urines alcalines avec leurs formes en couvercle.

Les globules de pus sont des globules blancs dégénérés ; ceux-ci peuvent apparaître normaux ; la présence de ces derniers est habituelle dans toutes les urines, leur signification est fort restreinte, de même que celle des placards endothéliaux qui viennent des voies génitales externes chez la femme.

Pour les *cylindres*, leur recherche n'est que d'un secours médiocre. Ou elle est négative, bien qu'une néphrite soit en jeu, ou elle est positive et d'autres signes de néphrite mettent sur la voie, où elle est positive et la néphrite n'est point mieux assurée.

Cette dernière éventualité se rencontre pour les *cylindres hyalins* qui n'ont pas une signification autre que celle de l'albumine elle-même, c'est-à-dire une signification très indécise.

Les *cylindres muqueux* indiquent en général un catarrhe des calices ou du bassinet ; les *cylindres hématiques* sont des globules de sang accolés par un ciment de fibrine ; ils annoncent une congestion rénale que la présence du sang avait fait prévoir. Les *cylindres épithéliaux*, avec leurs cellules en mosaïque et à gros noyaux révèlent l'inflammation portant sur les voies d'excrétion (bassinet, uretère). Les *cylindres colloïdes*, très réfringents, à forme sinueuse et à bords festonnés, partent d'une lésion des tubes contournés. Les *cylindres granuleux* sous forme de granulations agglomérées en manière de boudins plus ou moins allongés ont plus d'importance ; ils montrent le tissu noble du rein certainement touché ; seulement si ces cylindres sont rares, le médecin ne se pressera pas de conclure. La lésion qui les produit peut demeurer silencieuse et n'avoir aucune tendance à l'évolution ; c'est l'histoire des cylindres apparus dans l'urine des vieillards qui ont parfois des traces d'albumine. Quant aux *cylindres granulo-graisseux*, ils sont formés par des lésions plus ou moins accentuées et les malades qui les présentent sont sérieusement touchés.

3° ELÉMENTS MICROBIENS. — Il est naturel que de grandes précautions d'asepsie doivent entourer la prise d'une urine à analyser bactériologiquement. La recherche des microbes de la suppuration n'a aucune utilité ; la présence du pus avait déjà préalablement fourni les clartés nécessaires ; seulement la recherche du *bacille de la tuberculose* est fort importante ; parfois l'examen ne le révèle pas et il faut l'inoculation au cobaye. L'existence de bacilles tuberculeux dans l'urine ouvre jour à des décisions graves : oui ou non existe-t-il une tuberculose rénale ? Une réponse affirmative entraîne la nécessité d'une intervention chirurgicale : car il n'est point de maladie traître dans son évolution comme la tuberculose rénale et la fréquence de ses rémissions ne doit pas fermer nos yeux sur les dangers d'un réveil toujours possible. L'intervention chirurgicale gare de ce péril et assure des guérisons définitives, car elle réussit chez la très grande majorité des opérés.

CHAPITRE II

LES MÉTHODES D'EXPLORATION RÉNALE [1]

En présence d'un brightique, le médecin doit se rendre compte du degré de perméabilité rénale. Nombre de méthodes d'exploration, jadis employées, se sont montrées infidèles : telles l'expérience du *bleu de méthylène* ou de la *glycosurie phloridzique* ; d'autres ne sont pas sans inconvénient et parfois apparaissent de pratique difficile : telles les injections *intra-veineuses de lactose*, ou *sous-cutanées d'iodure*, ces dernières ne fournissant aucun renseignement décisif (Vallery-Radot).

En fait, le médecin, dans la sécrétion rénale, devra se rendre compte de trois facteurs : 1° l'élimination *de l'eau*, 2° *de l'urée*, 3° *des chlorures*. D'autres produits très importants sont contenus dans l'urine ; ce qui semble l'indiquer, c'est la possibilité de crises de dyspnée urémique très sérieuses survenues chez des sujets déchlorurés qui ne présentent pas d'azotémie (0 gr. 30 à 0 gr. 45 d'urée par litre), sont soumis au régime déchloruré et guérissent très vite par le régime lacto-hydrique. Ces derniers sujets, jusqu'ici, ont toujours été des vieillards et, depuis plusieurs années, nous avons insisté sur de semblables faits.

Le chapitre des poisons urinaires demeure ouvert ; mais les

---

1. CASTAIGNE. *Les maladies des reins*, 2ᵉ édition, Poinat, éditeur, 1918. — VALLERY-RADOT. *Études sur le fonctionnement rénal dans les néphrites chroniques*, Masson, éditeur, 1918.

méthodes d'exploration n'en sont pas connues, pour la raison que la nature intime de ces poisons nous échappe encore [1].

Tenons-nous, pour l'instant, aux données acquises.

I. Élimination de l'eau. — Pour apprécier l'élimination, on avait proposé les injections intra-veineuses de lactose. C'est bien compliqué. Mieux vaut recourir à l'épreuve de la *polyurie provoquée* (Cottet).

Le sujet étant mis pendant trois jours à un régime de boissons ne dépassant pas 1.500 grammes, d'où seront exclus le café, le thé, l'alcool, consommant d'autre part une quantité de viande, de légumes, de pâtes, de fruits à peu près équivalente chaque jour, fera le compte de ses urines émises à différentes heures du jour.

1° De 7 heures à 9 heures du matin ;

2° De 9 heures du matin à 9 heures du soir ;

3° De 9 heures du soir à 7 heures du matin.

Le quatrième jour, le malade boit en plus 500 grammes d'eau, de 7 à 8 heures du matin, et les urines sont recueillies de même.

A l'état normal, la diurèse du jour (9 heures du matin à 9 heures du soir) est deux à trois fois plus abondante que celle de la nuit. Le jour où le sujet boit 500 centimètres cubes d'eau, la quantité éliminée (de 7 heures à 9 heures) est cinq à douze fois plus considérable que celle des autres ; ¹⁰rs.

Si les reins sont moins perméables, l'ur... de la nuit est plus abondante que celle du jour (nycturie, Péhu) ; le jour où

1. Encore ce dosage de l'urée effectué par l'hypobromite comprend-il non seulement l'urée, mais un certain nombre de substances azotées non coagulaires. Le dosage de l'urée simple sans les substances toxiques s'opère non par l'hypobromite, mais par le xanthydrol (Carnot, *Société Biologie*, 8 nov. 1919). Ce qu'il faut savoir, c'est qu'à côté de l'urée sanguine, il existe de l'azote non uréique (15 à 20 centigr. à l'état normal) et que seule l'augmentation de ce dernier préjuge de la gravité possible. Car l'azote non uréique, bien qu'il ne représente pas la totalité des éléments toxiques qui font l'urémie, en figure cependant un témoin très fidèle (Chabanier et Galhardo. *Presse méd.*, 18 sept. 1920).

le sujet prend ses 500 grammes d'eau, la polyurie matinale n'existe pas et la nycturie augmente.

Pratiquement, on pose la question à un malade :

— Urinez-vous plus la nuit que le jour ?

Une réponse affirmative oriente tout de suite l'attention vers un trouble de l'élimination urinaire, qu'il soit d'origine rénale ou prostato-vésicale [1].

II. Élimination de l'urée. — 1° Plusieurs procédés peuvent être entrepris. Au point de vue clinique, le meilleur est celui qui a été recommandé par M. Widal : le *dosage de l'urée sanguine*. En dessous de 1 gramme par litre de sérum, on rencontre des neuro-arthritiques, des vieillards qui ont des excès d'urée (de 0 gr. 50 à 1 gramme) ; au bout de quinze jours de régime, tout est rentré dans l'ordre. De légères congestions rénales et toutes passagères accompagnées de traces d'albumine semblent susceptibles de produire ces légères poussées d'azotémie ; si la clinique penche vers l'urémie, il faut se méfier ; au-dessus des environs de 1 gramme d'urée sanguine, l'attention est encore plus ouverte. A l'origine, M. Widal attachait une grande importance à la valeur intrinsèque de chaque constatation. Nous avons nous-même montré qu'il convient, dans l'espèce, d'éliminer un facteur dont la présence est la cause d'erreurs de pronostic sérieuses : la congestion rénale [2]. Se superposant à une affection rénale, ou évoluant à titre isolé, celle-ci fausse l'interprétation des résultats. Pour que ceux-ci soient valables, il faut au moins plusieurs analyses. C'est ce qu'admettent aujourd'hui MM. Widal et Vallery-Radot. Le médecin pourra demander deux analyses à quinze jours d'intervalle. Si la seconde analyse continue de montrer, en dépit du traitement, une quantité d'urée supé-

---

1. Nous ne parlerons pas de l'élimination fractionnée (urines recueillies toutes les 3 heures) loin des repas (*opsiurie*), de l'élimination fractionnée et égale (*isurie*), de l'élimination fractionnée et inégale (*anisurie*). Ces termes techniques ne disent rien qui vaille ; leur allure solennelle ne suffit point à masquer la valeur médiocre des renseignements qu'ils fournissent.

2. Ch. Fiessinger (*Maladies du cœur*, 2ᵉ éd., p. 17).

rieure à 1 gramme, la survie ne dépasse pas, en général, un intervalle de deux ans. Au-dessus de 2 grammes, la survie ne se prolonge que de quelques mois. A condition, bien entendu, que l'élévation du chiffre soit maintenue dans les analyses subséquentes.

Jusqu'à 2 grammes d'urée sanguine, il ne convient de s'inquiéter que si le traitement diététique n'amène aucune amélioration. Au-dessus de 3 et 4 grammes, nous avons constaté des morts rapides.

Des causes d'erreur peuvent influencer la signification des chiffres et avant tout la nature du régime alimentaire trop riche en albuminoïdes. Il est bien entendu que les sujets ne consommeront que peu d'albuminoïdes ; après la constatation de 1 gramme d'urée sanguine, le sujet sera soumis au régime lacto-végétarien ; à 2 grammes, au régime hydrique. Dans ce dernier cas, en plus, on appliquera des ventouses scarifiées sur les reins ; on administrera des laxatifs, de la théobromine, de la scille, de la digitaline, cette dernière, s'il s'agit d'un cardiaque. Quinze jours plus tard, on procédera à une nouvelle analyse.

Vallery-Radot a noté une observation curieuse : après un régime chloruré, l'urée sanguine baisse. L'hydrémie produite par la chloruration est une des causes de cet abaissement ; une autre cause est l'augmentation de la perméabilité à l'urée. Comme les malades azotémiques sont soumis à des restrictions chlorurées et ne consomment plus de sel pour un certain temps, cette constatation ne livre place à aucun intérêt pratique.

2° *Épreuve de la phéno-sulfo-nephtaléine.* — Proposée en Amérique, l'épreuve de la phéno-sulfo-nephtaléine a été préconisée en France (Widal, André Weil, Vallery-Radot). On injecte un centimètre cube d'une solution contenant 6 milligrammes de phéno-sulfo-nephtaléine. Immédiatement avant l'injection on fait uriner le malade et il boit un verre d'eau. Une heure dix après l'injection, le malade urine de nouveau. Alcalinisées par la soude, les urines présentent une coloration plus ou moins rouge. On ramène à 1 litre en versant dans cette urine de l'eau distillée, puis on prépare un étalon en mettant dans 1 litre d'eau distillée, 1 centimètre cube de la solution de phéno-sulfo-nephtaléine ; on alcalinise. On prélève un échantillon de l'urine, il est comparé à l'étalon au moyen d'un colorimètre à échelle graduée. En 1 heure 10, un individu à reins normaux doit éliminer 51 à 63 % de phtaléine.

Une élimination de phéno-sulfo-nephtaléine défectueuse permet d'affirmer un trouble de l'excrétion uréique. Si la phtaléine n'est éliminée qu'à l'état de traces indosables, on peut en conclure que le chiffre d'urée du sérum est supérieur à 2 grammes (Vallery-Radot). Chez les œdémateux cardiaques ou rénaux, la méthode est troublée du fait de la rétention hydrique ou des décharges polyuriques.

Pratiquement, elle ne laisse pas de prendre du temps. Elle en réclame autant que la recherche de la constante d'Ambard. Faite par un bon laboratoire, cette dernière offre toute certitude, certaines précautions prises.

3° *Constante Uréo-Sécrétoire d'Ambard.* — Comme nous l'avons dit ailleurs [1], ce procédé d'examen n'est utilisable ni chez les vieillards qui vident mal leur vessie, ni chez les cardiaques qui font de la congestion rénale et des œdèmes.

En dehors de ces causes d'erreur, cette méthode fournit des renseignements maintes fois utilisables. On connaît la loi d'Ambard : Le débit de l'urée dans l'urine varie comme le carré du taux de l'urée dans le sang et inversement ; le taux de l'urée dans le sang varie comme la racine carrée du taux de l'urée dans l'urine. Pour opérer le calcul il faut : 1° Le poids du sujet ; 2° recueillir les urines sécrétées pendant trente à quarante minutes, après avoir fait uriner au préalable ; 3° par ponction veineuse, aspirer 30 centimètres cubes de sang. A l'état normal le chiffre est d'environ 0,07. Toute augmentation de ce chiffre indique un fonctionnement rénal défectueux.

1. CH. FIESSINGER, *Traitement des Maladies du cœur et de l'aorte,* p. 19 et suivantes.

Elle réclame, cette augmentation, un régime lacto-végétarien, voire hydro-lacté et très peu de chlorures. Pour ce dernier renseignement, on peut dire en moyenne qu'une constante double du chiffre normal commande un chiffre de chlorures moitié moindre des doses habituelles.

La constante peut être élevée sans qu'on constate une augmentation correspondante de l'urée sanguine. C'est là un fait que nous avons maintes fois constaté. Cette élévation de la constante peut marquer l'étape prémonitoire de l'azotémie ; mais cette éventualité peut faire défaut. Nous avons suivi pendant cinq ou six ans des sujets à constante de 0,09, 0,11, 0,13 qui n'ont jamais présenté une dose d'urée sanguine dépassant 0 gr. 40 à 0 gr. 50. C'est du reste sur les sujets qui présentent peu d'urée sanguine que la constante ouvre le plus de lumières. Elle indique un fonctionnement rénal défectueux qu'aucun autre signe ne dévoile.

A ce propos toutefois, une réserve : il faut que la technique soit impeccable, sinon et nous l'avons vu, une erreur de laboratoire conduit à des pronostics et à un traitement parfaitement hasardeux.

Tellement qu'après avoir fait pratiquer de nombreuses constantes d'Ambard à nos malades, nous avons renoncé à ce mode d'examen. L'urée sanguine de Widal expose à moins d'erreurs et ouvre jour à des règles de pronostic et de traitement mieux définies.

III. ÉLIMINATION DES CHLORURES. — La rétention des chlorures dans les tissus est décelée par la méthode des pesées (Chauffard, Widal); des œdèmes viscéraux ou superficiels se produisent. Le sujet augmente de poids. Il élimine ses chlorures avec des œdèmes. Il diminue de poids. Cette diminution de poids peut atteindre quelques kilos en peu de jours. Aussitôt que l'équilibre de poids est établi ou bien que l'augmentation ne s'effectue que progressivement : 200 à 300 grammes par jour, et peut être attribuée à la reprise d'un régime alimentaire plus substantiel, le médecin a le droit d'estimer, tous œdèmes étant résorbés, que l'élimination a pris fin des chlorures retenus dans l'organisme.

Pratiquement, pesons tous nos malades, et si chez un cardiaque ou un rénal, une augmentation brusque de 500 grammes à 1 kilogramme s'opère du jour au lendemain, et sans que le régime ait été modifié, faisons coucher le sujet, soumettons-le au régime lacto-hydrique, les médications digitalique ou théobromique étant continuées. Au bout de quelques jours, les œdèmes étant résorbés et le poids antérieur étant reconquis, le régime antérieur sera ordonné à nouveau. Cette simplicité dans les constatations ne s'observe pas forcément. La courbe des poids peut ne pas être parallèle à la courbe des chlorures Il existe en effet des *rétentions chlorurées* sèches (Ambard) qui ne s'accompagnent pas d'œdème ni d'augmentation de poids.

En pareil cas, le médecin désireux de se renseigner devra avoir recours à l'épreuve de la chloruration telle qu'elle est exposée par Vallery-Radot. Le sujet est soumis à un régime sans sel. Quand l'équilibre de poids et de chlorures est atteint, il ingère chaque jour 10 grammes de chlorure de sodium en plus de l'alimentation déchlorurée qui contient 1 gr. 50 de chlorures. Pendant 2 jours l'organisme retient une partie des chlorures ingérés, mais cette quantité de chlorures retenus est graduellement décroissante. De sorte que l'élimination augmente chaque jour, formant des échelons progressifs. Le troisième jour, à l'état normal, le dernier échelon est gravi, l'équilibre chloruré est atteint, le rein élimine la totalité des chlorures ingérés (10 à 12 gr.). Lorsque la durée d'élimination dépasse quatre jours pour cette élimination de 10 grammes, l'élimination s'opère en échelons prolongés et la perméabilité rénale est diminuée.

Cette méthode longue, délicate, ne rentrera point dans la pratique médicale. Pour celle-ci, la méthode des poids rend des services journaliers et suffisants, car les rétentions chlorurées sèches ne semblent jouer qu'un rôle restreint au point de vue clinique.

Nous n'avons pas dénombré tous les procédés d'examen. Il y en a d'autres. Nous ne croyons point utile de les énumérer puisque l'examen du malade n'en tire aucun avantage pratique. Il ne s'agit point de multiplier les analyses quand leurs résultats n'ouvrent aucun horizon nouveau. Que dans les laboratoires, à titre spéculatif et de curiosité gratuite, tous les procédés d'investigation soient mis en œuvre, c'est affaire à ceux qui ne sont poussés que par le seul intérêt de la science.

Dans la pratique, il en va autrement. Un malade a confiance dans son médecin. Celui-ci n'a point le droit de l'induire à des dépenses inutiles. Il fera l'indispensable et c'est tout.

Les procédés d'exploration que nous venons de passer en revue jettent des clartés assez vives ; nous pouvons même en réduire le nombre. L'élimination de l'eau comptée par le chiffre comparé des urines de la nuit et du jour, les dosages de l'urée sanguine répétés au moins à deux reprises et à quinze jours d'intervalle, la méthode des pesées informant de l'élimination des chlorures, voilà ce qui suffit à un médecin qui tout en voulant soulager ou guérir, n'a point l'intention au surplus d'exploiter son malade.

CHAPITRE III

PROPHYLAXIE
HYGIÈNE ET THÉRAPEUTIQUE GÉNÉRALE

I. La prophylaxie des néphrites. — Éviter les maladies infectieuses, se mettre à l'abri des intoxications externes ou organiques, la prophylaxie des néphrites aiguës ou chroniques se résume dans l'application de ces diverses règles de conduite.

La scarlatine et la syphilis tiennent la tête pour les maladies infectieuses ; le plomb règne au-dessus de tous les autres poisons, dans les intoxications d'origine externe. Les auto-intoxications voient encore bien de l'ombre s'épaissir sur les moyens de remédier à leurs effets qui se traduisent par l'apparition insidieuse de la néphrite chronique. Cliniquement, un fait primordial frappe le médecin : la bonne mine habituelle des candidats à la maladie. Ils ont le teint frais, les traits jeunes, et fréquemment un embonpoint marqué, sauf de rares exceptions dont nous parlerons tout à l'heure. Ce dernier terme, la tendance de l'obésité, semble un facteur essentiel. Or l'obésité, réaction de défense, à notre idée, contre les auto-intoxications, aboutit à la néphrite chronique de deux façons : ou, malgré que l'obésité s'accentue, à un moment donné l'organisme apparaît incapable de retenir les substances toxiques qui s'accumulent et forcent la barrière des cellules adipeuses ou plutôt des lipoïdes (cellule hépatique, cellules surrénales), ou bien le danger surgit quand l'obésité cède à un régime alimentaire ou à une médication trop brutalement dirigé contre elle.

Les auto-intoxications reconnaissent, on le sait, une double cause : les excès alimentaires d'une part, et de l'autre une paresse dans le fonctionnement des glandes endocrines, — le foie, la thyroïde en particulier — dont le rôle est de détruire les déchets de la nutrition. — L'insuffisance de la thyroïde aboutit à une adipose, qui, dans ses formes moyennes, court les rues, et échappe communément à ces désordres mentaux et organiques très accusés que l'on désigne sous le nom de myxœdème.

I. — Ces notions, dont les dernières ne soulèvent aucune objection, vont nous permettre de préciser les conditions d'hygiène qui éviteront à un malade cette déchéance lente que lui prépare l'évolution de la néphrite chronique. Un adulte se garera de l'auto-intoxication en mangeant modérément, cela s'entend, en ne faisant pas abus de nourritures carnées, en se donnant de l'exercice, en menant une vie bien régulière. Ces précautions d'hygiène générales s'adjoindront à des mesures d'ordre directement médicamenteux. Les *laxatifs* fréquents nous semblent constituer une des mesures préservatrices les plus efficaces. Le sulfate de soude, à raison d'une cuillerée à café à jeun, stimule les fonctions hépatiques, permet d'envoyer au rein une moindre quantité de déchets, parce qu'il aide à les détruire tout d'abord et aussi parce qu'il les élimine plus abondamment par la voie intestinale. Il n'est point de médecin qui n'ait connu des vieillards atteignant un âge très reculé et ayant échappé à toute atteinte néphrite. Le D' Burgraeve, mort à 98 ans, prenait tous les matins une cuillerée à café de sulfate de magnésie granulé.

A côté des laxatifs, les *émissions sanguines*. Les anciens classaient les obèses florides dans les tempéraments pléthoriques. Ils les saignaient deux à trois fois l'an. Les médecins alsaciens, il y a cinquante ans encore, quand ils avaient tendance à l'obésité, se faisaient appliquer des ventouses scarifiées sur toute l'étendue du dos, par le barbier de l'endroit. Un de mes souvenirs d'enfance est la terreur que produisait sur moi la vue de ce sang coulant sur le dos de mon père, brave praticien de petite ville. La séance se reproduisait deux fois l'an, au printemps et à l'automne.

Toutes ces mesures étaient excellentes. Le nombre des néphrites chroniques a certainement augmenté du jour où elles ont été abandonnées.

On peut renforcer leur action salutaire par l'institution d'une diète absolue, à savoir le régime hydrique : un jour par semaine, aucun aliment solide. Un litre et demi d'eau le jour. Bien des malaises, des douleurs vagues qui s'installaient à demeure, peu à peu s'éteignent sous l'effet de cette médication très simple.

Elle a non seulement pour rôle d'éliminer, mais en même temps d'activer. Les déchets toxiques sont évacués, les organes glandulaires préposés à leur destruction acquièrent un surcroît d'activité.

Ajoutons le régime lacto-végétarien ; aux sédentaires, aux sensitifs contemplatifs, il est particulièrement utile. Si nombre de religieux cloîtrés atteignent parfois un âge très avancé, ils le doivent, ce semble, surtout à cette condition d'hygiène qui fournit peu de déchets alimentaires à un organisme que l'absence d'exercice ne lui permet point de détruire comme il faudrait.

II. — Le régime, les laxatifs, les émissions sanguines, la diète hydrique favorisent le fonctionnement des glandes endocrines. Le régime lacto-végétarien diminue les risques d'irritation rénale. Des moyens de valeur seconde poussent dans la même voie. Une solidarité fonctionnelle existe entre les glandes profondes. On sait les rapports du fonctionnement sexuel avec la glande thyroïde ; celle-ci grossit au moment de la puberté. L'absence d'excitation sexuelle aboutirait-elle à une paresse du fonctionnement thyroïdien ? Un fait nous a frappé : l'existence de la néphrite interstitielle chez des prêtres jeunes, d'une vie ascétique, d'une foi ardente, d'une chasteté absolue. L'un d'eux avait 28 ans ; quatre autres de 32 à 36 ans. Ils étaient tous maigres, ne buvaient guère que de l'eau. Aucune infection apparente, pas de scarlatine dans le passé.

Il semble dans la néphrite interstitielle, qu'on puisse établir une distinction entre la néphrite précoce très rare, qui atteint les maigres (28 à 40 ans) et la néphrite tardive commune qui choisit les gras (au delà de 40 ans). Les premiers, pour une raison qui nous échappe, ne sont point parvenus à ouvrir dans leurs tissus cette soupape de sûreté qu'est la formation du tissu adiqueux. Les déchets de la nutrition atteignent immédiatement les organes nobles, dans l'espèce le rein.

Jadis Remlinger avait déjà noté la possibilité de cette néphrite chronique chez les chastes. Le danger ne semble exister qu'à partir de vingt-cinq ou trente ans, l'ardeur des organes leur permettant de fonctionner dans la jeunesse chacun pour son propre compte et sans avoir besoin de la stimulation du voisin. Chez les eunuques, la fréquence de la néphrite interstitielle est reconnue par les médecins qui ont pratiqué en Orient.

A partir de trente ans, pour ceux à qui la chasteté est une obligation, comme chez le prêtre, ou pour ceux qui s'en accommodent par esprit de volonté, il y a moyen, ce semble, d'agir sur la thyroïde sans faire intervenir l'élément sexuel. Quelques règles de régime général produiront le résultat attendu. L'alimentation modérée, comme toujours, mais aussi aux repas de faibles quantités de vin. L'Académie de Médecine, quand nous lui avons soumis ces données, s'est contentée d'applaudir nos contradicteurs ; mais le sentiment d'une assemblée n'a jamais réduit en quoi que ce soit la valeur d'une constatation clinique.

Le vin à hautes doses fatigue le foie ; toutes les substances nutritives ou médicamenteuses produisant à doses élevées un effet opposé à celui qu'elles réalisent à faibles doses, on aurait pu penser que le vin consommé modérément exerce une influence favorable sur le foie, glande endocrine, par certaines de ses fonctions. Cela, c'est une vue de l'esprit. N'insistons pas. Le vin agit sur les organes sexuels ; cette constatation est d'une évidence pratique tellement journalière qu'il semble inutile de la rappeler. Et pourtant il est nécessaire d'en garder le souvenir présent. Si les organes sexuels sont excités du fait du vin, cette excitation, en raison de la solidarité qui unit les organes sexuels à la thyroïde, se transmettra à cette dernière et remplacera bien suffisamment l'intervention sexuelle qui ne s'opère pas.

Le prêtre, les chastes devront donc consommer un peu de vin. Combien ? Les chiffres semblent difficiles à préciser. Une quantité de 25 à 40 centilitres par jour semble la mesure requise. Dépasser ces chiffres risquerait de manquer le but et ils suffisent pour maintenir les forces en un rythme normal.

Le café noir est invoqué par quelques-uns comme susceptible de remplacer le vin. Nous ne croyons pas à la valeur de la substitution. Le café excite le système nerveux, mais exerce une action peu efficace sur les sécrétions internes. Les buveurs modérés de vin sont maigres, les buveurs de café qui ne consomment pas de vin ont parfois tendance à l'embonpoint : à preuve Balzac qui du reste avouait être fatigué au moindre écart et mourut relativement jeune, à 51 ans [1].

L'influence des fonctions génitales sur la thyroïde s'observe également chez la femme. Les femmes qui ont eu plusieurs enfants, si elles échappent aux infections puerpérales ou autres et à la syphilis, semblent moins fréquemment atteintes de néphrite chronique que d'autres qui ont eu pas ou un seul enfant. Une statistique serait à édifier sur ce chapitre qui n'a point encore été abordé.

Nous demandons pardon aux lecteurs d'insister sur ces détails. L'expérience de chaque jour nous montre les lacunes des données acquises : chacun est obligé de vérifier, de corriger, d'améliorer. Les notions qui semblent courantes sont celles qui échappent le plus communément à l'attention ; bien des rema-

---

1. Une réserve toutefois à ce sujet. Paul Bourget nous a assuré que Balzac buvait du vin de Touraine. C'est M. Maurice de Fleury, à l'Académie de Médecine qui nous a objecté qu'il n'en buvait pas.

niements doivent leur être apportés pour éviter l'égarement des faux pas et des chutes. Les anciens, qui connaissaient mal les néphrites chroniques, possédaient sur nous cette supériorité de l'éviter souvent, malgré une hygiène déplorable. Les purgatifs, la diète, les saignées compensaient les effets nocifs des abus alimentaires et nos arrière-grands-pères vivaient très vieux.

II. L'hygiène des rénaux. — Un rein malade se congestionne aisément. L'hygiène du rénal consiste à éviter les causes qui tout d'abord lui ont valu sa maladie et ensuite aggravent son état par suite de congestions plus ou moins répétées.

Les causes des maladies rénales sont infectieuses, toxiques, liées à des vices de nutrition par écarts de régime ou mauvaise élaboration des substances alimentaires.

Quand une *cause professionnelle* est en jeu, on comprend qu'il puisse être difficile de priver un sujet du métier qui, tout en l'empoisonnant, lui assure un gagne-pain. Jadis nous avons parlé de l'intoxication par le plomb chez les lapidaires du Jura. Taillant leurs pierres fines sur des roues de plomb, ils étaient empoisonnés par les poussières plombiques qui se dégageaient du frottement de la pierre sur le métal. La garantie d'une cravate en gaze mouillée ajustée sur la face pendant le travail n'a jamais pu recueillir les suffrages des ouvriers. Ils se sont mis à tailler les pierres sur des roues en cuivre et cela valait mieux. En sorte que le saturnisme qui chaque année atteignait des centaines de victimes est en train de disparaître des montagnes du Jura.

Lorsque le vice de nutrition est lié à des *écarts alimentaires*, des abus d'alimentation carnée, le malade sera tenu d'abandonner ses habitudes de table. Le régime *lacto-végétarien*, avec peu de sel, convient à merveille. Deux à trois fois par semaine, tous les jours s'il est peu touché, il lui sera permis, à midi, une quantité de 60 à 80 grammes de viande grillée ou rôtie.

Les viandes marinées, le gibier, le boudin, le pâté, tous les aliments de haut goût, le bouillon gras, seront interdits. De petites quantités de vin vieux non acide (100 à 200 gr.) par jour seront tolérées à midi avec un peu d'eau. Le cidre pourra remplacer le vin. Le soir, un potage maigre, un légume, une tasse de lait, suffiront à l'alimentation. La quantité totale de boissons, y compris le café au lait ou le chocolat du matin, la boisson des repas, le potage du soir, ne doit pas dépasser *1.200 à 1.500 grammes*. Le rein est malade ; inutile de le fatiguer en soumettant sa fonction filtrante à une trop rude épreuve.

Le rénal ne doit pas seulement veiller à la qualité des aliments, la quantité importe tout autant. Les aliments, si peu riches soient-ils en substances azotées, font toujours des déchets et ceux-ci, s'ils sont en nombre, irritent le rein au passage. Il est difficile de fixer un chiffre d'aliments aussi strict que celui des boissons. Le malade doit se sentir en force suffisante pour effectuer un travail moyen, les grandes fatigues lui sont interdites ; les grands efforts également et surtout si l'hypertension artérielle est venue se superposer à la lésion rénale. En moyenne, avec son premier déjeuner du matin (chocolat ou café au lait), 60 à 80 grammes de viande à midi, des légumes, des pâtes (au beurre), des fruits, 200 à 300 grammes de pain, 100 à 200 grammes de vin, la ration alimentaire est suffisante.

L'*exercice* salutaire ne doit point aboutir à la fatigue ; les refroidissements seront évités. Ils n'ouvrent pas seulement la porte aux maladies infectieuses, ils congestionnent directement le rein. Les infections grippales, pharyngées, des voies respiratoires, seront prévenues à l'aide de gargarismes fréquents, boriqués, salicylés, thymolés.

Thymol	3 grammes
Teint vanille	25 —
Alcool à 60°	100 —

X gouttes, 3 à 4 fois par jour, dans un demi-verre d'eau pour gargarismes. Donné en gouttes, ce dernier mélange offre l'avantage de ne point s'épuiser aussi vite.

Les *massages* seront utiles aux neuro-arthritiques : on n'utilisera les *douches* qu'avec circonscription et chez les sujets dont le cœur ne présente ni hypertension, ni tachycardie, ni galop. Douches chaudes à jet brisé à 37° avec marche de 20 minutes avant et 10 minutes après. Chez *les albuminuriques, obèses* ou *goutteux*, à lésion rénale peu avancée, cette hydrothérapie chaude rendra service. On permettra les *bains chauds* (37°, 10 minutes de durée), mais jamais les bains froids.

Les *voyages* sont tolérés, à condition que soient prévus les risques de congestion rénale qui suivent toute trépidation longue de voiture ou de chemin de fer. A partir de 7 ou 8 heures de trajet, l'albumine augmente et s'il existe de l'hypertension artérielle avec bruit de galop, des risques d'œdème aigu du poumon sont à redouter. Le déplacement est-il indispensable, on recommandera au rénal le repos la vieille du départ et une diète liquide consistant en 1 litre 1/2 de lait. Le jour de l'arrivée il se couchera et ne boira également qu'un litre 1/2 de lait. Depuis que nous faisons prendre ces précautions à nos malades, ils ont pu effectuer de longs trajets sans incidents.

Le *froid* est mauvais ; il augmente la tension artérielle et congestionne le rein. Le malade se couvrira de flanelle ; en hiver il ne sortira pas si la température descend au-dessous de 3 ou 4° au-dessus de zéro : il se méfiera surtout des froids humides ; par les temps brumeux et froids, il gardera plutôt la chambre s'il ne peut s'offrir le luxe d'une villégiature dans le midi (Pau, Grasse, Hyères).

Le bord de la mer ne convient pas aux hypertendus, les plages de l'Océan sont trop excitantes ; celles du Midi seront supportées plus aisément, dans les localités à l'abri du vent (Menton, Cannes).

Les *rapports sexuels* ne deviennent nuisibles que par excès ou si la présence du galop cardiaque ou de l'insuffisance rénale éveille une dyspnée rapide. Corrigeons le galop, favorisons la filtration du rein ; les malades agiront ensuite comme il leur plaira.

La *grossesse* sera interdite aux femmes ; une hypertendue ne peut faire les frais d'une grossesse ; si celle-ci se produit, l'état cardiaque joint à l'hypertension décidera de la nécessité ou non d'un accouchement provoqué.

Cette éventualité sera fort rare, les lésions rénales graves atteignant le plus souvent des femmes qui ont dépassé l'âge de la grossesse.

Une saison *hydro-minérale* est utile tant que le cœur est résistant. Evian pour les rénaux arthritiques, Saint-Nectaire pour les rénaux nerveux et affaiblis, Vittel, Contrexéville, Martigny, Capvern pour les calculeux et les pyélitiques. Les eaux de Saint-Nectaire exercent une action tonique que nous avons maintes fois constatée et l'altitude assez élevée (750 m.) n'a point gêné nombre de rénaux hypertendus que nous y avons envoyés. Si le cœur a fléchi, aucune station ne convient. Le malade restera chez lui.

III. Thérapeutique générale. — La thérapeutique rénale — défalcation faite de ce merveilleux remède, qu'est la théobromine — s'est encombrée depuis vingt ans plus qu'elle ne s'est enrichie. A tel point que nous ne traitons guère mieux les rénaux que ne faisaient nos pères. Ces derniers avaient à leur service la saignée, les purgatifs, les tisanes, c'est-à-dire les boissons hydriques. Dans notre arsenal moderne, ces trois médications restent les plus actives et si elles se laissent adjoindre de nombreux remèdes nouveaux, ce n'est point que l'un deux ait droit au moindre tribut de reconnaissance de la part du malade.

Commençons par rappeler que toute médication neuve agissant sur le moral du malade et remuant son émotivité est capable d'exercer de ce fait une répercussion heureuse sur le rythme des sécrétions internes. Une amélioration est constatée ; mais celle-ci est moins le fait du remède que de la confiance que le malade avait placée en lui.

En sorte que le déblayage du terrain s'annonce comme la condition première qui nous permettra d'avancer dans des voies sûres. Un grand nombre de médications prônées dans ces dernières années n'ont nullement répondu aux espoirs des premières tentatives.

Nous classerons sous cette rubrique l'*opothérapie rénale*, le *chlorure de calcium*, le *tannin*, les *nitrites*, les *sels de strontium*.

I. MÉDICATIONS DOUTEUSES. — 1° *L'opothérapie rénale* offre cette première lacune de ne reposer sur aucune notion physiologique ; dans le sang efférent de la glande, il n'existe aucune substance spécifique démontrée par les propriétés physiologiques de ce sang recueilli et injecté en quantités variables à un autre animal [1]. Comment pourrait agir le sérum du sang de la veine rénale, puisque ce sang lui-même ne renferme aucun élément susceptible d'influer la diurèse ? En fait le sérum *de la veine rénale* que nous avons maintes fois employé (inject. de 20 cc.) ne nous a jamais valu la moindre amélioration ; nous en dirons autant de la *pulpe de rein cru* et des *extraits secs* ou *glycérinés*. Ces derniers ont paru parfois faire baisser l'albumine, mais la diminution de l'albumine n'indique point une amélioration de la fonction rénale.

Le médecin ne comptera point sur ces médications dont l'usage tout d'abord n'est point sans inconvénient, puisqu'elles ont été susceptibles d'éveiller des crises dyspnéiques très vives et dont l'emploi prend la place d'autres médications vraiment utiles.

2° Le *chlorure de calcium* augmenterait la diurèse; il compte dans les déchlorurants. Action bien faible puisqu'elle échappe le plus souvent aux constatations.

3° Le *tannin* diminuerait l'albumine. Des générations de médecins l'ont prescrit avec conviction. Rien de net dans les résultats.

1. GLEY : *Les sécrétions internes*, 1911, p. 37.

4° Les sels de *strontium* ont également recruté de fervents adeptes. Ils sont sans utilité.

5° Les *nitrites* et les autres hypotenseurs abaisseraient la tension artérielle. C'est à voir. Les crises hypertensives cèdent avec le repos, le régime et n'importe quel remède ; l'hypertension permanente résiste à tous les efforts, et si un abaissement est parfois produit, il est médiocre et demeure passager. Ce que nous disons des nitrites s'applique à plus forte raison à un agent moins actif et également prôné : le *silicate de soude*. — Tous ces remèdes douteux risquent de retarder la prescription de substances efficaces. Il n'est guère indiqué d'y avoir recours que chez les malades impatients qui désirent changer de médication. Ils veulent autre chose. Qu'à cela ne tienne ; mais l'honnêteté commande d'avertir. Ces médicaments qu'ils vont prendre ne valent point ceux qui leur avaient été administrés jusque-là.

II. A côté des méditations douteuses, rangeons *les dangereuses*. Tout d'abord la teinture de cantharide (Lancereaux) : aux doses de 4 à 5 gouttes, certaines albuminuries avec anasarque ont été soulagées. Mais ceux qui sont morts ? Ce sont ces derniers qui intéressent surtout les méde ins. Ils ne sont pas toujours remerciés d'une guérison ; mais l'insuccès leur est imputé à faute d'une manière constante.

La *morphine*, si elle soulage les urémiques dyspnéisants, doit être maniée avec une grande prudence. Aux doses de 1/2 centigramme à 1 centigramme, les morts sont fréquentes. Surtout si le cœur avait tendance à fléchir. C'est un médicament d'emploi ultime quant tout a échoué : une injection alors de *2 milligrammes de morphine* à répéter au bout de trois heures, si la dyspnée persiste.

III. Médications efficaces. — Celles-ci sont des médications causales. 1° Elles atteignent la maladie qui a provoqué la néphrite. 2° Elles stimulent en plus les fonctions digestives et favorisent les débâcles intestinales. 3° Elles stimulent le cœur insuffisant par les toni-cardiaques et les fonctions des reins par les diurétiques (hydruriques, déchlorurants, azoturiques).

1° *Traitement causal.* — Dans la *néphrite syphilitique* qui se traduit dans la période secondaire par l'apparition de quantités énormes d'albumine, il faut utiliser le mercure (injection intra-musculaire de 0,01 à 0,02 de benzoate de Hg. après un traitement hydrique et hydrolacté de plusieurs jours). La *néphrite diphtérique* sera traitée par le sérum antidiphtérique (40 à 60 cc. à un adulte), la *néphrite dysentérique* par le sérum antidysentérique (20 à 40 cc.) dans les dysenteries bacillaires et les injections de chlorhydrate d'émétine (0 gr. 04) dans les dysenteries amibiennes. La *néphrite rhumatismale* cédera, bien qu'il soit irritant pour le rein, à l'emploi du salicylate de soude (4 gr.) combiné au régime lacto-hydrique ; le remède en pareil cas combat le poison qui irrite le rein, ce poison produisant une action irritative plus marquée que celle due au remède lui-même.

La *tuberculose*, la *goutte*, le *diabète* recevront dans l'espèce également leur traitement causal. Pour le diabète, il en est un qui réussit à la fois contre la glycosurie et l'albuminurie : le régime hydrique. Deux à trois jours de régime hydrique avec eau à volonté (la quantité dépend de la soif) et repos au lit ; le sucre disparaîtra fort souvent au bout de ce temps.

2° *Stimulation des fonctions digestives.* — Tout rénal qui digère mal voit son albumine augmenter. Un traitement médicamenteux sera dirigé contre les troubles dyspeptiques (poudres *bismuthées* chez les hypersthéniques stomacaux, *bicarbonate de soude* chez les goutteux, les obèses, les anciens gros mangeurs). Le régime alimentaire sera modifié en conséquence ; chez les hypersthéniques stomacaux, le vin, les grosses viandes seront totalement supprimés et le pain considérablement réduit.

La *constipation* surtout sera combattue ; les hypersthéniques stomacaux prendront à jeun et si nécessaire dans l'après-midi une cuillerée à dessert de la poudre dans un 1/2 verre :

Magnésie hydratée.	75 grammes
Sous-nitrate bismuth	} 25 grammes
Sucre pulvérisé.	

Augmenter ou diminuer selon l'effet produit.

Les pléthoriques, goutteux, les hypertendus tireront un excellent avantage des pilules *aloétiques*. Les pilules *ante cibum*, vieille préparation, seront très appréciées des malades aux doses de 1 à 3 par jour, avant les repas.

En dehors même de toute constipation, les laxatifs sont utiles. Ils désinfectent l'intestin, réduisent la quantité de principes irritants qui, passant à travers le foie, s'éliminent ensuite par les reins.

On peut prescrire tous les matins à jeun, pendant un ou deux mois, une cuillerée à café ou à dessert de *sel de Seignette* ou de *sulfate de soude* dans un verre d'eau. Au bout d'un ou deux mois, continuer ce léger laxatif à titre continu tous les quelques matins.

3° *Stimulation cardiaque*. — Aussitôt qu'il apparaît de la tachycardie liée à l'hypertension commençante, que cette tachycardie soit ou non accompagnée de galop cardiaque, la *digitaline* sera administrée à titre *préventif*, à raison de 5 gouttes de la solution cristalisée à 1/1000, trois jours de suite par semaine. Interrompre quatre jours. Reprendre trois jours. Ainsi d'une façon continue, puisque l'hypertension, cause de la fatigue cardiaque, est une hypertension permanente.

Si le cœur a fléchi dans ses cavités gauches (douleurs angineuses, souffle fonctionnel d'insuffisance mitrale) ou dans ses cavités droites (œdème prétibial, gros foie, râles humides à la base des bronches), la *digitaline* sera ordonnée aux mêmes doses (5 gouttes) et plus longtemps (10 à 12 jours). Interrompre 3 jours. Reprendre 10 jours; ainsi de suite. En même temps repos au lit, régime lacto-hydrique de réduction, *théobromine. L'ouabaïne*, glucoside du strophantus extrait de la plante, en injections intra-veineuses aux doses de 1/2 milligramme ne nous a rien donné dans les dilatations des cavités droites, où nous l'avons employée seul ou avec plusieurs confrères ; dans les dilatations des cavités gauches, elle se montre intérieure à la digitaline, aux petites doses de caféine aidées dans leur action par une émission sanguine et l'application d'une vessie de glace sur le cœur.

La nouveauté apparente d'un produit ne suffit point à lui conférer une place d'honneur sur l'estrade des distributions médicamenteuses.

IV. Stimulation rénale. — On distingue les diurétiques hydruriques, chloruriques, azoturiques à action complexe [1].

1° Les *diurétiques hydruriques* n'élèvent la quantité de l'urine que par augmentation de l'eau urinaire. Ce sont les plus actifs et, si la quantité n'en est pas trop abondante, les plus innocents. C'est une erreur en effet de croire qu'il est inoffensif de trop boire, même de l'eau. Un litre 1/2 de liquide est une quantité suffisante ; dépasser ces doses de 1 litre 1/2 à 2 litres fatigue l'organe filtrant sans amener une élimination de substances dissoutes plus abondante.

Les *néphrites aiguës* ne consommeront que de l'eau ; et la quantité pendant la période aiguë et à moins de fièvre ne dépassera pas 1.000 à 1.200 grammes ; pendant un à deux jours, on ne donnera que de l'eau, puis du lait mêlé d'eau (500 à 700 grammes de chaque, 3 à 5 jours), puis du lait pur, 1 litre 1/2 ; au bout de 10 à 15 jours, monter néanmois à 2 litres pour réduire aussitôt que seront tolérés les potages au lait sucrés.

Le meilleur des diurétiques est l'eau simple. L'adjonction de lactose n'en renforce point l'action.

Plus tard et pour les malades qui protestent contre l'eau, on pourra autoriser des tisanes (*stigmates de maïs*, 20 grammes par litre ; *uva ursi*, 10 grammes par litre ; *queues de cerises*,

---

1. Pic : Les diurétiques (*Congrès méd.*, Lyon, octobre 1911).

20 grammes, *baies de genièvre*, 10 grammes). Les bouillons d'oignons, de poireaux, agissent de même. En prescrivant ces tisanes, une tasse par exemple de 150 grammes au lever et au coucher, le médecin veillera à ne pas excéder les quantités de liquide permises. Ce n'est point tout de remplir un bocal. La seule chose qui importe est le rapport des quantités d'urine éliminées avec la quantité de boissons absorbées. A l'état normal et sur un sujet œdématié, pour 100 grammes de boisson absorbés, on compte environ 75 à 80 grammes d'urine. Le souvenir de ce rapport permettra de se rendre compte de la valeur d'une diurèse.

2° *Diurétiques déchlorurants.*

Parmi les diurétiques déchlorurants, il n'en est qu'un d'actif et dont l'efficacité rend des services quotidiens : la *théobromine* ou ses marques spécialisées, de préparation française, la santhéose, la théosalvose, le théosol ou théobrominate de calcium. Tous ces médicaments s'ordonnent à une dose quotidienne de 1 gramme, par cachets de 50 centigrammes avant les repas de midi et du soir. A la grande rigueur, un troisième cachet de 50 centigrammes avant le premier repas. Dépasser ces doses est inutile tout d'abord, l'effet n'étant guère mieux assuré : et c'est imprudent ensuite, l'action médicamenteuse s'épuisant très vite.

Parfois les maux de tête suivent l'absorption médicamenteuse : on réduit d'un cachet ou la médication est remplacée par les cachets de la spécialité voisine. Tels malades supportent l'une, non l'autre.

Comme il faut parfois plusieurs semaines pour amener une déchloruration complète (Noël Fiessinger et Bergouignan), le remède sera continué un mois de suite en cas d'œdèmes et poursuivi ensuite pendant plusieurs mois de cinq jours en cinq jours avec interruption d'autant.

Lorsque les malades prennent de la digitaline, la théobromine est consommée un mois de suite avec ce toni-cardiaque et ensuite, si tous les œdèmes ont disparu, elle pourra être ordonnée dans les 3 ou 4 jours qui séparent les 10 ou 12 jours de médication digitalique.

Diverses associations médicamenteuses ont été préconisées avec la théobromine. Il n'en est que deux qui jouissent d'une efficacité reconnue : l'adjonction avec la *caféine* et l'adjonction avec la *scille*. Soit :

```
Théobromine  . . . . . . . . . . . . . . 0 gr. 50
Caféine      . . . . . . . . . . . . . . 0 gr. 05
```

Pour un cachet. 2 par jour : aux déprimés, à ceux dont le cœur est défaillant.

Ou :

```
Théobromine . . . . . . . . . . . . . . . 0 gr. 50
Poudre de scille  . . . . . . . . . . . . 0 gr. 05 à gr. 10
```

Pour 1 cachet. 1 à 2 par jour, la *scille* étant diurétique azoturique, si la théobromine élimine les chlorures.

3° *Diurétiques azoturiques.*

La *scille*, nous venons de le voir, élimine les principes uréiques.

Elle est prescrite sous forme de poudre, aux doses de 0 gr. 10 à 0 gr. 20 par jour ; nous l'associons d'ordinaire à la théobromine.

On peut prescrire : encore *oxymel scillitique*, une cuillerée à café matin et soir, dans une tasse de tisane. Chaque cuillerée à café renferme environ 0 gr. 05 de poudre de scille. Le *vin diurétique de la Charité* contient 0 gr. 05 de poudre de scille par cuillerée à soupe.

Nous continuons la scille une quinzaine dans les cas d'azotémie. Au bout de ce temps, ou l'urée sanguine a baissé et l'on cesse le remède, ou elle persiste et l'on recommence après un repos de cinq à dix jours. Dans les azotémies de plus de 1 gr. 50, la scille semble agir bien plus mal. Elle réussit surtout dans les azotémies légères.

Les pilules de Lancereaux peuvent être formulées :

Poudre de scille. . . . .)
Poudre de digitale . . . . } āā 0 gr. 05
Poudre de scamonée . . . .)

Pour 1 pilule. 2 par jour, la dose de 10 centigrammes de poudre de digitale (1/10 de milligr. de digitaline crist. environ) ne devant pas être dépassée.

D'autres remèdes ont été préconisés à titre de diurétiques.
Les signaler est induire en erreur et faire croire à leur efficacité. Le praticien n'a point à passer en revue les armes de
l'arsenal médicamenteux ; il saisit celles qui guérissent, lais-
sant aux médecins qui ont des loisirs le soin de s'occuper des
autres.

4° *Diurétiques à action complexe.*

Nous ne parlerons pas de *l'urée* peu employée ; alors qu'elle
serait soi-disant toxique dans le sang, elle est utilisée comme
diurétique aux doses de 20 à 30 grammes en six doses dans
le jour.

Plus répandus sont *les sels de potasse.*

Acétate de potasse . . . . 2 gr.
Nitrate de potasse . . . . 4 gr.

Dans un litre de tisane à boire dans la journée.

Les *métaux colloïdaux* en frictions ou en injections ont également paru réveiller la diurésie.

Plus actives devraient être les injections *intra-veineuses
de sérum hyperglycosé* (300 p. 1000) 50 à 150 grammes en
injections intra-veineuses.

Sur une dizaine d'essais infructueux, nous avons au moins
vu la diurèse se réveiller passagèrement sous l'influence de
cette médication chez un urinaire que nous avons vu en ville
avec le D[r] Le Fur. En général la médication est précaire, elle
peut même devenir dangereuse et chez les azotémiques marqués
augmente l'azotémie et diminue la diurèse [1].

1. RATHERY et BOUCHERON. Les injections intra-veineuses de solutions hypertoniques de glucose dans les néphrites azotémiques (*Paris Médical*) 17 juillet 1920.

La *lactose* si souvent prescrite possède une légère valeur alimentaire et une action diurétique fort douteuse ; ce qui fait uriner, c'est l'eau où elle est dissoute.

En dernier lieu, les méthodes hydrothérapiques sous forme de bains tièdes à 37° exercent une action diurétique parfois utile. En général les rénaux anuriques sont trop faibles pour se risquer à des bains, ne fussent-ils pas prolongés au delà de dix minutes.

IV. Les trois régimes des rénaux (néphrites). — Suivant la forme et aussi au gré de l'évolution morbide, les néphritiques sont soumis à la prescription de trois régimes principaux : 1° le régime hydrique, hydro-lacté et lacté ; 2° le régime déchloruré et hypochloruré ; 3° le régime hypoazoté.

Le régime hydrique, hydro-lacté, lacté est un régime de début ; le régime déchloruré et hypochloruré, un régime d'entretien plus ou moins prolongé ; le régime hypoazoté ; un régime permanent. Nous parlons, bien entendu, des malades traités en ville et où les dosages fréquents de l'urée sanguine, plutôt espacés, entretiennent de la part du praticien, une grande prudence dans le choix des aliments.

Ailleurs [1] nous avons déjà insisté sur ces données. Il nous paraît utile d'y revenir, ne fut-ce que pour mettre le lecteur en garde contre l'entraînement de données schématiques trop vigoureuses.

1° Régime hydrique, hydro-lacté, lacté. — Le régime *hydrique* est le régime initial des *néphrites aiguës* et des *néphrites chroniques azotémiques* ou *hydropigènes.*

1° Deux à huit jours de repos au lit avec une consommation quotidienne de 1.000 à 1.200 grammes d'eau, sans adjonction d'un aliment solide quelconque. L'eau est ordonnée par verres à bordeaux toutes les heures ; les enfants consomment une quantité moitié moindre (500 à 600 grammes). Deux jours de régime hydrique sont en général suffisants ; l'association

1. Ch. Fiessinger : *Régimes alimentaires,* 2ᵉ éd., 1917, Maloine, éditeur.

d'une émission sanguine (une saignée de 300 grammes, 8 à 10 ventouses scarifiées sur les reins) raccourcit d'ordinaire la durée du terme. La céphalée, la dyspnée, les diarrhées, les vomissements, les convulsions cèdent. Certains accidents, comme le rythme de Cheyne-Stokes, l'amaurose des chlorurémiques nécessitent une prolongation de la diète hydrique (six à huit jours). Les azotémies moyennes (1 à 2 grammes) diminuent rapidement ; les azotémies plus fortes (2 à 4 grammes) sont plus résistantes, ces notions n'étant d'ailleurs exactes, qu'à l'occasion des néphrites chroniques ; s'il s'agit d'un état congestif lié à une maladie cardiaque ou autre, de grosses différences éclatent du jour au lendemain. De nombreux malades s'accommodent du régime hydrique et le préfèrent au lait.

2° Néanmoins, quelque répugnance qu'ils manifestent à l'égard du lait, ce dernier est fort bien toléré, mélangé à une quantité égale d'eau, soit 500 à 600 grammes de lait et d'eau (1.000 à 1.200 grammes de liquide total, pendant une nouvelle période de quatre à six jours (*régime hydro-lacté*).

3° A l'occasion du *régime lacté*, les malades se divisent en plusieurs catégories, suivant qu'ils l'acceptent ou opposent un refus qui s'appuie sur des raisons diverses (nausées ou vomissements, diarrhée, constipation).

Ceux qui se soumettent de bonne grâce consommeront 1 litre 1/2 à 1.800 grammes de lait pendant les quinze jours ou trois semaines qui suivront le régime hydrique ou hydrolacté, au bout de ce temps, le plus souvent, l'adjonction sera permise d'un ou deux potages au lait sucrés.

Ceux qui disent mal supporter le lait, qu'il leur pèse sur l'estomac, leur cause de renvois aigres, des nausées, des vomissements, ajouteront à chaque tasse une cuillerée à café *d'eau de chaux* ; à la rigueur du kéfir sera toléré ; les petites quantités d'alcool que ce dernier contient ne sont point favorables dans les formes aiguës. Remplacer le lait par du bouillon de légumes non salé ne pourra compter que comme une mesure passagère ; le bouillon de légumes ne nourrit point, non plus que le petit lait ou le babeurre, qui sont parfois recommandés. Le malade devra plutôt surmonter sa répulsion. Il faut que le lait passe ; donc il passera. Tout au plus, se résignera-t-on à n'en voir consommer que des quantités insuffisantes (500 à 1.200 grammes) prises par petites gorgées toutes les heures ou toutes les deux heures, chez les sujets qui protestent trop énergiquement. En buvant peu, ils avanceront, du reste, l'époque où une nourriture plus substantielle pourra leur ur être accordée.

Il est des rénaux que le lait *constipe*. Qu'à cela ne tienne, une cuillerée à dessert de magnésie hydratée, au lever et au coucher, ramènera la liberté du ventre. On pourra encore user, aux mêmes doses, de la poudre magnéso-bismuthée, moins irritante que la magnésie seule.

Sous-nitrate bismuth	20 grammes
Sucre pulvérisé	
Magnésie hydratée	70 grammes

Augmenter ou diminuer suivant l'effet produit.

Quant à la *diarrhée* provoquée par le lait, une pincée de sous-nitrate de bismuth, dans chaque verre, arrêtera sans peine ce léger incident.

En pareille matière, le tout est de parler sérieusement et de ne point céder. Quand une maladie grave est en jeu et qu'un sujet risque de ne point guérir en exagérant les inconvénients d'un régime dont il ne veut pas, et il est bien simple de lui répondre : « Que préférez-vous : la maladie et peut-être une maladie chronique, ou une semaine ou deux de régime lacté? » Aucun doute sur l'opinion du malade. Il opinera toujours pour le régime. Ce n'est qu'à la fin des affections chroniques, alors qu'il aura constaté l'insuffisance des moyens mis en œuvre que des doléances se répèteront et formulées, cette fois, avec une énergie qui ne se cabrait pas au début avec un entêtement aussi exaspéré.

Le grief de faiblesse produit par le régime est, au surplus, maintes fois invoqué. Il est justifié en partie. Mais les malades veulent-ils guérir? Un affaiblissement est passager et la maladie parfois fort longue. Au prix d'une faiblesse peu redoutable, désirent-ils, oui ou non, se débarrasser d'une maladie qui risque de les emporter ? Ne craignons point de faire peur. Il le faut auprès des malades hésitants ou qui invoquent, pour résister, des motifs allégués par leurs fantaisies ou des craintes non valables.

D'autant qu'il est rare que le régime lacté soit prescrit plus de trois semaines à un mois dans son intégralité. Une nourriture plus substantielle va faire suite. Tâchons donc de répandre un peu de patience.

II. Régime déchloruré et hypochloruré. — C'est dans la *néphrite aiguë* après le régime lacté et la néphrite *chronique hydropigène* que le régime déchloruré trouve ses indications. La néphrite *azotémique* accepte le régime *hypochloruré*, la suppression complète n'étant point nécessaire. Les chlorures en effet font des œdèmes dans la néphrite hydropigène et augmentent l'hypertension chez les azotémiques ; mais ce dernier effet n'est point obtenu avec des doses réduites (3 à 5 gr.).

Rappelons tout d'abord la quantité de sel renfermée dans divers aliments. Le lait contient 1 gr. 70 de sel par litre, le pain de Paris (12 à 16 gr. par kilog.), le pain de province (10 gr.). Le pain déchloruré contient encore 0 gr. 70 de chlorures provenant de la farine. De la viande est extrait 1 gramme de sel par kilogramme, des poissons de mer, 4 grammes, d'un œuf, 0 gr. 07.

En sorte que, même en ne point salant ses aliments, le malade absorbe une certaine quantité de sel contenu dans les aliments (environ 1 gr. 50).

Prendre des aliments sans sel n'est point commode, les malades protestent, opposent la fadeur des aliments, l'inappétence consécutive. Entre les divers aliments dont la préparation réclame plus ou moins de sel, il convient d'opérer un choix. Des légumes, riz, navets, petits pois, carottes, épinards, marrons, pommes de terre sont acceptés sans sel ; on peut même en sucrer quelques-uns ; de même les potages, à la semoule, tapioca, riz, etc.., Tous les fruits sont permis, les viandes grillées seront assaisonnées de jus de citron ; mais viandes et œufs ne pourront être tolérés qu'avec circonspection.

Dans la néphrite hydropigène, le rénal n'est point azotémique. C'est entendu : il peut le devenir. Comment le praticien le saura-t-il ? il ne lui est guère possible de demander un dosage de l'urée sanguine tous les quinze jours.

Il y a une douzaine d'années, au moment des régimes déchlorurés à outrance, il est un accident que nous avons observé à plusieurs reprises : l'hématémèse par ulcère gastrique. Les malades consommaient de grandes quantités de moutarde pour augmenter la sapidité des aliments. C'est chez les azotémiques que pareil accident s'était produit. Il est devenu bien plus rare, tout d'abord parce que les azotémiques ne sont plus soumis à un régime déchloruré aussi féroce et ensuite parce que le risque est bien connu des substances trop irritantes sur un estomac fragile et baignant dans des humeurs viciées.

Un *menu déchloruré* pourra être ainsi ordonné :

Petit déjeuner : Café au lait ou chocolat sucré (250 gr.), pain déchloruré, 30 grammes ; 10 grammes beurre.

Déjeuner : Pommes de terre cuites à l'eau (250 gr.) ou riz, ou carottes, purées de marrons, petits pois, navets, gâteau de riz ou de semoule (100 gr.), confitures *au sucre*, et non à la saccharine qui irrite l'estomac et indirectement les reins (100 à 150 gr.). Pain déchloruré 100 grammes Eau 250 grammes.

S'il n'y a point d'azotémie (moins de 0 gr. 50 d'urée sanguine), à midi en plus seront tolérés une côtelette grillée (60 à 70 gr. de viande) ou deux œufs frais.

Goûter : Lait ou café ou chocolat au lait : 250 grammes, 2 biscottes déchlorurées.

Dîner : Potage au lait sucré (farine de riz, d'avoine, tapioca, farines de lentilles, de châtaignes) ; beurre 10 grammes ; nouilles ou macaronis avec très peu de fromage, 150 grammes ; pommes cuites, 100 grammes ; pain déchloruré, 100 grammes, eau, 250 grammes.

En cas de faiblesse grande : 100 à 150 grammes de vin vieux putôt blanc (diurétique) non acide à midi dans un peu d'eau.

La suppression totale des chlorures sera maintenue pendant un temps variable : quinze jours à trois semaines dans la néphrite aiguë, de longs mois dans la néphrite hydropigène. Si le malade est désinfiltré, on pourrait lui permettre 3 à 4 gr. de sel et il sera pesé tous les matins ; une augmentation *brusque* de poids du jour au lendemain imposera la suppression. Si le poids n'augmente pas, on montera à 4 à 6 grammes de sel, ce dernier chiffre ne devant guère être dépassé avant qu'il soit bien vérifié que le malade va bien et élimine convenablement ses chlorures.

Cette quantité de 4 à 6 grammes est aussi celle qui convient le mieux dans la *néphrite azotémique ;* le malade urine ses chlorures, mais trop de chlorures créent des crises hypertensives qui viennent se superposer à l'hypertension permanente (Ambard). On ne dépassera donc guère les chiffres précédemment spécifiés. En sorte que le régime pour cette dernière catégorie de rénaux sera plutôt *hypo* que déchloruré.

III. — Régime Hypoazoté. — Pratiquement, nous l'avons vu, c'est le régime de toutes les néphrites chroniques. Lorsque les fréquents dosages de l'urée sanguine sont possibles, c'est surtout le régime de la néphrite azotémique.

La régime hypoazoté est le régime végétarien. Fruits et légumes composent la base de l'alimentation. Les poissons, viande, lentilles renferment de grandes quantités d'albuminoïdes à preuve le tableau suivant (Marcel Labbé).

	Albuminoïdes p. 100
Poisson (truites)	18,90
Bœuf rôti	22,95
Lentilles sèches	24,28

Les nouilles et macaronis contiennent également un chiffre élevé d'albuminoïdes (12,82 °/₀ et 12, 45°/₀), un œuf en renferme 10 °/₀.

Les pommes de terre, artichauts, carottes, céleri, navets, poireaux, riz, renferment de 1 à 3 °/₀ d'albuminoïdes. Le lait chiffre pour 3,6 °/₀.

Les fruits en renferment moins (raisins, 0,6°/₀) ; le beurre, le sucre n'en contiennent pas.

Le pain chiffre pour 8,4 °/₀, c'est-à-dire que 100 grammes de pain correspondent presque à un œuf (10 °/₀),

Le fromage (petit suisse) contient des quantités équivalentes (7,37 °/₀).

La partie nutritive est représentée par la pomme de terre et le riz ; la première fournissant pour 100 grammes 80 calories et le riz cuit donnant 119 calories.

Ajoutons le sucre (100 gr. = 400 calories) et le beurre 100 gr. = 850 calories). Quant au vin, un 1/2 litre = 350 calories.

Tout en concédant que cette façon d'assimiler la nutrition à un acte purement mécanique n'est point absolument juste et que les aliments exercent en outre une action excitante dont ces chiffres ne tiennent pas compte, le lecteur d'après ces données peut instituer une formule de régime vrai dans ses grandes lignes.

Menu hypoazoté.

Premier déjeuner : 500 grammes de raisins ou 2 pommes ou une tasse de lait, 300 gr. = 30 gr. de pain.

A midi : Légumes verts (poireaux, salades cuites, haricots verts, épinards); pommes de terre bouillies, compotes de fruits, 100 grammes de pain, 250 grammes d'eau.

Dîner : Potage aux farines alimentaires, riz, parfois des pâtes, fruits, 250 grammes d'eau. Peu saler : 3 à 6 grammes de sel dans les 24 heures, 100 grammes de pain.

Du vin peut être prescrit chez les sujets qui n'ont pas plus de 1 gramme à 1 gr. 50 d'urée sanguine (100 gr. à 200 gr. de vin vieux à midi).

Lorsque l'azotémie monte à 1 gr. 50 et 2 grammes on pourra ordonner le régime hydrique (1.200 gr. d'eau) 1 à 2 jours par semaine, ou bien 1 à 2 jours de régime de fruits : raisins en automne, pommes au printemps.

Soit : 8 heures du matin, midi, 7 heures, une livre de raisins et une heure après, un verre d'eau d'Evian.

Soit : 8 heures, midi, 7 heures, 2 pommes (de 150 gr. chaque) ; une heure après, un verre d'eau d'Evian. Au lieu de pommes, on peut également prescrire les poires.

Aux environs d'un gramme d'urée sanguine, on tolèrera, à la rigueur une à deux fois par semaine, à midi, la valeur d'une côtelette grillée (60 gr.), ou deux œufs frais. Au-dessus de 2 grammes permanents d'urée sanguine, voire de 3 grammes, le régime hypoazoté ne pourra guère être institué ; le régime hydrolacté le remplacera pendant une quinzaine et au bout de ce temps, le régime végétarien coupé de un à deux jours de régime hydrolacté par semaine.

CHAPITRE IV

TRAITEMENT HYDRO-MINÉRAL DES MALADIES DE L'APPAREIL URINAIRE [1]

I. Les Indications du traitement hydro-minéral. — Si l'on parvenait à connaître la pathogénie des maladies, celle-ci constituerait la base la plus sûre pour fonder les indications thérapeutiques, aussi bien dans le domaine du traitement hydro-minéral que dans celui de leur traitement général. Mais il n'en est pas ainsi et il y a peu d'affections dont la pathogénie soit assez précise pour venir en aide à nos moyens actuels de jugement. Pourtant — et c'est le cas pour les maladies de l'appareil urinaire — on peut saisir dans leurs causes, dans les conséquences et dans les complications de la maladie, puis, dans leur physiologie pathologique, elle-même, un certain nombre d'éléments morbides qui permettront, en s'aidant de l'observation clinique et des acquits du passé, de fixer les règles du traitement hydro-minéral qui leur convient.

Les affections de l'appareil urinaire justiciables, à divers degrés, de ce traitement sont : 1° *Les albuminuries fonctionnelles ;* 2° *les néphrites ;* 3° *la lithiase rénale ;* 4° *les inflammations catarrhales, presque toujours infectieuses de l'appareil urinaire.*

Nous allons, d'abord, fixer les indications de leur traitement.

---

1. Ce chapitre a été rédigé par le professeur ALBERT ROBIN, Membre de l'Académie de Médecine, qui a bien voulu écrire à l'intention de nos lecteurs.

1° ALBUMINURIES FONCTIONNELLES.

Les principales sont : a) *l'albuminurie dyspeptique* ; b) *l'albuminurie phosphaturique* ; c) *l'albuminurie de croissance* ; d) *l'albuminurie des obèses* ; e) *l'albuminurie hépatique* ou *goutteuse* ; f) *l'albuminurie prétuberculeuse* ; g) enfin une variété nouvelle, *l'albuminurie des tranchées*.

A. — *Albuminurie dyspeptique.* — Fréquente dans les dyspepsies hypersthéniques ou hyperfonctionnelles, elle coïncide avec la présence, dans le contenu stomacal, d'albumine soluble ayant échappé à l'action du suc gastrique, de sorte qu'il est permis de supposer qu'elle est due à l'élimination par le rein d'albumines non assimilables. Sa caractéristique est que l'urine ne renferme d'albumine qu'après les repas. *L'indication est tout entière* dans la connaissance de l'étiologie : c'est celle-ci qu'il faut traiter.

B. — *Albuminurie phosphaturique.* — Essentiellement dyscrasique, elle est déterminée par la destruction des globules rouges du sang et par la fatigue nerveuse, avec la déphosphatisation organique comme intermédiaire. Elle reconnaît comme causes le surmenage nerveux combiné au sédentarisme et à l'alimentation surazotée. — *Indications :* En dehors de la suppression des causes, restriction de la déphosphatisation et amendement de la crase sanguine.

C. — *Albuminurie de croissance.* — Du type généralement intermittent et cyclique, elle se rencontre chez les neuro-arthritiques et s'accompagne très fréquemment d'hypotension artérielle. — *L'indication* dominante relève du terrain et de l'état général qui tient l'albuminurie sous sa dépendance.

D. — *Albuminurie des obèses.* — Elle est due principalement à la surcharge graisseuse du cœur et à la congestion hépatique. — *L'indication* consiste dans l'emploi du traitement de réduction.

E. — *Albuminurie hépatique ou goutteuse*. — Elle se produit chez les descendants de goutteux ou chez les arthritiques acquis, dont le foie est plus ou moins augmenté de volume, présentant de l'oligurie, ayant des urines de densité élevée, qui laissent déposer un sédiment formé d'oxalate de chaux, d'acide urique et d'urates, dont le passage incessant irrite localement le rein, d'où coïncidence très fréquente d'hématies et de leucocytes. — L'*indication* est de combattre le trouble nutritif causal en y adjoignant la cure diurétique de lavage.

F. — *Albuminurie prétuberculeuse*. — Elle est, bien souvent, d'origine dyspeptique, car les caractères qu'en donne J. Teissier sont à peu près superposables aux signes de celle qui reconnaît une origine digestive. A côté de ce groupe se placent des albuminuries paratuberculeuses, tenant à des conditions pour ainsi dire latérales de la maladie, en ce sens, qu'elles sont engendrées par quelques-uns de ses accidents évolutifs. — *Indications :* Viser la cause dyspeptique dans les albuminuries du premier type et l'incident causal et dans les albuminuries paratuberculeuses.

G. — *Albuminurie des tranchées*. — Observées depuis la guerre, elles sont engendrées par trois causes agissant concurremment : le froid humide, la fatigue excessive, l'alimentation surazotée, toutes causes déterminant de la congestion rénale avec albuminurie. — L'*indication* consiste dans l'éloignement des causes et dans les cures aptes à diminuer la congestion rénale.

On voit que dans le groupe des albuminuries fonctionnelles, l'indication dominante est la suppression des conditions d'ordre général ou local qui les tiennent sous leur dépendance.

Le traitement hydro-minéral a une grande importance, car si ces albuminuries se prolongeaient pendant trop longtemps, elles finiraient par aboutir à une lésion rénale qui relève moins des Eaux minérales que de la diététique ou de la pharmacothérapie. D'autre part, les Eaux exerceront une action souvent favorable sur quelques-unes des causes génératrices de ces albuminuries.

2° NÉPHRITES.
Nous les diviserons *en trois classes :*

A. — Dans les maladies infectieuses (fièvre typhoïde, scarlatine, rougeole, diphtérie, etc.), on voit souvent survenir des néphrites qui, tout en donnant, à leur début, l'impression de néphrites mixtes diffuses, s'améliorent au bout d'un certain temps, en ne se caractérisant plus que par l'élimination de faibles quantités d'albumine. On peut admettre que, dans ces cas, il s'est produit une infection congestive du rein, n'ayant laissé derrière elle que des îlots de néphrites, méritant l'appellation de néphrites *superficielles, parcellaires* ou *résiduales.* — *L'indication* est d'exercer une action rénale, en quelque sorte élective, à qui l'on demande de modifier, avec la nutrition de l'organe, ses tendances congestives, tout en remontant l'état général.

B. — *Néphrites mixtes diffuses ou hydropigènes.* — Au point de vue de leur traitement hydro-minéral, ces cas présentent deux types :

a) Dans *le premier type,* les malades portent bien leur lésion. Ils n'ont ici ni œdèmes, ni troubles circulatoires. Mais ils pâlissent, s'anémient, se débilitent. L'analyse de l'urine révèle un abaissement de l'urée et une diminution du coefficient d'utilisation de l'azote, indices d'une déchéance de la nutrition. — *L'indication* est de stimuler la nutrition générale avec une eau minérale possédant une action élective sur le rein.

b) Dans le second type, avec son albuminurie massive, ses œdèmes, son évolution rapide, etc., les Eaux minérales sont *contre-indiquées en principe.* Elles ne seraient capables que d'aggraver la maladie et de précipiter la déchéance de l'organe.

C. — *Néphrites scléreuses ou cardio-rénaux.* — Elles sont caractérisées par de la polyurie avec albuminurie relativement minime, par une diminution de la perméabilité rénale entraînant la rétention des déchets toxiques de la nutrition, d'où son nom d'urémigène et par des troubles cardio-vasculaires qui font désigner les malades sous l'appellation de cardio-rénaux. — *L'indication* est trouble : La première consiste dans la cure de diurèse et de désintoxication ; la seconde, dans le traitement cardio-rénal.

D. — *Néphrites tuberculeuses.* — Dans leur forme ulcéro-caséeuse l'intervention chirurgicale seule peut donner des résultats. Mais, dans la forme initiale, les eaux peuvent donner quelques effets, dont le plus important est de remonter un état général défaillant. — *L'indication* est donc uniquement dans l'état général.

3° Lithiase rénale.

A. — *Lithiase urique et oxalique.* — Il en existe trois formes qui ne sont que des degrés successifs de son évolution.

a) La première forme est la *lithiase sablonneuse* des arthritiques gros mangeurs. Elle s'accompagne de douleurs sourdes dans les lombes, avec quelque retentissement dans l'aine ou dans la cuisse. Les urines sont rares, foncées et laissent un sédiment formé d'acide urique, d'urates et d'oxalate de chaux avec des cellules épithéliales du revêtement des voies urinaires, des leucocytes et souvent des hématies. Parfois, elles contiennent un peu d'albumine. — *L'indication* est la cure de diurèse, ayant pour but d'empêcher la formation des calculs. Cette cure sera faite à l'aide d'Eaux possédant des effets stimulants sur le foie, de façon à diminuer la formation de l'acide urique.

b) Dans la deuxième forme (*lithiase calculeuse*) les calculs sont véritablement constitués, et leur existence se traduit par des coliques néphrétiques, suivies ou non de l'émission de petits calculs, avec ou sans hématurie. — *L'indication* est la cure de diurèse ayant pour but d'entraîner le corps du délit.

c) La troisième forme (*gros calcul*) appartient à la chirurgie, car les calculs sont trop volumineux pour être expulsés par les voies naturelles. — L'*indication* d'une cure de diurèse se pose après l'intervention, pour prévenir la formation de nouveaux calculs.

B. — *Lithiase phosphatique.* — Elle est fréquemment consécutive à la dyspepsie hypersthénique, l'HCL formé en excès dans l'estomac aux dépens du chlorure de sodium, libère de la soude qui alcalinise les urines, d'où précipitation des phosphates terreux. Les malades ont habituellement des émissions laiteuses après les repas. Il est encore une variété de lithiase phosphatique qui reconnaît pour origine la fermentation ammoniacale des urines par infection de vieilles pyélites. — L'*indication* est la cure de diurèse expulsive, en choisissant des eaux ayant la propriété d'acidifier les urines.

4° PYÉLITES ET PYÉLO-NÉPHRITES.

On connaît des *pyélites et des pyélo-néphrites infectieuses,* soit primitives, soit secondaires à la fièvre typhoïde, à la grippe, à la pneumonie, etc. D'autres, et ce sont les plus fréquentes, apparaissent secondairement à une irritation locale, comme *la lithiase rénale,* ou à l'existence d'*obstacles matériels à l'écoulement de l'urine* (cystites, prostatites, rétrécissement de l'urètre, etc.). Ces dernières peuvent, comme on vient de le voir, se compliquer de lithiase phosphatique. D'autres, enfin, sont tributaires de la *grossesse.* Toutes se compliquent souvent d'infection par voie sanguine ou par voie ascendante. — L'*indication* est le lavage des voies urinaires dans le sens du courant physiologique, tantôt avec des cures de diurèse, tantôt avec des Eaux capables d'exercer une action modificatrice directe sur la muqueuse des voies urinaires.

II. — **Les eaux minérales capables de remplir les indications.** — Nous connaissons les indications. Il importe maintenant de fai.·· une étude rapide des Eaux minérales qui sont les plus aptes à les remplir.

Les Eaux minérales, dont il s'agit, peuvent se diviser en plusieurs classes, suivant qu'on leur demande d'exercer surtout leurs effets directs sur les troubles de la nutrition, sur le rein lui-même, sur l'appareil cardio-rénal ou sur la muqueuse des voies urinaires. Cette classification n'a rien d'absolu et ne saurait être considérée qu'au point de vue d'une indication dominante, en l'espèce, des Eaux envisagées, car nombre d'entre elles sont susceptibles de réaliser plusieurs indications.

1º Eaux agissant sur la nutrition.

Toutes les eaux influencent les échanges nutritifs en général. Il ne sera donc question que de celles dont l'action s'exerce sur des troubles nutritifs intervenant dans l'étiologie des affections des voies urinaires.

A. — *Bicarbonatées mixtes et chlorurées-sodiques.* — *Saint-Nectaire* (thermale, chlorurée-sodique, bicarbonatée mixte, ferrugineuse, arsenicale, polymétallique) a conquis une place importante dans le traitement des albuminuries, en général. Ses eaux relèvent le coefficient d'utilisation azotée, abaissent, à la fois, l'acide phosphorique et son rapport à l'azote total, accroissent le coefficient d'oxydation du soufre. De plus, elles stimulent la rénovation globulaire du sang. A côté de ces effets dominants sur la nutrition générale, elles ont une action sur le rein. Celle-ci est indirecte sous l'influence de la reconstitution sanguine, et directe par l'excitation imprimée à l'organe lui-même.

Royat (thermale, chlorurée sodique, bicarbonatée mixte, ferrugineuse, arsenicale, carbonique forte, polymétallique) est stimulante gastrique et hépatique. Ses eaux réalisent, d'une façon plus atténuée, la plupart des indications de Saint-Nectaire. Nous retrouverons cette station quand nous parlerons des eaux agissant sur le système circulatoire.

B. — *Sulfatées-sodiques et chlorurées-magnésiennes.* — *Brides-les-Bains* (thermale, sulfatée-sodique et magnésienne, chlorurée, légèrement ferrugineuse) augmente le taux de l'urée, régularise le coefficient d'utilisation azotée et le coefficient d'oxydation du soufre, diminue l'acide phosphorique et son rapport à l'azote total, accroît la sécrétion biliaire et possède, en outre, une action laxative.

Ses eaux sont indiquées chez les gros mangeurs uricémiques, à foie torpide par surmenage, chez les atoniques et les obèses.

Châtel-Guyon (thermale chlorurée, magnésienne et sodique-bicarbonatée mixte, sulfatée-sodique, silicatée). Tonique et stimulante des contractions instestinales, excite la sécrétion biliaire et la fonction hépatique, remédie à l'atonie générale et à la constipation.

C. — *Bicarbonatées sodiques.* — *Vichy* (type des bicarbonatées sodiques, avec ses 5 grammes de bicarbonate de soude par litre), reconnaît comme indication dominante la plupart des affections hépatiques. Mais, certaines de ses sources jouissent aussi de propriétés sédatives qui l'indiquent dans les dyspepsies hypersthéniques, de même que ses effets excito-sécréteurs et excito-moteurs permettent de l'adapter au type hyposthénique. Mais le choix des sources et le mode d'administration diffèrent dans les deux affections. La cure de Vichy est donc adaptable aux albuminuries dyspeptiques.

D. — *Bicarbonatées calciques.* — *Pougues* (bicarbonatée-calcique, gazeuse, froide). Ses effets sont similaires à ceux de Vichy, mais plus atténués, en raison de l'influence plutôt sédative du bicarbonate de chaux. Mêmes indications.

Castéra-Verduzan (sulfurée-calcique, bicarbonatée-calcique et magnésienne) a un effet sédatif dans l'hyperchlorhydrie.

2° EAUX AGISSANT SUR LE REIN. — CURES DE DIURÈSE.
Ce qu'on demande aux Eaux de ce groupe, c'est essentiellement de provoquer une diurèse éliminatrice des corps étran-

gers, des produits des sécrétions muqueuses et des déchets organiques, c'est-à-dire un effet de lavage conjugué à une désintoxication. Mais, toutes les Eaux du groupe n'agissent pas uniquement par ce mécanisme. Ainsi que nous allons le montrer, nombre d'entre elles jouissent de propriétés modificatrices de la nutrition générale, par l'intermédiaire de l'excitation hépatique qu'elles déterminent.

A. — *Eaux sulfatées-calciques*. — Les Eaux des Vosges, *Vittel* (sulfatée et carbonatée-calcique et magnésienne, lithinée). *Contrexéville* (sulfatée et bicarbonatée-calcique et magnésienne, lithinée). *Martigny* (sulfatée et bicarbonatée calcique et magnésienne lithinée, silicatée), puis *Capvern* (sulfatée, et bicarbonatée-calcique et magnésienne, lithinée, polymétallique) et *Aulus* (sulfatée-calcique, magnésienne, ferrugineuse et arsenicale), joignent à leurs propriétés diurétiques, entraîneuses de résidus toxiques, de produits des sécrétions muqueuses et de dépôts sablonneux, dont l'expulsion est aidée par la sollicitation des fibres lisses des tuniques musculaires, le pouvoir d'accélérer et de fluidifier la sécrétion biliaire, ce qui se traduit par des selles impérieuses plus ou moins abondantes. Cette action d'excitation hépatique a été bien mise en relief par M. VIOLLE, montrant que la cure de Vittel augmente l'urée, le coefficient d'utilisation azotée, le coefficient uréogénique de Maillard, tout en diminuant l'amino-acidurie, ce qui équivaut à une meilleure utilisation de l'azote.

B. — *Eaux de faible minéralisation*. — *Evian* (bicarbonatée mixte très faible), eau de lavage, réalise la diurèse tout en exerçant une action sédative et régulatrice sur la nutrition générale. Les règles de la cure de diurèse ont été bien établies par J. CORTET. Il a montré, d'abord, que le lavage n'est réel, qu'autant que l'état du rein lui permet de répondre à la sollicitation hydrique par une polyurie provoquée, et que, dans le cas contraire, la mise en œuvre de la cure de diurèse peut être dangereuse par le surmenage, sans profit, qu'elle impose au rein et par les phénomènes de pléthore vasculaire et d'hypertension artérielle qui peuvent résulter de la non-élimination de l'eau ingérée. Il a établi, en outre, que l'étude du mode de diurèse, provoquée par la cure, constitue une méthode clinique d'exploration de la perméabilité rénale. Avec LINOSSIER et LEMOINE, il a insisté sur l'influence du repos horizontal sur la diurèse. Enfin, il distingue, dans l'établissement des règles générales de la cure, le lavage des voies urinaires, de la cure éliminatrice de déchets et désintoxicante. Dans le premier cas, il faut agir par grandes doses, de façon à produire une chasse d'urine ; dans le second cas, ne pas dépasser la polyurie avec laquelle la diurèse solide pourrait diminuer, d'où de moindres doses. On tirera de ces notions d'utiles renseignements dans le diagnostic et le pronostic de certains syndromes complexes, chez les cardio-rénaux.

Ajoutons que les cures précédentes, tout en agissant, à la fois, par ce qu'elles apportent et par ce qu'elles emportent, présentent, chacune, dans leurs effets, un mode de désintoxication qui leur est particulier.

2° EAUX AGISSANT SUR LA CIRCULATION.

Royat s'est spécialisé dans le traitement des affections cardio-artérielles, avec ses bains carbo-gazeux qui accroissent l'énergie et la capacité fonctionnelle du myocarde, augmentent les urines et diminuent la tension artérielle, s'ils sont donnés avec une progression lente de l'acide carbonique, une durée plus longue et une température plus élevée.

Bourbon-Lancy (thermale, chlorurée-sodique, bicarbonatée mixte, iodurée, carbonique, radio-active). On l'emploie surtout en bains avec douche sous-marine constituant une sorte de massage sous l'eau. En dehors de son action sédative sur le système nerveux et de légers effets excitants sur la nutrition générale, la cure produit sur la circulation profonde une dérivation déplétive et anti-congestive, diminue la tension artérielle et calme l'hérétisme cardiaque, ce qui se traduit par un ralentissement du pouls et une grande énergie des contractions du cœur. Ces cures sont indiquées chez les cardiaux-rénaux non justiciables de la cure de diurèse, celle-ci étant impuissante à faire fonctionner un rein plus ou moins fermé par la sclérose.

3° EAU AGISSANT SUR LA MUQUEUSE DES VOIES URINAIRES.

La Presle (thermale, sulfurée-sodique dégénérée) enraye, dans une certaine mesure, les fermentations ammoniacales, calme l'excitabilité des voies urinaires et réduit leurs sécrétions purulentes. *Moligt*, *Olette* agissent à peu près de la même manière.

4° EAUX AGISSANT SUR L'ÉTAT GÉNÉRAL.

Salies-de-Béarn, Biarritz, Salins du Jura, La Mouillère-Besançon (chlorurées-sodiques, fortes) reconnaissent comme indications la déchéance de l'état général, résultant de la diminution des échanges et de déperditions exagérées du système nerveux qu'il convient de reconstituer par voie d'épargne.

Forges-les-Bains (ferrugineuse, légèrement sulfatée calcique) ; *Bussang* (ferrugineuse, manganésienne, arsenicale, carbonatée) calcique et sodique pourront être indiquées dans quelques rares circonstances chez les albuminuriques anémiques. Mais d'une manière générale, ils se trouveront mieux de *Saint-Nectaire*, véritable lymphe minérale qui résume les principes essentiels de la constitution minérale du sang.

III. — Adaptation des cures hydro-minérales aux indications. — Connaissant les indications et les agents à l'aide desquels on peut les remplir, nous allons montrer comment il faut appliquer le médicament à la maladie.

1° ALBUMINURIES FONCTIONNELLES.

A. — *Albuminurie dyspeptique.* — Son traitement hydrominéral relève de celui de la dyspepsie causale, dont il y aura lieu, tout d'abord, de déterminer le type. En réalité, c'est surtout le type hypersthénique ou hyper-fonctionnel, dans lequel l'HCL en excès, inhibe l'activité de la pepsine. La pratique a démontré l'utilité des *eaux de Vichy*, à la condition d'adapter la cure à l'état d'hypersthénie. *Pougues* s'adresse aux estomacs irritables, tandis que *Saint-Nectaire* et *Royat* réclament les hypochlorydriques.

B. — *Albuminuries phosphaturiques.* — On les enverra à *Brides-les-Bains*, spécialement si l'on est en présence de constipés. *Brides* régularise les échanges phosphorés, tout en stimulant le foie et l'intestin. Sinon, c'est *Saint-Nectaire* qui conviendra, avec son influence sur la reconstitution du sang, la stimulation qu'il impose au système nerveux et à l'organisme tout entier et par son aptitude à réduire la déphosphatisation.

C. — *Albuminuries de croissance.* — *Saint-Nectaire* réalise l'indication du terrain morbide. Cependant, chez les sujets très excitables, dont les réactions sont trop vives et congestionnantes, il faudra mieux conseiller une cure à *Royat*. Pour les constipés, on choisira *Brides-les-Bains* ou *Châtel-Guyon* si les malades, en même temps, sont des cholémiques.

D. — *Albuminuries des obèses.* — La cure de *Brides-les-Bains* est indiquée, puisqu'elle agit comme traitement de réduction. Il faut savoir que beaucoup de ces albuminuries sont dues à la surcharge adipeuse du cœur, cause, elle-même, de la congestion et de l'insuffisance du foie. La double action de la cure sur la surcharge adipeuse du cœur et sur l'insuffisance hépatique, donne souvent des résultats excellents, à la condition de l'aider par un excercice progressif.

E. — *Albuminuries hépatiques ou goutteuses.* — Deux résultats sont à obtenir. D'abord, de remédier à l'oligurie et de débarrasser le rein des sables qui l'irritent, d'où la cure de diurèse. On choisira, dans ce but, une station possédant également une influence sur l'activité hépatique, comme dans les *Eaux des Vosges* ou *Capvern*, afin de réaliser le double effet de lavage et de désintoxication générale. Si les urines sont rares et hautes en couleur, avec un foie augmenté de volume, on pourra commencer par *Vichy*, quitte à compléter le traitement par une cure de diurèse. Les sujets hypo-azoturiques et excitables, chez lesquels il n'y aura pas lieu de conseiller *Vichy*, iront à *Evian*. Aux malades constipés et éliminant des phosphates urinaires en excès, *conviendra Brides-les-Bains*.

F. — *Albuminuries préluberculeuses*. — Quand elles son-d'origine dyspeptique, suivre les indications données à propos du traitement hydro-minéral de celle-ci. Quand la dépression et l'anémie sont très marquées, *Royat*. Si l'estomac est très irritable, *Biarritz, Salies-de-Béarn, Salins du Jura, Salins, Moutiers*, pour remonter l'état général. Enfin, la cure d'*Evian*, avec son action de lavage.

G. — *Albuminurie des tranchées*. — Quand cette variété d'albuminurie persiste après l'éloignement des causes, on songera à empêcher la congestion rénale qui est la condition imminente de son développement, en n'employant la cure de diurèse qu'avec de grandes précautions, en s'inquiétant, par une minutieuse analyse, de l'état de la perméabilité rénale et en mesurant, aussi exactement que possible, le rapport entre l'eau ingérée et l'eau éliminée, afin d'éviter une surcharge aqueuse capable de congestionner le rein. *La cure d'Evian* me paraît répondre à cette indication. Dans les cas où elle serait insuffisante, on conseillerait *Vittel* avec les mêmes précautions.

Bien entendu, il peut y avoir à propos de l'albuminurie des tranchées, des indications relevant de l'état général, nécessitant des cures adéquates aux troubles constatés dans tel cas particulier. Mais je suis d'avis que la cure en question doit toujours être commencée par une cure d'épreuve à *Evian* on à *Vittel*.

2° NÉPHRITES.

A. — *Néphrites résiduales, superficielles ou parcellaires*. — Il faut demander au traitement hydro-minéral d'influencer directement l'état anatomique du rein et d'exercer une action générale capable de retentir indirectement aussi sur l'organe.

Saint-Nectaire jouit des qualités permettant de répondre à cette double indication. Il importe toutefois que les sujets soient encore jeunes, que l'albumine soit relativement peu élevée et qu'une année se soit écoulée depuis la terminaison de la maladie causale. La cure sera prolongée, car la dose de l'eau minérale doit être mesurée avec une grande discrétion, en suivant soigneusement les incidents qui surviennent.

Voici un court schéma de la manière dont on peut la conduire : bains courts, à eau courante, à la température de 35-36°, avec repos chaque troisième jour. Comme boisson : le matin, 100 à 200 grammes de la source du Mont-Cornadore, ou d'une des sources de Saint-Nectaire-le-Bas. Le soir, 100 à 200 grammes de la source du Parc ou de la source André. Après une dizaine de jours, remplacer cette dernière prise par égale quantité de la Grande Source Rouge ou d'une des sources ferrugineuses de Saint-Nectaire-le-Bas, à moins que le malade ne présente quelques signes d'excitation, auquel cas on s'en tiendrait au premier traitement, en diminuant les doses.

L'analyse de l'urine fournit les indications directrices. Il ne faudra pas s'inquiéter outre mesure d'une légère recrudescence de l'albumine, au début de la cure ; mais on restreindra l'intensité du traitement, qui ne serait repris dans son intensité première qu'au moment où l'albumine serait revenue à son taux initial. Enfin, il y aura lieu de continuer le traitement tant que le coefficient d'utilisation azotée et le rapport de l'acide phosphorique à l'azote total demeureront sensiblement au-dessous de la normale.

B. — *Néphrites mixtes diffuses bien tolérées* chez des sujets dont l'état général commence à fléchir. Quoiqu'un grand nombre de médecins autorisés inscrivent la néphrite mixte diffuse bien confirmée, au rang des affections contre-indiquant tout essai de cure hydrominérale, je persiste à penser que celle-ci peut être utile dans un certain nombre de cas que j'ai spécifiés, en parlant des indications de la maladie. Le choix de la station, pour être délicat, rentre cependant dans les limites de la clinique vulgaire.

De deux choses l'une : ou bien les symptômes d'anémie et de défaillance de l'état général, sont sous la dépendance d'un début d'intoxication par insuffisance de la sécrétion rénale, et alors, on essaiera une cure de diurèse à *Evian* ou même à *Vittel* ; ou bien la maladie rénale s'accompagne de troubles de la nutrition se traduisant par une diminution de l'acidité urinaire, de l'urée et du coefficient d'utilisation azotée, coïncidant avec une diminution dans le nombre et la valeur des globules rouges du sang, d'où tenter prudemment la cure de *Saint-Nectaire*, à la maison, en commençant par donner, à titre d'essai, 100 à 200 grammes de Source du Parc pour se rendre compte de la manière dont la cure est tolérée. On ne conseillerait le traitement à la station que si l'on est satisfait de cette tentative.

Pour les sujets chez lesquels elle n'aurait pas réussi, on pourra demander le remontement de l'état général à la balnéation chlorurée-sodique (*Salies-de-Béarn, Biarritz, Salins du Jura, Salins-Moutiers, La Mouillère-Besançon*) mais en spécifiant au médecin traitant de mesurer, chaque jour, la quantité des urines et de doser fréquemment l'albuminurie, afin d'interrompre la cure, si l'on voyait la quantité diminuer et l'albumine s'accentuer. En commençant par les bains de très faible concentration, additionnés d'eaux-mères, on obtiendra souvent une amélioration de l'état général coïncidant avec d'assez fortes éliminations d'acide urique.

Enfin, pour les sujets de cette catégorie chez qui les symptômes d'anémie dominent, on obtiendra quelques bons résultats avec les cures ferrugineuses de *Forges-les-Bains* et de *Bussang*. Mais, pour éviter tout mécompte, s'assurer que les malades ne sont ni congestifs, ni excitables, ni dyspeptiques. *Saint-Nectaire* ou les eaux ferrugineuses précédentes seront employées également pour remonter des sujets débilités outre mesure par un régime lacté trop longtemps prolongé.

C. — *Néphrites mixtes diffuses plus avancées.* — Elles contre-indiquent toute cure à la station, mais on leur permettra de prendre, à la maison, les eaux de *Vichy* ou de *Royat*, d'*Evian* et de *Vittel*, quand l'urine est épaisse, haute en couleur, très acide, avec un sédiment riche en acide urique. Si le sédiment contient des hématies, *Evian* seul est permis.

D. — *Néphrites scléreuses ou cardio-rénaux.* — Rien n'est plus délicat que la décision et le choix d'une cure hydro-minérale pour les néphrites scléreuses et les cardio-rénaux. Le jugement sera fondé sur l'état de perméabilité du rein et sur l'état fonctionnel du cœur. En principe, les cures seront interdites aux malades dont la capacité d'élimination rénale est très amoindrie et à ceux dont le cœur présente des signes de fléchissement.

A leur période préparatoire, suivre les préceptes donnés à propos des albuminuries hépatiques ou goutteuses. Quand la maladie est confirmée, mais sans que les phénomènes circulatoires soient accentués, s'adresser aux cures de diurèse. *Evian, Contrexéville, Martigny*, en s'inspirant, dans le choix à faire entre les stations du degré d'excitabilité des sujets, de façon à envoyer les excitables à *Evian* ou à *Vittel*, réservant les autres stations pour les malades à réactions moins vives. L'indication dominante dans ces cas, est de lutter contre la rétention toxique qui précipite l'évolution des lésions vasculaires.

Si, au contraire, les troubles circulatoires dominent, si les malades sont des cardio-rénaux bien caractérisés, on essayera la cure d'*Evian* avec toutes les précautions requises. Si elle ne produit pas de diurèse, il sera possible de tenter la cure vasculaire à *Bourbon-Lancy* ou à *Royat*, capables de diminuer la tension artérielle en activant la circulation périphérique. Si ce résultat était obtenu, peut-être une cure à *Evian* associée ou faite à la maison, pourrait-elle donner quelques effets. Mais il faut que les sujets ne soient pas profondément intoxiqués et que le cœur soit capable de faire les frais d'une cure thermale. Sinon, tout traitement hydro-minéral est interdit : il serait inutile et même dangereux. En tout cas, il faudra faire de grandes réserves sur l'effet du traitement ; comme le dit CARRON DE LA CARRIÈRE, les réactions individuelles sont fort variables et pour une même somme de troubles fonctionnels, on trouve souvent une somme de lésions très différentes suivant les cas.

E. — *Néphrites tuberculeuses*. — Les cures hydro-minérales sont non seulement inefficaces, mais dangereuses. Dans les formes suppurantes non-éréthiques, sans cystite, ni hématurie, peut-être une cure de lavage à *Evian* rendra-t-elle des services. Dans les cas sans tuberculose pulmonaire où la dépression de l'état général est, en partie, sous la dépendance de la pyurie, on conseillera, dans quelques cas exceptionnels, une courte saison à une *station chlorurée sodique forte* pour faire bénéficier les malades d'un remontement de l'état général.

III. **Lithiase rénale**. — A. — *Lithiase urique et oxalique. Etats prélithiasiques*. — Eliminer l'acide urique, les urates et l'oxalate de chaux, réduire leur formation, tels sont les buts à viser. Pour cela, il est nécessaire de remédier à l'insuffisance habituelle de l'urine, de modifier le terrain neuro-arthritique, de combattre les troubles de la digestion qui sont si souvent à l'origine de l'oxalurie et les troubles hépatiques dont dépend l'exagération de l'acide urique.

Nombreuses sont les eaux répondant à ce programme. C'est ici qu'interviennent heureusement les cures dites associées.

Les dyspeptiques bénéficieront de *Pougues*. Les dyspeptiques dont le foie est plus ou moins augmenté de volume, au teint cholémique, iront à *Vichy*, qui a l'avantage de ces effets réducteurs et dissolvants de l'acide urique ; les constipés à *Brides-les-Bains* ou à *Chatel-Guyon*, qui sont aussi modificateurs du terrain de la maladie.

En l'absence de troubles dyspeptiques, on conseillera des eaux ayant une double action diurétique et hépatique, comme *Vittel, Contrexéville, Martigny, Capvern, Aulus*.

Le choix, entre ces sources, se fait en étudiant le degré d'excitabilité des sujets : les excitables, les congestifs et les spasmodiques étant réservés pour *Evian*.

Les eaux seront prises surtout en boisson. Les bains ne servent que d'adjuvants. L'hydrothérapie tiède, suivie d'un court jet froid, possède une action à la fois sédative et tonique qui sera utilisée chez les déprimés nerveux. Mais il faudra la surveiller de près chez les uricémiques sujets aux accès de goutte, qu'elle serait capable de réveiller.

B. — *Lithiase calculeuse.* — A la phase calculeuse de la lithiase rénale, c'est la cure de diurèse qui est indiquée pour entraîner et expulser les calculs, quelle que soit leur composition chimique, par les voies naturelles. *Vittel, Contrexéville, Martigny, Capvern, Aulus*, non seulement sont expulsifs par la chasse d'urine qu'ils déterminent, mais ils calment aussi les états spasmodiques qui s'opposent au départ des calculs.

Ces stations, et spécialement, celles des Vosges, ont conquis une réputation universelle dans ce traitement. Toutefois, les sujets dont le rein est irritable et qui ont des hématuries faciles iront à *Evian*.

En cas de gros calculs, ce dont on s'assurera par un examen radiographique et que l'on peut prévoir par l'existence des coliques néphrétiques répétées, ordinairement hématuriques et sans expulsion, la cure des *Eaux des Vosges* en aura parfois raison, en provoquant de fortes crises de coliques. C'est pourquoi, avant de prendre la décision d'une intervention chirurgicale, il est toujours utile d'en tenter l'emploi. Si la cure n'est pas suivie de l'expulsion du calcul et qu'elle aggrave la douleur, il serait permis de rapporter les effets infructueux d'expulsion à la présence d'un gros calcul, qui relèverait de l'intervention chirurgicale. Après celle-ci, la cure sera indiquée pour prévenir la formation de nouveaux calculs.

C. — *Lithiase phosphatique.* — L'indication étant d'expulser les calculs et d'empêcher leur formation, il convient de choisir des eaux qui soient expulsives par diurèse et capables en même temps, d'acidifier les urines. Aussi faut-il s'abstenir des eaux alcalines. Ce sont encore les eaux sulfatées calciques de *Vittel, Contrexéville, Martigny, Capvern* et *Aulus* qui seront employées. Après la diurèse qui suit leur ingestion, on voit l'acidité urinaire augmenter et les dépôts phosphatiques diminuer ou disparaître.

L'indication causale, c'est-à-dire l'hyperchlorhydrie sera remplie par les cures balnéaires de *Plombières* ou de *Néris* ou encore par l'eau bicarbonatée-calcique de *Pougues*.

Il sera souvent utile de conseiller une cure dans l'une de ces stations, suivies du traitement de diurèse et d'acidification.

IV. Pyélites et Pyélo-néphrites. — Quelle que soit la cause de la pyélite, l'indication est identique dans tous les cas et consiste dans la cure de diurèse, soit *Evian, Vittel, Contrexéville, Martigny, Capvern, Aulus*. Dans le choix à faire, les meilleurs guides seront encore le degré d'irritabilité des voies urinaires et la manière dont le malade parvient à vider sa vessie.

A une époque assez rapprochée du début de la maladie, n'utiliser que les eaux d'*Evian*, sédatives sans être débilitantes, à la condition de ne pas atteindre de trop hautes doses de liquide, et qui ont le grand avantage, comme on l'a dit, d'agir sur les voies urinaires, non par les éléments qu'elles apportent, mais par ceux qu'elles emportent.

Viennent ensuite, par ordre d'activité : *Vittel, Contrexéville, Martigny, Capvern*, convenant moins qu'*Evian* aux sujets très excitables, mais réussissant mieux à une période avancée de la maladie, leur rôle dépassant un simple lavage, puisqu'elles peuvent, en desquamant plus activement les couches superficielles de la muqueuse, favoriser la rénovation épithéliale sur un type plus normal. (A. MOUSSEAUX.)

Quand il y aura un avantage à exercer sur la muqueuse une action stimulante et légèrement substitutrice, soit dans les cas essentiellement chroniques, on emploiera la cure sulfureuse partiellement dégénérée de *la Presle* ou de *Molitg*.

Avant de conseiller une cure, le médecin s'enquerrera de la manière dont le malade vide sa vessie, car l'indication du lavage urinaire peut être suspendue, si la vessie retient une trop grande partie de l'eau employée pour le lavage. Il ne faudra donc envoyer aux Eaux que les sujets vidant assez régulièrement leur vessie.

Dans les pyélites phosphatiques, on ordonnera *Pougues*, après la cure de lavage, mais on s'abstiendra des eaux alcalines en général, qui auraient l'inconvénient d'alcaliniser l'urine et de précipiter ainsi les phosphates terreux.

Chez les pyélitiques fatigués, anémiés, affaiblis, on remontera l'état général avec la balnéation chlorurée-sodique forte de *Salies-de-Béarn, Biarritz*, etc., ou encore avec une cure à *Royat* ou aux eaux ferrugineuses de *Forges-les-Bains* ou de *Bussang*. Ces cures seront associées et n'interviendront qu'après la cure de lavage, c'est-à-dire après l'amélioration de la cause des pyélites.

Ajoutons, enfin, que cette cure de lavage doit être assez prolongée et qu'elle ne saurait être limitée par une durée habituelle de trois semaines. Autant de malades, autant de durées différentes.

Un dernier mot. Quel est le bénéfice réel que le malade peut retirer d'un traitement hydro-minéral ?

Dans les albuminuries fonctionnelles, le résultat est souvent décisif, mais demande, pour être obtenu, plusieurs saisons successives.

Dans les néphrites diffuses, celles du premier groupe pourront obtenir une amélioration réelle et même prolongée, sans cependant arriver jusqu'à la guérison.

Dans les néphrites scléreuses tout dépendra du taux de la perméabilité rénale et de la résistance du cœur.

Dans la lithiase rénale, des cures bien conduites et répétées annuellement, amèneront fréquemment des guérisons complètes et permettront, en tout cas, aux malades de mieux tolérer leur maladie.

Quant aux pyélites, elles guériront souvent, si leur cause disparaît, et si elles sont encore à leur période initiale. Pour les pyélites anciennes, dont la cause ne peut être supprimée par une intervention chirurgicale, on ne peut espérer que des améliorations passagères.

CHAPITRE V

LES SYMPTOMES

I. L'hypertension artérielle. — Un nouveau moyen d'information pénétrant en médecine jouit d'une vertu envahissante qui lui faisant occuper la pathologie tout entière, tend à s'imposer à titre de connaissance capitale et d'une valeur absolue. Et cela n'est point exact. Un nouveau procédé d'exploration, tel que la tension artérielle, en nous ouvrant les perspectives de l'hypertension, n'a nullement bouleversé les lignes de l'horizon clinique ; il en a éclairé quelques parties et cela surtout au début de certaines maladies rénales. L'hypertension artérielle dans la phase latente de la néphrite interstitielle est parfois le seul signe avertisseur ; gardons-nous d'en faire fi.

On sait que la tension artérielle normale comprend une tension maxima et minima ; la *tension maxima* se produit au moment de l'ondée sanguine systolique ; à l'état normal elle varie entre 14 et 17 ; *la tension minima* indique la pression au moment de la diastole ; elle varie entre 6 et 11 ; toutes nos mensurations ont été pratiquées avec l'appareil de Panchon.

1° CRISES HYPERTENSIVES PASSAGÈRES. — En fait, l'hypertension artérielle ne mérite l'attention qu'à condition de s'imposer par permanence. Il est des *crises hypertensives passagères* qui ne jouissent d'aucune importance. Une fatigue, un écart de régime, une émotion, une douleur vive suffisent à les provoquer. A l'époque de la ménopause on croise tantôt des hypertensions passagères, tantôt des hypertensions liées à un commencement d'athérome ou de sclérose rénale. La femme offre sur elle les exemples de toutes les modalités et de toutes les associations. A l'oscillomètre de Panchon la tension maxima de 14 à 17 (normale) monte à 20, 22, 24. Dans le cours d'une demi-heure, la situation peut changer. La tension descend à nouveau. Que le repos, la diète, le calme, la détente douloureuse se traduisent par un abaissement marqué, à cela aucun doute. Les médications sont de peu d'importance dans l'espèce; les laxatifs, les sédatifs nervius tels que la valériane ou le cratægus suffisent en général. Il serait dangereux de prescrire une drogue plus active. Une règle essentielle en médecine est de proportionner le remède à la maladie. Les nitrites dans l'espèce risquent d'être mal tolérés ; à des nerveux, ils donnent des vertiges, des maux de tête, augmentent la dépression dont ils se plaignaient. De même et souvent les courants de haute fréquence. Contenons-nous de traiter la maladie causale et ne nous inquiétons point des crises hypertensives. Elles ont été accusées de provoquer des convulsions, de l'angine de poitrine, quoi encore ? Tous les syndromes douloureux ont été rattachés à pareille cause. L'expérience a démontré l'erreur. Pour nous en tenir au cœur, les douleurs angineuses les plus vives s'accompagnent maintes fois non d'hypertension, mais d'une hypotension manifeste. Les crises hypertensives sont un effet ; par elles-mêmes elles ne produisent point d'accident.

Les crises hypertensives passagères élèvent surtout la tension maxima ; la tension minima demeure en général dans les limites normales (7 à 10 à l'oscillomètre de Panchon). Moins modifiable que la tension maxima par les influences nerveuses, elle subit toutefois des variations fréquentes, et quand elle est élevée dans l'hypertension permanente, elle suit un peu plus paresseusement il est vrai, les variations opérées dans la tension maxima.

A côté des crises hypertensives survenues chez un sujet sain, il en existe fréquemment chez les sujets préalablement hypertendus. Une hypertension permanente à 25, par exemple, montera sous l'effet de conditions de fatigue, d'émotivité, d'hygiène défectueuse, à 28 ou 30. La diète, le repos, une saignée mettront les choses en état et la tension de 25 — chiffre correspondant à la maladie causale — sera reconquise à nouveau.

2° HYPERTENSIONS PERMANENTES. — L'hypertension permanente a donné lieu à maintes opinions erronées. Il n'est pas exact tout d'abord de prétendre que l'hypertension permanente est constamment d'origine rénale. Il existe au moins deux sortes d'hypertension permanente qui ne doivent rien à la concomitance d'un élément rénal : 1° *l'hypertension des athéromateux*, on pourrait tout aussi bien dire séniles, exempte de lésions viscérales ; 2° *l'hypertension des obèses*, celle-ci susceptible de rétrocéder avec la disparition de l'obésité ; 3° reste ensuite *l'hypertension d'origine rénale* sur laquelle tout le monde est à peu près d'accord [1].

Nous ne parlons point de *l'hypertension artérielle* des *asystoliques* (Potain, Gallavardin) et qui liée à l'obstacle de la stase veineuse, cède à la disparition de cette stase. Au point de vue thérapeutique, rien d'intéressant à cette forme d'hypertension, exceptionnelle au demeurant et qui ne réclame d'autre secours que la médication digitalique.

1° *L'hypertension des athéromateux sans lésions viscérales* est une hypertension irréductible [2]. L'élasticité du vaisseau est rompue et ne se répare point. C'est une hypertension habituelle chez le vieillard et qui d'ordinaire s'accompagne d'un certain degré d'athérome aortique avec souffle systolique au premier temps, produit par l'épaississement valvulaire. Le bruit de galop n'apparaît point. L'hypertension minima ne s'élève pas comme dans l'hypertension d'origine rénale. Les urines sont normales ou ne renferment que des traces d'albumine, de temps à autre, comme il advient chez tout vieillard.

---

1. CH. FIESSINGER : Les formes curables de l'hypertension artérielle (*Acad. de Médecine*, 15 avril 1912.) GALLAVARDIN. La tension artérielle en clinique, 2° édition, Masson, éditeur, 1920.

2. CH. FIESSINGER : L'hypertension artérielle des scléreux artériels non rénaux (*J. des pratic.*, 1918, n° 29).

Ce n'est point l'urémie qu'ont à craindre de tels sujets, mais l'hémorragie cérébrale.

Encore cette éventualité n'est-elle guère à redouter que dans les hypertensions très élevées (au-dessus du 25, maxima, la minima ne dépassant d'ordinaire pas 11) ; l'hypertension modérée chez le vieillard est un phénomène presque normal ; le plus souvent il ne trouble pas la santé et permet des survies fort longues.

Le traitement de l'hypertension élevée consiste en laxatifs fréquents, ventouses scarifiées (6 toutes les trois semaines sur les reins), régime lacto-végétarien avec modération dans les aliments, boissons peu abondantes (environ 1.000 à 1.200 gr. de liquide par jour). Un peu de viande grillée ou des œufs sont permis à midi, tous les jours ou tous les deux jours. Le froid, les écarts de régime, toute fatigue seront rigoureusement évités. Les iodures pourront être prescrits à faibles doses (0 gr. 20 à 0 gr. 30 par jour, 10 jours sur 20), les nitrites n'agissent point.

Un cautère sur le bras est une médication que nous employons souvent (suppuration maintenue six mois de temps) Du fait de la suppuration provoquée, des accidents cérébraux menaçants semblent maintes fois conjurés.

2° *De l'hypertension des obèses*, nous détacherons celle qui s'accompagne ou d'athérome des parois vasculaires ou de lésions rénales. Par elle-même l'obésité peut faire de l'hypertension. Chez un malade pesant 110 kilogs, l'hypertension maxima est par exemple à 25 ; elle sera réduite à 22 lorsque le sujet tombera à 100 kilogs, à 85 kilogs elle ne sera plus que de 18. L'hypertension minima baissera parallèlement et de 12 qu'elle atteignait tombera par exemple à 9 ou à 10. Le traitement de cette forme d'hypertension est le traitement habituel de l'obésité avec le régime diététique que nous avons maintes fois indiqué et l'emploi de la théobromine (2 cachets de 50 centigr. par jour), ce dernier remède ayant pour effet à la fois d'éliminer les humeurs salées interposées entre les vésicules adipeuses et de tonifier le myocarde, toujours affaibli quand il est gras. La cure d'amaigrissement sera instituée jusqu'à la disparition des troubles dyspnéiques concomitants ; s'obstiner à faire maigrir à l'extrême n'est point sans inconvénient et des accidents sérieux peuvent suivre une cure trop brutalement poussée [1].

3° *L'hypertension des rénaux* offre ce caractère de s'offrir à titre de réaction de défense. Elle s'accompagne d'hypertension minima (de 12 à 14), ce qui ne se produit guère chez les hypertendus athéromateux. Comme nous l'avons démontré, la Constante d'Ambard demeurant normale, cette hypertension des rénaux, indique une filtration tout à fait satisfaisante chez nombre de rénaux hypertendus. Seulement la lésion rénale continuant d'évoluer, bientôt l'hypertension devient insuffisante et ne parvient plus à lever l'obstacle. Des accidents urémiques se montrent et ne cèdent même plus au traitement cardio-tonique, régime lacto-hydrique de réduction (digitaline à 1/10 milligr., théobromine) qui les avait pendant si longtemps fait rétrocéder.

Le galop cardiaque, le fléchissement des cavités ventriculaires pendant des années combattus avec succès finissent par s'installer définitivement. Au début, la filtration s'opérait normalement, il n'y avait pas à craindre l'urémie, mais bien plutôt des manifestations cardiaques ou vasculaires : crises angineuses, hémorragies rétiniennes ou cérébrales. Plus tard, le rein et le cœur fonctionnaient mal, les hémorragies étaient toujours à redouter, mais en plus, les fléchissements cardiaques et l'urémie.

Ces conditions règlent la médication. Dans la première phase d'hypertension qui se prolonge des années : un jour par semaine, régime lacté (1 litre 1/2) avec repos au lit. Les autres jours, très peu de viandes, pas de bouillon gras. Régime lacto-végé-

1. CH. FIESSINGER : Accidents liés aux cures d'amaigrissement chez les cardiaques (*Acad. de Méd.*, oct. 1914).

tarien en général. Digitaline à titre préventif et pour retarder l'apparition du galop cardiaque : 5 gouttes de la solution à 1/1000 trois jours de suite par semaine. Interrompre quatre jours. Reprendre trois jours et continuer. Les émissions sanguines (ventouses scarifiées 6 à 8 toutes les trois semaines), les laxatifs sont utiles. Les nitrites calment les douleurs angineuses, ils ne les préviennent pas et ne seront formulés que contre la douleur elle-même. Eviter le froid, les longs voyages en chemin de fer, la trépidation du train produisant de la congestion rénale et, pour peu que le cœur ne soit pas très résistant, de l'œdème aigu du poumon. Les stations hydrominérales : Evian, Royat, ne seront conseillées que tout au début. Aussitôt qu'un cœur a commencé de fléchir, la fatigue du voyage, du déplacement, du traitement balnéaire, retiendra le malade chez lui ou à la campagne, dans un pays plat (ni montagne, ni mer).

Quand la tachycardie ou le galop cardiaque paraissent, c'est-à-dire quand la maladie entre dans sa seconde période, la théobromine sera donnée concurremment avec la digitaline ; cette dernière aux doses de 1/10 de miligramme ou de 5 gouttes, mais non plus trois jours comme précédemment. Elle n'est plus ordonnée à titre préventif, mais à titre curatif. On la conseillera donc plus longtemps, soit : 5 gouttes, huit à dix jours de suite, interrompre trois jours. Reprendre dix jours, ainsi de suite.

Un jour par semaine, régime hydro-lacté (750 gr. d'eau et de lait). Les autres jours régime lacto-végétarien hypochloruré (pas plus de 4 à 5 gr. de sel par 24 h.). Le régime déchloruré est même utile au début et pendant quelques semaines, la rétention chlorurée par elle-même étant capable d'ajouter, à l'hypertension permanente qui existe toujours, une hypertension passagère et curable liée à l'œdème des tissus (Ambard). Ventouses scarifiées, laxatifs comme avant. A mesure que la maladie progresse, l'alimentation sera réduite. Bientôt ne seront plus guère supportés que les potages au lait sucrés, le lait, voire le lait mêlé d'eau.

Dans la néphrite chronique hydropigène, les choses vont un peu autrement. L'hypertension maxima ne s'élève guère, c'est surtout l'hypertension minima qui monte (Gallavardin). L'évolution est lente, les séreuses se prenant peu à peu ou parfois la maladie se compliquant du syndrome urémigène. Le traitement est le même que dans les autres formes au point de vue du régime alimentaire strictement déchloruré. Le bruit de galop faisant défaut, la digitaline est inutile ; il faudra de la théobromine et surtout le séjour au lit pendant des semaines. La chaleur du lit est le meilleur traitement à opposer à ces formes.

L'application des règles que nous venons d'exposer permettra ou la guérison ou de reculer l'échéance fatale.

II. Les anuries. — Le traitement de l'anurie, au praticien qui en saisit les indications, réserve les plus constantes satisfactions. Il lui suffit de démêler les causes pour instituer la thérapeutique efficace.

Le cortège symptomatique éclaire la voie et peut servir de guide unique. Le médecin n'aura qu'à se poser une triple question : 1° L'anurie est-elle précédée d'un traumatisme ? 2° L'anurie coïncide-t-elle avec une crise douloureuse ? 3° L'anurie s'est-elle développée au cours d'une maladie aiguë, d'une maladie chronique ou d'une maladie inconnue et latente [1]. Existe-il un soupçon d'intoxication (mercure, arsenic) ?

1° L'anurie est précédée d'un traumatisme. — Une contusion de l'abdomen peut provoquer une anurie transitoire qui guérit sans incident. Si l'anurie se prolonge, il s'est produit des lésions profondes du rein : thrombose des vaisseaux rénaux, oblitération par des caillots, néphrite ancienne aggravée par les infiltrations sanguines.

Les interventions sur l'appareil urinaire : lavages, instillations, les opérations sur un rein sont susceptibles de produire

1. LEGUEU. *Traité de Chirurgie Urol.,* p. 120.

des effets similaires. Rien de grave si un des reins est sain. Seule, l'anurie suite de néphrectomie s'entoure d'un pronostic plus sombre. Elle annonce d'ordinaire une défectuosité initiale ou préexistante de rein conservé, ou bien une lésion surajoutée, mécanique, laquelle commande une nouvelle opération si l'anurie se prolonge.

2° *L'anurie coïncide avec une crise douloureuse.* — Il peut s'agir de la douleur vive de la colique néphrétique calculeuse et l'anurie concomitante disparaît rapidement, ou bien la douleur est vague, légère et le malade ne se plaint que de ne pouvoir uriner. Attention! une anurie calculeuse débute de la sorte et après deux ou trois jours de tolérance, ce sont les accidents toxiques et la mort graduelle dans le coma. Il n'est point prudent de compter sur une guérison spontanée. Elle peut se produire à la suite d'une nouvelle crise, mais il ne convient pas de s'appuyer sur cette éventualité tout à fait exceptionnelle.

3° *L'anurie paraît spontanément au cours d'une maladie aiguë, d'une maladie chronique, ou d'une maladie inconnue ou latente.* C'est l'histoire de l'anurie *scarlatineuse*, du *choléra*, des *gastro-entérites.* Sur l'anurie *hystérique*, bien des réserves à faire. Nous avons souvenir d'un jeune homme de 14 ans, qui, sorti d'une crise néphrétique, demeura sans uriner, affirme-t-il, pendant trois cents jours. On le surveilla ; impossible de découvrir une supercherie. On le conduisit à la clinique du D' Reverdin, à Genève. S'agissait-il d'une anurie calculeuse ? On supposa que le petit malade avalait ses urines à mesure de l'émission. Son besoin de simulation céda brusquement à un pèlerinage à Lourdes. Il y avait chez lui superposition d'accidents hystériques ou plutôt, suivant l'expression de Paul Bourget, pathomimiques sur une crise néphrétique initiale. *L'anurie* calculeuse pouvant survenir sans douleurs vives et en pleine santé, on comprend combien le diagnostic peut être difficile et la surveillance indispensable. Ajoutons les *anuries par compression* (tumeurs) auxquelles le praticien devra toujours songer, particulièrement chez les femmes (cancers de l'utérus). De l'anurie par intoxication il sera parlé ultérieurement.

Les diverses sortes d'anurie nécessitent, forcément, un traitement fort différent. Pour *l'anurie calculeuse*, aucun doute; le traitement médical d'abord, mais avec l'idée immédiate d'une intervention chirurgicale possible.

Le *repos au lit*, le *régime lacto-hydrique* (1 litre 1/2 de liquide par jour), des *ventouses scarifiées sur les reins*, voilà pour le premier jour. On recourra ensuite à la *théobromine* (2 cachets de 50 centigrammes par jour) et à la *distension de la vessie* (Pasteau) : injection de 300 grammes à 400 grammes d'eau tiède bouillie, dans la vessie ; attendre pour laisser uriner qu'un besoin impérieux se fasse sentir. Ouvrir la sonde, laisser couler le liquide. Recommencer une ou deux fois ; la distension de la vessie réveille la fonction rénale et, provoquant la contraction des uretères, peut provoquer l'expulsion du calcul. Au delà de *cinq jours* (Legueu), il faut abandonner cette méthode, y compris le *cathétérisme urétéral* qui n'est point à la portée du praticien et recourir au traitement chirurgical qui consiste dans la *néphrostomie*.

De même *l'intervention chirurgicale* est le seul traitement *des anuries par compression*. Le médecin veillera, si possible, à devancer l'anurie et à la prévenir par la néphrostomie, chez les malades, qui, par la nature de leur tumeur, sont appelés à subir cette compression. Formulé par le professeur Legueu, le conseil offre l'avantage de permettre, chez l'opéré, des survies beaucoup plus longues. En pratique, il est plus difficilement réalisable. Les malades se soumettront malaisément à une opération prématurée qui a pour but de les délivrer d'un accident qu'ils n'ont pas encore.

Les *anuries* traumatiques ne nécessitent guère que le *repos au lit, l'application des ventouses scarifiées* et le régime *hydrique* (environ 1 litre d'eau dans le jour) qui régleront la médication initiale. Dans cette forme, peut-être plus encore que dans la précédente où la diurèse pourrait avoir chance, une chance très restreinte, il est vrai, d'expulser le calcul, il importe de peu donner à boire et de ne tolérer que de l'eau. Trop de liquide à éliminer risque de congestionner le rein et d'annihiler à tout jamais les fonctions d'un organe dont le degré de lésion demeure ignoré les premiers jours et ne peut guère être que soupçonné. C'est la même raison pour laquelle on reculera l'administration de la *théobromine*. Le remède ne sera prescrit que du jour où la diurèse reprenant, il y a chance pour que la légère excitation produite par le médicament n'aille pas contre son but et n'arrête pas au lieu d'activer. C'est à ce même moment que pourront être conseillées des *injections de sérum* non pas chlorurées, qui irritent le rein, mais *glycosées* à 47 p. 1.000 — (250 à 500 centimètres cubes) par voie intra-musculaire ou intra-veineuse. Il sera sage, en général, de peu compter sur cette dernière méthode, le régime hydrique simple étant susceptible de ramener la diurèse à moins de frais. *Les injections intra-veineuses de sérum hyperglycosé* (300 p. 1000, injection de 50 à 150 centim. cubes) n'ont pas rendu les services qu'on en attendait.

Nous en dirons autant de *l'opothérapie rénale*, dont la valeur pratique (extrait sec de rein, 0,50 à 1 gr. deux fois par jour) est suspecte quand il ne s'agit que de ramener la diurèse et tout à fait contestable quand les phénomènes urémiques sont surajoutés. La médication dans les néphrites aiguës à prédominance épithéliale semble avoir la propriété, pour effet le moins incertain, d'abaisser l'albumine, ce qui est un résultat plutôt moral pour le sujet que directement utile à l'évolution de sa maladie.

Une question qui, il y a une quinzaine d'années, avait passionné les médecins, est celle du *traitement chirurgical des néphrites*. Nous avons posé nos réserves dès le premier jour. Que la *douleur* et l'*hématurie* en puissent tirer avantage, les résultats sont trop probants pour permettre le doute ;

mais ici nous parlons de l'*anurie*. La *décapsulation bilatérale* recommandée quand la sécrétion urinaire diminue, lorsque l'albuminurie augmente, lorsque le cœur et les vaisseaux commencent à se fatiguer, lorsque des indices d'intoxication se font sentir (Legueu), cette décapsulation bilatérale n'est d'abord pas à la portée du praticien. En ville, même, les médecins ne la recommandent pas. Au cas de néphrite anurique, on fait médicalement tous les efforts pour rétablir la diurèse, mais nous attendons encore des observations démonstratives pour assurer que la chirurgie a réussi là où une médication prudente et instituée habilement avait radicalement échoué.

III. Les polyuries. — Les polyuries se rencontrent dans les maladies de la vessie, des reins et dans les maladies générales. Sous peine d'exposer le malade à des accidents mortels, le diagnostic causal doit être porté sans hésitation.

Une polyurie très abondante, qui peut atteindre trois ou quatre litres par vingt-quatre heures, s'observe chez un homme âgé. Le besoin est si pressant qu'il n'a pas le temps de le satisfaire. Il urine dans son pantalon. On pourrait croire à un *diabète insipide*, car les urines ne renferment pas de sucre ; mais le malade a non seulement soif, il perd l'appétit et surtout dès le début se manifeste à l'hypograstre une tumeur médiane, dure et rénitente : c'est la vessie distendue. En fait, il s'agit d'une *rétention incomplète avec distension vésicale*. Bien que la maladie à l'origine puisse paraître bénigne, sa gravité ne tarde pas à apparaître. Les voies urinaires distendues prédisposent à l'infection ; de plus le rein devient insuffisant. On sait l'imprudence qui consisterait à vider la vessie en une fois. Il faut diminuer progressivement la tension de la vessie, laisser couler par la sonde 400 à 500 grammes au maximum, retirer la sonde et recommencer le soir ; mais que de précautions indispensables ! En dépit de l'asepsie la plus rigoureuse, le malade fait de la fièvre. Il a des hématuries, des crises de ténesme. Que le médecin combatte la *fièvre* par la sonde à demeure, qu'il arrête l'*hématurie* en augmentant la tension vésicale et en remplissant en partie la vessie par l'eau boriquée, qu'il combatte de même le *ténesme* en versant dans la vessie une certaine quantité de liquide (250 grammes), qui sera introduite au moyen d'une sonde fermée qu'on ouvrira toutes les deux ou trois heures, il n'en suit pas moins que le malade restant un rétentionniste, il faut encore le sonder. En sorte que la *prostatectomie d'urgence* est encore dans les grands centres le meilleur traitement et le plus sûr (Hartmann, Pauchet).

Pourvu que le rein ne fonctionne pas d'une manière défectueuse, ce que démontrera le dosage de l'urée dans le sang, l'opération assure les meilleurs résultats. Si la polyurie existe dans les rétentions avec distension vésicale, elle incommode les *rétentionnistes sans distension*. La maladie fait suite à la précédente ou débute au contraire d'emblée, comme un des signes prémonitoires du prostatisme. Les rétrécis la présentent également. Cette polyurie s'accompagne d'incontinence, le jour chez le rétréci, la nuit chez le prostatique. Comme traitement, urétrotomie interne chez le rétréci, prostatectomie chez le prostatique. Si l'opération est impossible, attendre pour sonder, si le résidu vésical est clair et ne dépasse pas 80 à 100 grammes. S'il dépasse cette quantité ou s'il est septique, il faut sonder matin et soir et faire suivre, en cas d'urines troubles, le sondage par un lavage de la vessie avec une *solution boriquée* 4 °/₀ ou de nitrate d'argent à 1/1000 — (avoir soin de ne pas injecter plus de 40 à 60 gr. à la fois pour éviter la distension).

La polyurie des rétentions au moment où la contractilité vésicale reparaît, peut signifier une *polyurie de débâcle ;* aucun traitement à lui opposer : spontanément la crise prend fin.

Il en est de même pour la polyurie du *cathétérisme urétéral* qui ne dure guère plus d'une demi-heure et dont le praticien n'a point à s'occuper pour cette raison que le cathétérisme des uretères, il n'aura guère occasion de le pratiquer en dehors de l'intervention d'un spécialiste. Il ne s'inquiètera pas davantage de la *polyurie* de la tuberculose vésicale où la fréquence des mictions appelle une polyurie réflexe. D'ailleurs la tuberculose vésicale est dominée par une tuberculose rénale ou génitale et la tuberculose vésicale complètement indépendante est si rare que son existence même est de plus en plus contestée. C'est donc moins la vessie qu'il faut soigner que le rein et l'état général.

I. — La *polyurie* dans les affections des reins est tantôt d'ordre chirurgical et plus souvent d'ordre médical. Le médecin trouvera maintes fois occasion de guérir ses malades, sans recourir à la moindre intervention. C'est l'histoire de la *polyurie trouble* avec urines purulentes, dans les *pyélonéphrites aiguës* ou *chroniques*. Si le malade a de la fièvre, *repos au lit*, régime hydrique (eau de Vittel, d'Evian), et *hydro-lacté* (1 litre 1/2 à 2 litres 1/2 de liquide), suivant le degré thermique, frictions de *collargol* (pommade à 15 %), injection de 10 cc. d'*électrargol* ou de *ferments métalliques*.

A l'intérieur : 2 cachets d'*uroformine* de 50 centigrammes, laquelle, ayant la propriété de se transformer en aldéhyde formique dans l'urine, continue à entraver les pullulations microbiennes et à éclaircir les urines. Les formes chroniques réclament la même médication désinfectante, mais il est inutile de soumettre, en l'absence de fièvre, le malade au régime hydrique exclusif. Il se contentera de prendre à jeun et à vingt minutes d'intervalle, deux grands verres d'eau (verres de 300 gr.), un à 4 heures et un au coucher, pour éviter la formation de grumeaux de pus qui, obturant l'uretère, amèneraient du coup des accès de fièvre. Le régime se composera de viandes grillées, volaille rôtie, poisson frais, pâtes, farineux, légumes verts, fruits. Un verre d'eau aux repas. Pas d'épices, de café, de vin.

La néphrotomie n'est indiquée que dans les formes avec rétention, la néphrectomie ne convient qu'en cas de lésion unilatérale et quand le traitement médical a échoué. Le malade a-t-il une fièvre rebelle, linée à eu rétention purulente du rein, un lavage du bassinet par le cathétérisme urétéral (lavage au collargol 1 %, à l'eau boriquée tiède) pourra faire tomber le mouvement fébrile et conduire à une guérison passagère le plus souvent, mais qui, tout de même, pendant ce répit, permettra au malade de reprendre des forces en vue d'une opération ultérieure.

Si le traitement médical est en général indiqué dans les pyélonéphrites aiguës ou chroniques, la *polyurie de la tuberculose rénale*, polyurie oscillant autour de 2.000 grammes et plus marquée la nuit, réclame au contraire une intervention chirurgicale précoce. La tuberculose rénale se révèle en effet maintes fois comme une localisation tuberculeuse initiale et il s'agit d'intervenir avant que l'autre rein soit pris. La néphrectomie pratiquée dans ces conditions est une opération bénigne qui n'entraîne qu'une mortalité de 7 % (Legueu). Les traitements médicaux, il faut le dire, assurent des améliorations et des rémissions liées à la marche spontanée de la maladie plutôt que des guérisons vraies. Pendant dix, quinze, vingt ans, la maladie peut sembler guérie, pour se réveiller tout à coup avec des allures de septicémie générale. Nous avons fait opérer par le professeur Legueu un de ces malades qui, convalescent soi-disant d'une fièvre typhoïde, avait en réalité une tuberculose rénale dont il avait souffert vingt ans auparavant. L'opération tardive montra un rein criblé de tubercules et l'organisme atteint par la suite de multiples complications de tuberculose osseuse, ne se releva qu'avec peine d'une infection généralisée qu'une opération précoce eût certainement évitée. Que les praticiens se méfient des panacées proposées contre la tuberculose rénale ! Les rémissions obtenues dupent la vérité et font perdre du temps.

II. — En dehors des pyélonéphrites et de la tuberculose rénale, vient maintenant la *polyurie* de la néphrite interstitielle, surtout fréquente la nuit et qui, ainsi que le faisait remarquer Dieulafoy, ne doit pas être confondue avec la *pollakiurie* qui, traduisant le besoin fréquent d'uriner, manifeste surtout un trouble d'excrétion et regarde la vessie. Les urines sont-elles albumineuses ? Existe-t-il de l'hypertension artérielle, du galop cardiaque ? En pareil cas, le traitement avec *repos au lit*, régime *lacto-hydrique* de réduction (pas plus de 1.500 grammes de liquide), la digitaline à doses très faibles et sub-continues (V gouttes de la solution crist. à 1 p. 1000 10 jours, interrompre 3 jours, puis reprendre 10 jours, continuer ainsi de suite), la *théobromine* (2 cachets de 50 centigrammes par jour), en faisant disparaître une légère congestion rénale, en partie active (fatigue, écarts de régime) ou passive (origine cardiaque), réduira la polyurie et donnera même au malade l'illusion qu'il est totalement guéri.

III. — *Les maladies générales* comprennent le *diabète sucré* et les *diabètes insipides*. L'analyse d'urine éclairera la voie, mais nous avons vu au début de ce chapitre, combien il convient de se méfier du diabète insipide chez un sujet âgé, où il peut s'agir tout simplement de prostatisme avec rétention urinaire. Du traitement du diabète sucré, nous ne parlerons pas, nos lecteurs le connaissent. Quant à *la polyurie essentielle*, les malades boivent et urinent 10, 20, 30 litres en vingt-quatre heures sans que cette surabondance leur vaille aucun trouble. Ils vont bien, ne se plaignent que de ne pas dormir par besoin incessant d'uriner ; il s'agit en général de sujets jeunes, nerveux, qui s'améliorent à l'aide de *l'opium*, de la *valériane* et des *bromures* :

Codéine.	2 milligr.
Extrait de valériane	15 centigr.

Pour une pilule. — 2 avant les 3 repas.

Ou :

Bromure de potassium	10 grammes
Teinture de valériane	20 —
Hydrolat de menthe.	270 —

Une cuillerée à soupe avant les 3 repas et au coucher dans un peu d'eau.

L'association médicamenteuse peut revêtir les formes les plus diverses.

Au surplus moins boire et éviter les aliments qui donnent soif (sucres et féculents). Parmi les diabètes insipides, il en est un, plus rare, qui s'accompagne d'une déperdition exagérée des matières azotées, le *diabète azoturique*. L'urée peut atteindre jusqu'à 100 grammes par jour et si cette déperdition énorme est maintes fois tolérée, d'autres fois le dépérissement de l'organisme s'en mêle, l'appétit se perd, l'amaigrissement devient extrême. Si des causes nerveuses produisent ce trouble, d'autres fois et plus souvent que dans la polyurie essentielle, des causes organiques entrent en jeu (lésions cérébrales, traumatismes, syphilis). La recherche de l'origine guidera le choix des médications.

Ajoutons la *polyurie* suite d'émotions, celle qui précipite son individu dans un urinoir, sous peine d'accidents inopportuns. Les hommes ont encore le temps, mais les femmes pas toujours et c'est une grande misère pour les malheureuses. Comme nous allons le voir, il s'agit plus souvent de pollakiurie que de polyurie vraie, mais les deux peuvent coexister. Les médications ne pourront jamais intervenir qu'après et pour la suite. Devant le besoin pressant, le sujet songe à tout autre chose qu'à absorber de la valériane ou des bromures.

IV. La pollakiurie. — La pollakiurie ou fréquence des mictions, dans le jeune âge, est le plus souvent d'origine nerveuse et, si la cause nerveuse persiste toujours à un âge avancé, quand même s'y superpose-t-il souvent une maladie organique.

A l'état normal, l'homme urine en moyenne de quatre à sept fois par jour ; la femme, de quatre à six fois, le chiffre des mictions étant compté par vingt-quatre heures. L'émission nocturne, peu abondante, augmente dans diverses maladies *cardio-rénales, rénales, vésicales*, et cette fréquence exagérée devient un signe morbide.

La pollakiurie, en état de santé, est rarement nocturne et le nombre des mictions augmente surtout pendant le jour. L'influence nerveuse est en effet considérable et son action s'atténue pendant le sommeil. Le *pollakiurique nerveux*, ou *psy-*

chopathique, urine surtout le jour, et parce qu'il y songe.
L'excitation de sa vessie est d'origine psychique ; la vue d'un
urinoir l'y précipite ; comme l'ivrogne ne peut passer devant
un cabaret sans boire un verre, le pollakiurique éprouve l'impérieux besoin de vider quelques gouttes. Ces malades sont-
ils aussi souvent que le pense le professeur Legueu [1] des sujets
atteints de tare héréditaire ou des dégénérés ? Les mots semblent bien gros pour caractériser simplement une mauvaise
habitude, les nerveux, plus que d'autres dont le système nerveux vibre moins fort, étant soumis à une loi d'automatisme
qui leur fait répéter un acte par la seule raison qu'ils l'ont
exécuté une première fois.

Sans doute, lorsque la pollakiurie est très accentuée, lorsqu'elle s'accompagne de névropathie urinaire vraie avec spas-
mes de l'urètre, avec douleurs dans l'urètre et dans la vessie,
— sans rétrécissements et sans lésions de cystite, — il en
va autrement et l'hérédité nerveuse est plus chargée. Nous
ne savons, toutefois, si le terme de dégénérescence convient
et si une faiblesse irritable du système nerveux ne répond
pas mieux à la réalité que ce terme de dégénérescence, qui
sous-entend toutes sortes de tares irrémédiables et profondes.

Chez l'enfant, la pollakiurie psychopathique existe concurremment avec l'incontinence d'urine. L'incontinent de la nuit
est pollakiurique le jour, l'excitabilité de la vessie étant telle
que, persistant pendant le nuit, elle ne doit naturellement pas
s'éteindre le jour.

La grande fréquence de la pollakiurie psychopatique ne doit
pas fermer les yeux sur les autres causes de mictions fréquentes. Et tout d'abord les *affections nerveuses organiques :
myélites, paralysie générale, tabes.* C'est à rechercher. Surtout dans le tabes et la paralysie générale, la pollakiurie peut
être précoce ; un examen complet lèvera les doutes.

1. *Traité d'Urologie*, p. 128.

Ajoutons les *affections pelviennes : hémorroïdes, eczéma de l'anus, fissures de l'anus, troubles de l'utérus* et des *annexes, tumeurs ovariennes, grossesse.* Chez la femme qui, en temps ordinaire, a une vessie très tolérante, toute pollakiurie devra attirer l'attention vers un trouble utérin.

Une autre forme est la pollakiurie par *composition anormale de l'urine.* L'*excès d'acidité urinaire* produit par les cristaux d'acide urique contenus en suspension dans l'urine (Mousseaux), l'oxalurie (Boursier), entraînent des troubles de ce genre. Chez une femme de tempérament rhumatisant, dont les organes génitaux sont sains, on relèvera souvent une cause de cet ordre. L'emploi des eaux minérales alcalines, de Vittel en particulier, guérit très vite ces troubles. Deux à trois verres de 300 grammes le matin, à vingt minutes d'intervalle, et un verre au coucher. Eau comme boisson. Pas d'aliments épicés, peu de viande. D'autres fois, la composition de l'urine est plus anormale encore. Elle contient de la glycose. Une analyse éclairera.

Pour la fin, nous avons laissé les pollakiuries les plus importantes au point de vue pratique, parce qu'elles annoncent une maladie sérieuse contre laquelle il est possible de lutter victorieusement, nous voulons dire les *affections locales de l'appareil urinaire :* maladies de l'*urètre,* de la *verge, polypes de l'urètre chez la femme, eczéma des bourses, rétrécissement de l'urètre,* où la pollakiurie est diurne et nocturne et souvent liée à la rétention incomplète. Dans *l'hypertrophie prostatique,* la pollakiurie est au contraire plutôt nocturne et annonce un prostatisme latent jusque-là. Dans les *maladies de la vessie,* citons les *cystites,* les *néoplasmes* dont la pollakiurie peut être un signe initial. Enfin, les *maladies des reins : pyélites, pyélonéphrites,* tuberculeuses ou non, donnent lieu à une pollakiurie à prédominance nocturne et il en est de même des *néphrites chroniques.*

Toutes ces maladies nécessitent un traitement causal. Dire l'origine, c'est indiquer le remède correspondant.

Pour la *pollakiurie psychopathique*, on a conseillé des traitements locaux : instillations de cocaïne dans la partie membraneuse de l'urètre, dilatation progressive de la vessie par des injections de quantité croissante. M. Legueu estime avec raison que ces médications offrent l'inconvénient de concentrer l'attention du malade sur son urètre et sa vessie, et ce faisant, de perpétuer indéfiniment le mal.

En fait, la *psychothérapie* est la meilleure arme. Au médecin de démêler, suivant les tendances du malade, quel mode de persuasion conviendra le mieux. L'amour-propre est un excellent levier. Des femmes ont guéri leur mari en lui faisant honte de sa faiblesse et, la semonce reçue, les maris ont passé devant les urinoirs, le front crâne et sans entrer. Ils étaient guéris.

V. Les hématuries. — Depuis quelques années le traitement des hématuries a bénéficié de diverses acquisitions heureuses. Tout d'abord, une première question s'impose : y a-t-il hématurie ? Une teinte rouge des urines peut laisser croire à du sang qui n'existe pas. L'*hémoglobinurie*, si elle teinte les urines en rouge sombre, ne dépose jamais de caillots, il n'y a pas d'hématies, même après centrifugation. Méfions-nous également des urines ictériques ; la *bile* dans l'urine offre une coloration brune qui peut prêter à confusion. Certaines *substances toxiques* exposent à la même erreur : la rhubarbe, le séné, le sulfonal, l'iodoforme, l'acide phénique. Au médecin de s'enquérir si on lui montre une urine fortement teintée et quand aucun examen n'a encore assis à la conviction.

Il s'agit réellement de sang. Cela est-il grave ? Cela reviendra-t-il ? Comment en éviter le retour ?

Pour répondre, il faut tout d'abord dépister le lieu d'origine et la cause. Les rapports de l'hématurie avec la miction permettent de poser les premiers jalons. Si l'hématurie est *initiale* et se produit au début de la miction, il faut songer à une origine *prostatique*. C'est la cause fréquente. Plus rarement il s'agit d'un saignement *néoplasique*. Toute hémorragie prostatique n'est cependant pas forcément initiale. « Les grosses prostates congestives, dit avec raison le professeur Legueu, saignent plutôt dans la vessie par une hématurie terminale ; mais quand le saignement est direct, il s'accumule dans la traversée prostatique et forme le premier jet de la miction suivante [1]. »

Terminale, c'est un saignement *vésical* ou *vésico-prostatique*. Le sang provenant de la lésion se mêle à l'urine, mais non sans que la coloration devienne plus intense à mesure que s'écoule l'urine ; à la fin, c'est du sang pur.

Le procédé des 3 verres (Guyon) dans lequel urinera le malade tour à tour, montrera un premier verre moins coloré, un second davantage, un troisième tout à fait rouge.

Il est rare que *l'hématurie rénale* soit terminale. Ce caractère ne se retrouve que dans les hémorragies rénales graves et très abondantes. « Les flots de sang qui descendent dans la vessie, trouvent alors au moment où celle-ci se vide, une quantité d'urine de plus en plus restreinte et la colorent d'autant plus vivement que la miction est plus près de sa fin. » (Legueu.)

Totale, l'hématurie est presque certainement *rénale* ; la certitude s'impose quand l'urine contient de grands caillots allongés et que le saignement s'est accompagné de crises néphrétiques. Ainsi : les alternatives réitérées et très rapprochées dans le même jour d'urines claires et d'urines rouges, la brusque disparition de l'hématurie, tout cela sent le rein.

Nous ne parlons pas des moyens d'exploration complémentaires : la *cystoscopie* qui peut montrer le sang qui sourd d'un uretère, la *séparation des urines* qui est du ressort des spécialistes et que le praticien pour l'ordinaire n'abordera pas.

Après le lieu d'origine, la *cause*. Dans les pays chauds, on peut songer à la *filariose* où le saignement alterne avec la chylurie et se produit par accès. En Europe, le *traumatisme* est souvent en cause ; c'est lui qui produit des *contusions* du

---

1. Professeur LEGUEU, *Traité d'Urologie*, p. 190, 1912, p. 356.

rein qui saignent immédiatement et continuent parfois de saigner pendant des semaines ; c'est lui qui provoque les *fausses routes urétrales* dont le sang coule avec persistance ; c'est encore lui qui intervient lors de *l'évacuation trop brusque d'une vessie distendue.*

Ces premiers déblaiements opérés, la voie du traitement commence à s'ouvrir. Seulement une hématurie vésicale ou rénale est engendrée par des facteurs différents et c'est leur nature qu'il s'agit tout d'abord de mettre à jour.

Il s'agit d'une hématurie terminale, c'est-à-dire *vésicale. Provoquée* par les mouvements ou la marche, cédant avec le repos, elle indique un *calcul vésical. Spontanée*, apparaissant sans cause, aussi bien debout que couchée, indépendante de la fatigue, continuant avec le repos, elle annonce un *néoplasme* probable. Associée à la fréquence, à la douleur, à la pyurie, elle accuse, lorsqu'elle est discrète, un *cystite* probable, et à un certain âge elle doit faire penser, lorsqu'elle est plus abondante, à un *cancer de la vessie*, plus rarement à un *ulcère de la vessie.*

L'hématurie est *totale*, c'est-à-dire *rénale. Provoquée*, elle est *lithiasique*, bien qu'il puisse exister des hématuries spontanées produites par des calculs des reins. Sur les malades immobilisés au lit, elles sont alors d'origine congestive (Legueu).

Les hématuries prémonitoires de la colique néphrétique précèdent la crise ; provoquées par la marche, elles indiquent fréquemment l'apparition prochaine de la douleur.

Spontanée, l'hématurie fait songer à diverses causes : une *tumeur rénale*, d'ordinaire apparente, lorsque l'hématurie paraît et accompagnée fréquemment de varicocèle (Guyon) ; la *tuberculose rénale* qui peut saigner abondement avant la pyurie, avant la douleur, avant tout autre symptôme, une *néphrite aiguë* primitive ou au cours d'une maladie infectieuse (variole, scarlatine, rougeole, diphtérie, pneumonie, grippe, fièvre typhoïde, paludisme). Les hématuries des néphrites s'accompagnent en général d'albuminurie, mais elles peuvent précéder son apparition. Ajoutons le *scorbut*, le *purpura*, la *leucémie*, l'*hémophilie*, comme maladies causales plus rares de la néphrite aïguë. Certaines variétés d'hématurie apparaissent chez des jeunes gens à l'occasion de la moindre poussée infectieuse. L'organe est débile, se laisse congestionner aisément. Aucune gravité à ces hématuries qui ne sont ni lithiasiques, ni tuberculeuses, ni néphrétiques.

Le régime hydrique, hydro-lacté avec repos au lit, les injections hypodermiques de sérum de cheval (10 cc.) les arrêtent d'ordinaire aisément.

Dans la *néphrite chronique*, l'hématurie n'intervient guère que comme un phénomène surajouté à l'albuminurie et aux œdèmes préexistants. Il existe des *néphrites unilatérales* sans albuminurie, saignant et produisant des hématuries que jadis on appelait essentielles, des *néphrites parcellaires*, de nature tuberculeuse habituelle (Jousset, Legueu), donnant, avec une lésion *minime*, naissance à des hématuries abondantes, qui peuvent nécessiter une intervention. Plus rarement, il s'agit d'une lésion différente : des *varicosités* développées sur une papille du rein, d'une hématurie liée au *rein mobile*, à une périnéphrite douloureuse ce qui fait supposer une forte congestion, voire une néphrite concomitante, d'une hématurie provoquée par une *hydro-néphrose*, la distension du rein provoquant le saignement comme le produit la distension de la vessie. La *grossesse* donne lieu à des hématuries de cause diverse : une congestion rénale, une néphrite, des varices développées dans la vessie.

Si la question du *traitement* est tout entière subordonnée à la cause morbide, certaines règles générales peuvent néanmoins être édifiées. Le *repos au lit* n'est guère indiqué que dans le cas où le saignement est provoqué par la marche, ou bien encore menace par son abondance de terminer une syncope. En dehors de ces conditions, la station verticale, un exercice modéré favorisent la circulation et évitent les congestions, causes du saignement. On proscrira les grands efforts, les rapports sexuels, qui congestionnent. Le régime alimentaire sera doux, avec viandes fraîches en petite quantité. Inutile de mettre le malade au régime lacté, sauf dans les cas de néphrite.

Cette question de boissons demeure toutefois primordiale. Tout malade qui urine du sang doit peu boire, l'abondance de liquide risquant ou de congestionner le rein ou de distendre la vessie, conditions fâcheuses quant au saignement. Une quantité de 1 litre de liquide, prise par verres à bordeaux dans le jour, ne doit guère être dépassée (tisanes aqueuses ou eau).

Les médicaments hémostatiques sont souvent infidèles : *ergot* en infusion 2,50 à 5 grammes. dans une potion, ou plutôt en injections sous-cutanées (Ergot Yvon, 1 gr.), le *chlorhydrate d'éméline* (0 gr. 04 à 0 gr. 08), à employer de même. L'*adrénaline* est suivie d'une vaso-dilatation fréquente (XX gouttes par jour de la solution à 1,1000), néanmoins elle a été utilisée avec succès par Young qui, dans une hématurie rénale traumatique, pratiqua, moyennant le cathétérisme urétéral, deux injections consécutives de 3 centimètres cubes d'une solution d'adrénaline à 1/5. Au bout de treize jours l'hématurie s'arrêta. Une telle prolongation dans le saignement rend sceptique sur la valeur du remède. Il semble qu'une simple application de *ventouses sèches* ou *scarifiées* sur la région lombaire assure le même résultat à moins de frais.

Ajoutons les injections sous-cutanées de *sérum frais* de cheval (10 à 20 gr. qui semblent parfois mieux réussir), de *peptone de Witte* (10 à 20 cc. solution stérilisée de propeptone à 5/100), en cas d'hémophilie, ces dernières, toutefois, semblant parfois provoquer des accidents avec hémorragies profuses [1].

1. LEREBOULLET. *Soc. Pédiatrie*, 10 mars 1914.

N'empêche que le *traitement local*, en matière d'hématurie vésicale surtout, est susceptible d'excellents résultats. La *sonde à demeure* a maintes fois arrêté des hématuries d'origine vésico-prostatique. Elle met la vessie au repos, évite la rétention, traite directement la congestion.

L'hématurie est souvent entretenue par la persistance dans la vessie de gros caillots accumulés ; ils agissent à titre de corps étranger, congestionnent, ramènent le saignement. En pareil cas, il faut *aspirer les caillots* (Guyon). Un bonne seringue et une grosse sonde à béquilles suffisent pour cette opération. On injecte 80 à 200 grammes d'eau boriquée tiède et la seringue étant maintenue soudée à l'embout de la sonde, on pratique avec le piston une violente aspiration.

Les caillots se précipitent dans la seringue avec le liquide de l'injection. On recommence à plusieurs reprises. Il importe de ménager sa patience, car l'entreprise est longue jusqu'à l'évacuation complète. L'aspiration vésicale est de beaucoup le traitement le plus actif (Uteau)[1].

Avant de recourir à l'aspiration des caillots on peut recourir à des moyens plus simples : ou l'injection d'*eau boriquée très chaude* (45 à 50°), ou de *sérum physiologique* très chaud, lequel, jouissant de propriétés hémostatiques, sera laissé dans la vessie (injection de 60 gr. environ pour éviter la distension), ou l'injection dans la vessie d'une *solution d'antipyrine à 10 %* (injecter 40 à 50 gr. et laisser pendant quelques minutes dans la vessie). L'*adrénaline* a été également recommandée (10 à 20 gr. en injection intra-vésicale d'une solution à 1 %); mais ce dernier moyen réussit moins sûrement.

VI. **Les albuminuries**. — CONSIDÉRATIONS GÉNÉRALES. — Quelques notions générales sont utiles avant d'entrer dans le traitement circonstancié des diverses sortes d'albuminuries.

---

1. UTEAU. Sémiologie des hématuries et leur traitement. *Journal des Praticiens*, 1919, p. 553.

Un malade a de l'albumine dans les urines, il s'agit bien d'albuminurie vraie, et non d'une fausse albuminurie liée à la présence du pus ou des phosphates. Le microscope révèle le pus et le précipité phosphatique obtenu par la chaleur se dissout après adjonction de quelques gouttes d'un acide (acide acétique, nitrique). Que faut-il faire ? Certaines albuminuries réclament le régime lacté, à d'autres albuminuries le régime lacté ne convient pas. Comment s'y reconnaître.

On interroge le malade. Il ne sort pas d'une maladie infectieuse, n'a pas eu la scarlatine. D'autre part ses paupières n'ont pas été bouffies. Le malade est jeune ou approche de la cinquantaine. L'absence de maladie infectieuse antérieure et de bouffissure des paupières constitue chez le jeune homme une présomption en faveur de la non-existence d'une lésion grave. Chez l'homme de cinquante ans, il n'en est plus de même. Il peut fort bien être atteint d'une lésion rénale sérieuse sans qu'une maladie infectieuse ait été en jeu. Le pouls est bondissant et fort, l'hypertension artérielle manifeste, un bruit de galop est perçu au cœur. Il s'agit d'une néphrite chronique hypertensive.

Seulement pas plus qu'il ne convient de rattacher à une lésion rénale sérieuse l'albuminurie du jeune sujet, il n'est sage de faire dépendre d'une lésion rénale sérieuse l'albuminurie de l'adulte. Il peut s'agir d'accidents de toute bénignité ; pour notre part nous avons vu plusieurs fois l'erreur de diagnostic commise : un adulte dans la force de l'âge traité pour une sclérose rénale alors qu'il offrait une albuminurie d'origine digestive ou nerveuse, c'est-à-dire liée à des lésions rénales insignifiantes. Ces albuminuries liées à des lésions insignifiantes sont appelées albuminuries fonctionnelles.

Il est une forme d'albuminurie non décrite par les classiques et qui, s'accompagnant d'oligurie et souvent d'un chiffre bas de l'urée urinaire, et de la densité urinaire, inquiète fort les malades, d'autant plus qu'ils présentent parfois une augmentation passagère de l'urée sanguine (0,60 à 1 gr.), et aussi, en plus, des signes qu'on a coutume de rattacher au petit brightisme : céphalée, fourmillements, etc. Ces malades sont des neuro-arthritiques. Ils sont atteints d'une sorte de neurasthénie rénale. Le rein est peu touché et fonctionne mal. Il existe une *neurasthénie rénale* comme il existe une neurasthénie cardiaque, ou digestive. Dès maintenant nous dirons que cette *neurasthénie à manifestation rénale* ne doit pas être confondue avec une autre forme de neurasthénie toute différente et où le rein est fortement touché : c'est la *neurasthénie d'origine rénale*. Dans ce dernier cas, l'épuisement du sujet est fonction d'insuffisance rénale commençante ; dans la neurasthénie à manifestation rénale, l'épuisement du sujet n'est pas provoqué par les désordres rénaux : l'épuisement produit au contraire ces désordres ; il n'est pas effet de l'intoxication rénale, il est effet de troubles de la nutrition générale comme on en rencontre chez les arthritiques et amène des troubles fonctionnels peu graves du côté du rein. Ce diagnostic n'est parfois possible qu'au bout de quelque temps et, alors qu'il est démontré qu'il existe une hypotension artérielle, celle-ci continue dans la neurasthénie à manifestation rénale et non l'hypertension, qui est le facteur habituel de la sclérose rénale. Très rapidement également, l'urée sanguine baisse et revient à un chiffre normal.

Si le traitement n'est guère différent en pareil cas et si le régime lacto-végétarien convient aux albuminuries digestives et nerveuses aussi bien qu'aux scléroses rénales, aux neurasthéniques à manifestation rénale aussi bien qu'aux neurasthéniques d'origine rénale, le pronostic est tout autre. Une sclérose rénale entraîne un pronostic sombre à échéance plus ou moins reculée ; une albuminurie digestive ou nerveuse n'offre aucune gravité. Il n'est pas indifférent pour le praticien de se prononcer en connaissance de cause.

Ces premières assises posées, commençons, avant d'entrer dans le détail des diverses sortes de l'albuminurie, d'en étudier les manifestations aux divers âges.

1. ALBUMINURIES AUX DIVERS AGES : A. *Nouveau-nés*. — Dans un tiers des cas, les urines du nouveau-né renferment un

peu d'albumine : celle-ci apparaît surtout vers le 2° ou le 3° jour et coïncide avec la présence, dans l'urine, de cylindres et de tubes épithéliaux. La dépuration uratique qui s'effectue à ce moment, une desquamation épithéliale des tubes urinifères sont la cause de cette albuminurie qui passe inaperçue et est plutôt une curiosité clinique qu'une maladie nécessitant une intervention quelconque.

B. *Enfants.* — Le praticien est consulté pour l'albuminurie chez les enfants. Elle est souvent liée à une lésion rénale et se révèle par l'anasarque et la grosse albuminurie habituelle : auquel cas le régime hydrique, puis hydro-lacté, puis lacté sera rigoureusement institué avec le repos rigoureux au lit. Si l'on est appelé le premier jour, des ventouses scarifiées sur les reins (de 4 à 8), suivies le lendemain de l'administration d'une purgation assez forte, 5 à 15 grammes d'eau-de-vie allemande, seront indiquées. Les médicaments préconisés, tannin (0 gr.20 à 0 gr. 60), acide gallique (0,10 à 0,20), sirop iodo-tannique (1 cuillerée à café par deux années d'âge), chlorure de calcium (0 gr. 03 par année d'âge), tout cela manque de vertu efficace. Les sels de strontium préconisés contre l'albuminurie ne donnent rien, non plus que les iodures, les derniers surtout ordonnés à tort et à travers.

Le traitement des néphrites est plus hygiénique que médicamenteux. Cela, les praticiens ne sauraient trop se le rappeler. Le régime lacté exclusif sera continué tant qu'il persiste des œdèmes ; les œdèmes ayant disparu, même s'il persiste de légères quantités d'albumine, on pourra commencer l'alimentation par des bouillies au lait sucrées, l'adjonction de sel risquant, comme on le sait, de faire repaître les œdèmes.

L'enfant ne présente pas d'œdèmes ; il n'a pas eu de maladies infectieuses. C'est par hasard, au cours d'une indisposition sans conséquence — manque d'appétit, faiblesse — qu'on trouve de l'albumine dans les urines. Le régime lacté prescrit fait revenir les urines à l'état normal ; dès que l'alimentation solide est reprise, l'albumine reparaît. Cette albuminurie peut faire suite à une néphrite ancienne ; on s'informera des antécédents.

Dans d'autres cas, l'albuminurie est commandée par un trouble de nutrition générale. L'albuminurie est cyclique, périodique ; en plus de l'albumine, on trouve des peptones, des propeptones, de l'acide urique en excès. Tout cela indique une altération du chimisme de la digestion, bien plus qu'une lésion rénale.

Si l'albuminurie est accompagnée d'urobiline, c'est plutôt le foie qui devra être accusé. Si l'albuminurie s'accompagne d'indicanurie prononcée, et que des signes d'entérite se manifestent c'est plutôt l'intestin qui est le seul coupable. Les enfants qui présentent ces sortes d'albuminuries sont souvent fils de goutteux.

L'émission d'albumine est très variable ; de là des noms divers dont on a gratifié cette forme d'albuminurie : orthostatique, diurne, alimentaire, par fatigue, par balnéation, albuminurie de croissance, albuminurie intermittente, cyclique. Le caractère commun de toutes ces variétés est d'avoir une marche insidieuse et intermittente.

Notons toutefois qu'au moins une de ces albuminuries, l'albuminurie de la station debout ou *orthostatique*, semble aussi fréquemment consécutive à une lésion rénale qu'à un trouble de nutrition. La scarlatine est fréquemment retrouvée dans les antécédents. D'autres maladies infectieuses (fièvre typhoïde, diphtérie, varicelle, oreillons, tuberculose), peuvent être décelées à l'origine de l'albuminurie orthostatique. Parfois de simples décharges d'acide urique ou oxalique la peuvent produire. En sorte que les deux causes : infection antérieure ou trouble de nutrition, peuvent engendrer l'albuminurie orthostatique. Le pronostic est d'ordinaire favorable : la maladie toutefois peut traîner en longueur et tourner à l'état chronique.

Toutes les autres formes d'albuminurie — alimentaire, de croissance, par balnéation, intermittente, cyclique — semblent également reconnaître la double origine : ou une néphrite ancienne, ou un vice de nutrition accompagné d'un certain degré de débilité rénale (Castaigne). Prenons une néphrite aiguë en voie de guérison. L'albumine disparaît quand le malade reste couché et soumis à un régime sévère. L'albumine reparaît au contraire dès que le malade se lève et se nourrit. C'est là une forme d'albuminurie alimentaire d'origine infectieuse semblable à celle qu'on relève dans les cas d'albuminurie liée à un vice de nutrition.

Quel est le pronostic de ces albuminuries ? En général bénin. Même quand l'origine infectieuse est décelée dans les antécédents, l'inflammation peut rester latente indéfiniment. Dans les cas d'albuminurie liée à un trouble de nutrition, le danger n'est pas grand ou est reculé à l'âge adulte.

Cela, il est bon que les praticiens le sachent. Souvent ils sont consultés par des collégiens en cours d'études qui ont de l'albumine dans les urines. Ces derniers peuvent-ils continuer leurs classes ? Les parents sont inquiets, ne savent quelle décision prendre. Le praticien répondra : les classes peuvent être continuées à condition qu'on évite les refroidissements et les fatigues. Le régime pourra être celui de l'internat, les viandes d'ordinaire n'y sont pas servies en excès. Le proviseur fera simplement surveiller l'élève, avertira les parents si de la bouffissure du visage se produit : tous les mois ou, tous les deux mois, on procédera à une nouvelle analyse d'urine. Quant à l'anémie qui peut être concomitante, des préparations ferrugineuses en viendront aisément à bout.

C. *Jeunes et adultes.* — Chez le jeune homme et l'adulte, la même question se pose que chez l'enfant. Y a-t-il eu une maladie infectieuse auparavant ? Seulement ici le cadre des maladies infectieuses s'élargit. Ce n'est plus seulement la scarlatine et les diverses infections de l'enfance qui peuvent donner lieu à la néphrite chronique, le traitement de celle-ci consistant en régime hydrique hydro-lacté, lacté pendant les périodes d'œdème, puis dans l'administration du régime lacto-végétarien.

A partir de l'adolescence, c'est en plus l'*albuminurie tuberculeuse*, laquelle est souvent pré-tuberculeuse (Teissier) et offre pour caractères d'être intermitente et matutinale. Au cours de la tuberculose, il existe en outre l'albuminurie purulente, due à la pyélonéphrite bacillaire ou à une néphrite caséeuse, l'albuminurie hémorragique déterminée par une tuberculose rénale, l'albuminurie amyloïde, signe de la dégénérescence des artères rénales.

Un peu plus tard, ce n'est plus seulement l'albuminurie tuberculeuse qu'on rencontre, c'est aussi *l'albuminurie syphilitique*. Cette dernière paraît à la période secondaire et est liée à la toxémie syphilitique, ou bien elle est reculée à la période tertiaire (gommes, dégénérescence amyloïde). Tous ces points vont être l'objet de développements pratiques.

Un autre ordre d'albuminuries est plus spécial à l'adulte ; ce sont les *albuminuries toxiques*, celles-ci par des *poisons exogènes* (plomb, phosphore, arsenic, mercure, oxyde de carbone). L'albuminurie cantharidienne, suite de l'application d'un vésicatoire, s'observe chez l'adulte comme chez l'enfant. Le traitement s'adresse à la fois à la cause et à l'effet. Il supprime le poison, calme l'irritation rénale par l'institution du régime lacté.

Les albuminuries des *poisons endogènes* (diabète, goutte) se rencontrent chez l'enfant plus rarement que chez l'adulte. L'albuminurie du diabète n'est pas forcément due à l'irritation du rein par le passage du sucre. Elle peut manquer dans le diabète pancréatique avec glycosurie excessive. Il est proba'le qu'à l'irritation du glomérule rénal par le sucre, se vient adjoindre un second élément : l'irritation par l'uricémie concomitante. Dans les diabètes compliqués d'une cardiopathie ou d'une tuberculose pulmonaire, il est naturel que la complication réclame un rôle dans l'albuminurie constatée.

Nous avons vu que chez les enfants, l'albuminurie cyclique,

intermittente, indique souvent une albuminurie pré-goutteuse. Chez l'adulte, l'albuminurie devient *goutteuse* et comme dans le diabète offre deux formes : la forme fonctionnelle, la forme organique.

L'albuminurie goutteuse fonctionnelle n'est nullement synonyme de néphro-sclérose. Il y a plutôt trouble fonctionnel que sérieuse lésion du rein ; c'est dans une petite minorité des cas que l'albuminurie goutteuse conduit à la néphrite hypertensive (de Grandmaison). Chez les albuminuriques goutteux, on constate de l'hypotension artérielle bien plus souvent que de l'hypertension. Le lait doit être proscrit ; car il augmente les fermentations intestinales ; les viandes blanches sont plus aisément supportées que les viandes noires. Les boissons alcooliques sont nuisibles ; tous les légumes, même l'oseille, la tomate, les choux sont indiqués. Comme traitement hydrominéral : Vichy, Contrexéville, Vittel, Evian, ont une réputation bien assise.

Cette albuminurie fonctionnelle à la longue peut se transformer en néphro-sclérose (rein goutteux de Todd). L'hypertension artérielle est un des premiers signes qui annoncent cette transformation. Le traitement est celui de la néphrite interstitielle par le régime lacto-végétarien.

L'apparition du rein goutteux de Todd chez des adultes qui dans leur enfance avaient présenté des albuminuries cycliques rendra le praticien très attentif au traitement de ces dernières. Le vice de nutrition chez l'enfant, s'il est combattu avec soin, permettra d'éviter le vice de nutrition chez l'adulte, lequel risque de se compliquer de lésions irrémédiables. On fera bien de mettre en garde des enfants atteints d'albuminurie cyclique contre les dangers de la suralimentation qui les menacent surtout à la sortie du collège et quand la multiplicité des viandes s'étale sur la table familiale.

Une variété d'albuminurie, bien moins importante au point de vue pratique, peut se rencontrer chez les hommes adultes ; *l'albuminurie prostatique.* L'urine est claire ou légèrement troublée, de consistance gluante, parfois d'apparence laiteuse. Elle renferme de l'albumine et fait constater : 1° la présence de l'albuminurie urinaire une demi-heure après le massage de la prostate ; 2° l'absence d'albumine urinaire avant le massage. Le malade doit être couché et ne pas s'être fatigué préalablement. Les décharges de sécrétions prostatiques peuvent se faire indépendamment du massage ; elles se produisent d'abord tous les jours, puis s'espacent. Les *albuminuries génitales* rentrent dans le même groupe [1].

Une autre forme d'albuminurie est particulière à la femme : *l'albuminurie gravidique*. L'examen fréquent des urines, la prescription immédiate du régime lacté exclusif en cas d'albuminurie préviendront d'ordinaire les accidents. Il faut se méfier de l'œdème des membres inférieurs chez la femme enceinte. Il arrive encore que des sages-femmes ignorantes attribuent cet œdème à des varices. Elles prescrivent le port d'un bas élastique, en attendant que la première attaque d'éclampsie éclate. Il n'est guère de praticien qui n'ait assisté à des erreurs de ce genre. Quant au pronostic, jamais dans cette albuminurie gravidique, non plus que dans les autres, on ne basera son jugement sur les quantités d'albumine ; des néphrites bénignes peuvent coïncider avec des fortes quantités d'albumine. Autrefois nous avons soigné une néphrite gravidique où l'urine renfermait 15 à 20 grammes d'albumine ; la guérison a parfaitement suivi.

Nous n'avons point fini l'énumération.

Citons pour mémoire les albuminuries cardiaque et nerveuse dont il sera parlé avec détails.

Nous avons dit combien il faut se méfier de l'albuminurie de la cinquantaine lorsqu'elle s'accompagne d'un pouls serré et dur et d'un bruit de galop. Il s'agit en pareil cas d'une *néphrite interstitielle* et le régime hydro-lacté les premiers

---

1. Le Fur et Besson. Les albuminuries d'origine génitale (*Soc. Médec.*, Paris, 14 mai 1909).

jours, puis lacté ou lacto-végétarien, régime alimentaire aidé
de l'action diurique de la théobromine (0,50 — 2 fois par
jour) et de l'action cardio-tonique de la digitaline cristallisée à
très faibles doses (1/10 de milligramme 10 jours de suite,
interrompre 3 jours et reprendre ensuite), ce régime continué pendant des mois permettra aux malades de reprendre
leurs occupations et de vivre d'une vie à peu près suppor-
table et sans dyspnée trop pénible. Le praticien se souviendra
de l'équation : Galop cardiaque = digitaline ; le remède à
faibles doses n'influence pas la tension artérielle. Il doit être
ordonné à très faibles doses (1/10 de milligramme) et poursuivi pendant des mois et des mois avec interruption de
quelques jours tous les dix jours.

D. *Vieillards*. — L'albuminurie des vieillards peut demeurer bénigne ou se manifester par des accidents fort graves.
Un médecin, sur l'heure, a droit de se montrer hésitant ; il
n'est guère que les crises d'oppression nocturne, ce que Huchard appelait la dyspnée toxi-alimentaire, qui mettent sur la
voie et permettent et de se prononcer.

Les autres signes cliniques restent sujets à contestation ; la
quantité d'albumine ne renseigne guère ; les cylindres hyalins,
voire granuleux, pas davantage ; la tension artérielle est élevée chez la plupart des vieillards et atteint 22 à 26 (maxima),
10 à 11 minima (au Pauchon), sans que le fonctionnement rénal
soit forcément entravé; la quantité d'urée sanguine peut induire
en erreur ; nous avons vu des crises de dyspnée urémique
épouvantables chez des sujets qui n'avaient pas plus de 0 gr. 33
à 0 gr. 45 d'urée sanguine. De là le nom plus vague et partant
plus exact de toxi-alimentaire dont Huchard avait gratifié ces
types de dyspnée. Imputer les accidents aux chlorures est une
accusation insuffisamment justifiée. Depuis de longs mois ces
sujets parfois n'absorbaient plus de sel alimentaire. La constante
d'Ambard n'apprend rien ; chez tout sujet qui vide mal sa vessie,
et cela est fréquent à partir de la soixantaine, les chiffres fournis par la constante exposent à des erreurs colossales.

Les autres signes surajoutés demeurent de signification tout aussi vague ; les râles humides des bases du poumon peuvent tenir à un catarrhe bronchique indépendant de l'albumine, le souffle systolique de l'aorte à un épaississement simple de la paroi valvulaire sans signification clinique, l'œdème des membres inférieurs à des varices anciennes.

La dyspnée nocturne, voilà le grand signe différentiel et qui permet de distinguer l'albuminurie bénigne — celle qui est dépourvue de cette dyspnée — de l'albuminurie sérieuse, celle où la dyspnée s'est installée. Encore convient-il d'interroger le malade sur l'époque où est apparue cette dyspnée. S'il était atteint de crises d'asthme à quarante ans, aujourd'hui qu'il a dépassé la soixantaine, cette dyspnée peut fort bien s'inscrire comme la continuation sans gravité de l'asthme d'autrefois. C'est seulement quand l'oppression nocturne débute après la cinquantaine, qu'il convient de se méfier.

Cette réserve posée, l'albuminurie du vieillard recevra donc un traitement différent, suivant qu'elle est ou non accompagnée de dyspnée nocturne.

Albuminurie bénigne non accompagnée de dyspnée nocturne. — Pour l'ordinaire il s'agit d'anciens goutteux qui ont, depuis des années, des traces d'albumine dans les urines. Ils suivent déjà le régime alimentaire classique, avec suppression de bouillons gras et de viande le soir, se contentant à midi de viandes grillées rôties (60 à 100 grammes), de cuisine au beurre, évitant les ragoûts et les jus de viande, s'autorisant tous les légumes en général, même les asperges en saison, une ou deux fois par semaine ; de petites quantités de vin vieux (100 à 150 gr.) rentrent dans l'ordinaire. Le soir, de l'eau comme boissson (EVIAN, VITTEL). Saler modérément. Environ moitié, soit 6 à 8 grammes de sel. Au premier déjeuner, café ou chocolat au lait.

Si les sujets ne s'étaient pas aperçus de leur albumine et que le médecin la constate pour la première fois, il sera plus prudent pour une huitaine de prescrire un régime alimentaire plus sévère : soit environ 1 litre de lait, 2 potages au lait, quelques pommes de terre bouillies, des fruits cuits. Éviter dans toute forme d'albuminurie la saccharine en place de sucre. La saccharine, en effet, si elle n'est pas toxique, détermine aisément des troubles dyspeptiques sur les estomacs nerveux et ces troubles à leur tour, produisent des déchets de nutrition dont l'action sur les reins est irritante. L'albuminurie augmente.

Au bout d'une huitaine, si les goutteux, décidément, ne sont pas incommodés du fait de leur albumine, on leur permettra de la viande tous les deux jours, puis tous les jours, en surveillant toute apparition possible de dyspnée, voire de mal de tête.

Le traitement médicamenteux demeure très simple : des eaux alcalines (VICHY, PYOUGUES) : un demi-verre avant les repas, dix jours par mois. Et à jeun presque indéfiniment, des laxatifs salins, une cuillerée à café de *sulfate de soude*, de *sel de Seignette*, de *sulfate de Magnésie* dans un verre d'eau. Pendant dix à quinze ans des albuminuriques goutteux usent de ce petit laxatif quotidien qui régularise leurs garde-robes, favorise leurs fonctions digestives, élimine par l'intestin les déchets toxiques, arrête souvent le retour de leurs crises goutteuses.

Une saison à ÉVIAN, VITTEL, SAINT-NECTAIRE, ROYAT pourra être conseillée. ÉVIAN et VITTEL aux sujets plus faibles, VICHY aux goutteux vigoureux. A remarquer que l'altitude de SAINT-NECTAIRE, 750 mètres, n'empêche nullement les effets favorables de ces eaux et que les hypertendus moyens n'en ressentent aucun dommage.

Albuminurie sérieuse accompagnée de dyspnée nocturne. — Ici, intervient le régime hydrique (1 lit. 1/2 d'eau deux à trois jours) suivi d'un régime hydrolacté (750 grammes de lait et d'eau deux à trois jours) et poursuivi ensuite un ou deux jours par semaine. Les *émissions sanguines* (saignée de 300 gr. dès la première heure si la dyspnée est forte ; une seconde émission de 150 grammes, sera souvent nécessaire les jours suivants. La dyspnée se prolonge-t-elle ? La *morphine*, *l'héroïne* réussissent d'une façon souvent merveilleuse ; mais que de précautions dans leur emploi ; une injection de 5 milligrammes de morphine, de 2 milligr. 1/2 d'héroïne, si le cœur est sain et moitié de la dose pour peu qu'il ait fléchi. On ne compte plus les morts à la suite des injections de un centigramme de morphine ; mieux vaut répéter la faible dose de quelques milligrammes trois heures après si la dyspnée persiste. Comme régime alimentaire, pas de viandes ni d'œufs pendant un mois ; saler ensuite très peu (un tiers à un quart de la quantité normale, soit 3 à 4 grammes de sel).

Le *sulfate de soude* à jeun, comme précédemment, ou des pilules *aloétiques* au coucher.

Avant les repas de midi et du soir, la *théobromine* (santhéose, théosol, théosalvose) 50 centigrammes en cachet, un mois de suite. Au bout d'un mois, n'en conseiller que cinq jours sur dix, sauf à y revenir tous les jours si la dyspnée survient. Avoir l'œil sur le cœur pour recourir, en cas de tachycardie ou de galop cardiaque, à la digitaline, cristallisée à très faibles doses (5 gouttes de la solution à 1/1000 trois jours de suite à titre préventif, si le cœur n'a pas fléchi, et dix jours en cas de fléchissement myocardique ; interrompre trois à quatre jours et reprendre).

Dans ces formes, les longs déplacements, la trépidation du chemin de fer, la vie d'hôtel ne valent pas grand'chose. En raison des risques de paroxysme dyspnéique, voire d'œdème aigu du poumon, mieux vaut ne pas conseiller le départ à une station hydro-minérale.

Dernière particularité importante : si les urines sont tant soit peu troubles ou teintées en jaune, avant de conclure à une albuminurie vraie, voir si ce trouble n'est pas dû à la présence du sang, du pus, des phosphates. Il peut s'agir d'une *fausse albuminurie*, celle-ci n'étant en définitif qu'un signe de cystite ou d'uréthrite, de pyélite, d'épuisement nerveux. Maintes fois l'erreur est commise.

Il est vrai que l'albumine vraie peut accompagner du pus. Comment se reconnaître ? Le signe suivant permet de s'orienter. Lorsque l'albumine urinaire provient exclusivement du pus, on ne trouve que des traces d'albumine ; lorsque l'albumine urinaire provient du rein, le taux de l'albumine est bien plus élevé et peut atteindre 7 à 10 grammes, alors que dans les cystites les plus purulentes, il ne dépasserait jamais 1,50 °/₀ (Létienne et Masselin).

Le traitement de la maladie causale met fin à ces fausses albuminuries. Il arrive parfois que des malades atteints de cystites blennorragiques sont soumis au régime lacté parce que leurs urines renferment de l'albumine. Cette albumine est liée au pus urinaire. Il faut pratiquer des instillations de nitrate à 1/50 tous les trois ou quatre jours et en une quinzaine le malade sera guéri.

Les renseignements qui précèdent serviront de jalons indicateurs. Dans toute albuminurie, on cherchera la cause ; c'est elle qui inspirera la médication. Les albuminuries fonctionnelles comme les albuminuries lésionales se réclament d'un régime diététique. Une médication plus active interviendra dans les albuminuries syphilitiques (traitement spécifique,) cardiaque (cardiotoniques), diabétique (traitement du diabète). La cause étant bien spécifiée, la thérapeutique fournira maintes fois des résultats qui satisferont à la fois malade et médecin.

Ces considérations générales vont nous permettre d'aborder avec fruit le traitement de toutes les albuminuries et d'y adjoindre les développements indispensables.

Nous décrirons tour à tour : 1° les albuminuries toxiques exogènes ; 2° les albuminuries toxiques endogènes ; 3° les albuminuries tuberculeuses ; 4° les albuminuries syphilitiques ; 5° les albuminuries infectieuses ; 6° les albuminuries nerveuses ; 7° les albuminuries mécaniques.

2. Les albuminuries toxiques exogènes. — Toute albuminurie est d'origine nerveuse, mécanique, infectieuse ou toxique.

Dans cette dernière variété, la nature du principe toxique diffère. Il est d'origine exogène (plomb, mercure, phosphore, cantharide, arsenic, oxyde de carbone, balsamique, etc.), ou d'origine endogène (arthritisme, goutte, diabète, etc.). Dans les deux cas, le sang, chargé d'un poison d'origine exogène ou endogène, s'en débarrasse au niveau du filtre rénal. Les cellules des tubes contournés du rein sont touchés et aussi, quand il se forme des phénomènes de diapédèse, la cavité glomérulaire et le tissu interstitiel.

Les albuminuries d'origine exogène sont aiguës ou chroniques. Parmi les premières ou aiguës se groupent surtout les albuminuries d'origine mercurielle, phosphorée, cantharidienne ; parmi les secondes ou chroniques, prend place au premier rang l'albuminurie saturnine, l'albuminurie mercurielle venant tout de suite derrière elle.

Certaines indications pratiques, utiles à connaître, ressortent de l'étude de ces différentes formes. Nous passerons tour à tour en revue les formes aiguës et les formes chroniques.

A. *Albuminuries toxiques aiguës.* — Le mot d'albuminurie aiguë n'est point tout à fait exact et mieux vaudrait dire néphrite aiguë, puisque chez certains malades la diurèse étant tout à fait supprimée et l'anurie absolue, l'albuminurie n'est forcément point constatée dans les urines. Ajoutons toutefois que l'anurie ne se rencontre guère que dans les intoxications massives.

Les *empoisonnements mercuriels*, suite de l'emploi de l'huile grise, du calomel ou du sublimé, se retrouvent aisément à l'origine de ces accidents. L'huile grise et le calomel étaient prescrits par voie hypodermique, à titre de médicament ; le sublimé introduit par voie stomacale, dans un but criminel ou de suicide. Une règle, d'ordre prophylactique, découle de ces données : il faut diminuer la quantité d'huile grise injectée et se contenter de doses faibles progressivement augmentées, puis diminuées (4, 5, 6 gouttes, 3-4 gouttes ; une injection tous les huit jours ; interrompre ensuite un mois) ; quant au calomel, plus douloureux en injection, on aura soin de n'injecter la dose habituelle (0 gr. 05 une fois par semaine) qu'en cas de nécessité absolue et lorsqu'il sera démontré que les reins sont parfaitement sains. J. Babinski injecte à ses tabétiques 0 gr. 05 de calomel-par semaine et pendant de longs mois consécutifs. Il faut croire que les malades qui ont reçu cette médication avaient les reins parfaitement sains puisqu'ils l'ont supportée. Nous parlerons tout à l'heure d'une malade empoisonnée par le mercure pour avoir reçu trois ou quatre injections de calomel ; ses reins étaient lésés préalablement.

Donc, avant de recourir au traitement mercuriel, examiner de près l'état des reins. S'il existe un pouls dur et tendu (hypertension artérielle), si le malade a atteint la cinquantaine, se montrer particulièrement prudent et éviter, si possible, la médication. Ou si l'on est absolument obligé d'y recourir, en raison de manifestations syphilitiques indéniables, surveiller de près le malade.

Jusqu'à présent, nous n'avons parlé que de l'anurie dans la néphrite mercurielle aiguë ; mais souvent on trouve de l'albumine et avec elle une abondance extrême de cylindres granulograisseux, de moules complets de tubes contournés, d'anses de Henle, de tubes droits. C'est même l'encombrement oblitérant des tubes urinaires par les épithéliums nécrosés et les cylindres, qui tout à l'heure créait l'anurie. Celle-ci est d'origine mécanique (Chauffard).

Pareille pathogénie éclaire à la fois le pronostic et le traitement. Le pronostic ne doit jamais être désespéré.

M. Castaigne a conté l'histoire d'un homme de 45 ans atteint de cirrhose atrophique avec ascite. Ayant déjà subi dix ponctions, il était pressé d'en finir avec la vie et absorba quatre grammes de sublimé. Dès le lendemain l'anurie était complète. Persuadé que l'épanchement ascitique pouvait servir d'exutoire aux différentes substances toxiques de l'organisme, M. Castaigne pratiqua une paracentèse tous les jours, en ayant soin d'injecter dans le péritoine un litre d'eau bouillie stérilisée pour activer les échanges. Le liquide retiré était chargé de mercure et le malade guérit, bien qu'il fût demeuré anurique dix-huit jours. Il ne succomba que huit mois plus tard aux progrès de sa cirrhose atropique.

Dans les hôpitaux parisiens entrent fréquemment des malades empoisonnés par du sublimé. Ils ont de l'anurie ou de la *cylindrurie* avec *albuminurie abondante*. Dans les deux cas, le traitement est le même. Comme l'anurie est d'origine mécanique et que les lésions se traduisent avant tout par l'encombrement oblitérant des tubes urinaires, c'est une chasse urinaire qu'il faut établir pour balayer ces déchets (Chauffard). Les malades boiront de l'eau d'Évian : deux litres par jour ; et le repos le plus complet sera gardé au lit. Cette nécessité de donner de grandes quantités de liquide dans la néphrite mercurielle aiguë distingue le traitement de cette affection du traitement de la plupart des néphrites infectieuses. Là, au contraire, il faut les premiers jours donner peu à boire. La raison de ces particularités est tirée peut-être de l'état anatomique des reins. Dans la néphrite mercurielle, le glomérule est épargné ; dans les néphrites infectieuses, le glomérule est au contraire fortement touché. Or, quand le glomérule est malade, le passage d'une grande quantité de liquide semble, au point de vue clinique, déterminer une irritation qui exagère les phénomènes inflammatoires. Un litre d'eau à 1 l. 1/2 le premier jour dans les néphrites infectieuses (nous ne parlons pas de la néphrite cholérique où il faut donner beaucoup à boire), 2 à 2 litres 1/2 dans les néphrites mercurielles voilà la formule d'une règle générale à suivre. Lorsque le malade à de la fièvre, les quantités sont naturellement augmentées.

Si la néphrite mercurielle est souvent aisée à dépister, dans d'autres cas, et la difficulté se produit surtout chez les malades qui ont reçu en injection des sels mercuriels insolubles, le diagnostic devient presque impossible. Une malade de M. Chauffard avait reçu trois à quatre injections de calomel en août et septembre 1902. C'était une femme de 51 ans, pâle et fatiguée. Elle entre à l'hôpital plus de trois mois et demi après la dernière injection. Depuis la veille, il y avait une anurie absolue. Il n'y avait pas trace de lithiase rénale, pas d'hématurie. On ne pouvait songer à l'hystérie. On pensa à une pyélo-néphrite calculeuse, car la sonde introduite dans la vessie retirait une goutte de pus et le rein gauche paraissait plus gros. Dirigée vers le service de M. Guyon, les signes d'intoxication mercurielle se dessinèrent (haleine fétide, tuméfaction des gencives, salivation, ulcérations gingivales) : il se produisit des troubles gastro-intestinaux (diarrhée sanguinolente, vomissements) et la malade succomba. A deux reprises, elle avait uriné de petites quantités d'urine très albumineuse et chargée d'une purée de cylindres granuleux. A l'autopsie, les lésions récentes du rein (gros rein blanc) se doublaient de lésions anciennes scléreuses qui étaient restées inaperçues.

Sur l'*albuminurie cantharidienne*, peu de chose à dire qui ne soit déjà connu. Il est deux affections où l'application d'un vésicatoire risque de produire des accidents particulièrement graves : la *grippe* et la *pneumonie*. Il y a plus de vingt ans que nous avons signalé ces dangers. La néphrite grippale que nous avons décrite le premier en 1889[1] se produit si aisément qu'il est dangereux d'associer l'action irritante produite sur le rein par les toxines grippales, à l'action irritante provoquée par le poison cantharidien. Quant à la pneumonie, nous avons jadis adressé à Huchard deux observations de mort avec anurie et hématurie, à la suite de l'application intempestive d'un vésicatoire.

Le procès du vésicatoire intenté par Huchard[2] a frappé d'une condamnation sans appel l'emploi de cette médication dans les maladies infectieuses *aiguës*. Quand les sujets n'ont

---

1. FIESSINGER. O. Doin, édit., 1889. *La grippe infectieuse et Gaz. Médic. de Paris*, 1889.
2. HUCHARD. *Nouvelles consult. méd.*, 4ᵉ édit., 1906.

pas de fièvre — tuberculose chronique, lenteur dans la résolution d'un bloc pneumonique, affections douloureuses, etc. —
l'emploi du vésicatoire (celui-ci n'étant jamais laissé en place
plus de six à sept heures, et n'étant pas trop large, au maximum 8 ou 10 centimètres) est au contraire parfaitement légi-
time.

Une réserve toutefois doit être maintenue pour les enfants ;
nous avons au moins deux fois vu l'application d'un petit vésicatoire sur des bébés de quelques mois, être suivie de l'apparition d'une plaie ulcéreuse qui s'étendit et amena au bout
de plusieurs mois la mort du petit être.

Dans les campagnes surtout, le vésicatoire est le traitement
obligé de toutes les maladies bronchitiques et pulmonaires ;
un legs du moyen âge, que cette coutume, dont les dangers
jusqu'aujourd'hui n'ont point amoindri la vogue.

L'albuminurie cantharidienne se traite par les boissons
aqueuses, le régime hydrique, lacto-hydrique, et le repos au
lit. Il est rare qu'elle se prolonge au delà de quelques jours.
Toutefois elle peut produire de l'anurie, des hématuries et
entraîner la mort.

L'albuminurie phosphorée aiguë est d'ordinaire la conséquence d'une tentative de suicide ou d'un empoisonnement criminel. Les urines sont peu abondantes, sanguinolentes, parfois
supprimées. Les malades, après une période de vomissements
et de diarrhée, ont de l'ictère et des phénomènes nerveux graves. La fabrication des allumettes par l'emploi du phosphore
blanc donne plutôt naissance à des *albuminuries chroniques*
et du côté de la bouche, à la nécrose des maxillaires. Comme
traitement, vomitifs, lavage d'estomac, régime hydrique les
premiers jours, puis hydro-lacté pour les formes aiguës.

L'essence de térébenthine sera prescrite sous forme de sirop
(20 à 25 gr.) ou de capsules (4 gr. dans les vingt-quatre heures). En cas d'anurie il vaut mieux ne pas user de ce remède
dont l'action irritante sur le rein est trop manifeste. On sait
en effet que l'essence de térébenthine, de même que les autres

balsamiques (cubèbe, copahu, santal) est susceptible de déterminer une néphrite légère.

L'albuminurie arsenicale s'observe dans l'intoxication aiguë ou chronique. Dans la forme aiguë elle s'accompagne d'oligurie. Comme dans l'intoxication mercurielle et phosphorée, en peut observer l'anurie absolue ; le sujet, outre l'eau et le lait, absorbera de la magnésie calcinée (une cuillerée à dessert 5 à 6 fois le jour dans l'eau), et le peroxyde de fer hydraté ; une cuillerée à café toutes les dix minutes (100 gr. neutralisent 1 gr. d'acide arsénieux). *L'albuminurie chronique* dépendant surtout d'une dégénérescence graisseuse des épithéliums et plus rarement d'une atrophie scléreuse, sera traitée par le régime lacto-végétarien et déchloruré. On continuera l'emploi de la magnésie calcinée : une cuillerée à café au coucher et du peroxyde de fer hydraté : une à deux cuillerées à café tous les matins. Inutile de dire que toutes les précautions seront prises en vue de la suppression de la cause toxique (police des ateliers où l'on manipule des composés arsenicaux ; papiers peints, etc.).

Quant à l'albuminurie *produite par l'oxyde de carbone,* elle ne livre matière à aucune considération particulière. On emploiera les ventouses scarifiées sur les reins, le lait, les inhalations d'oxygène et le tirage des poêles des appartements sera surveillé. A Paris, en particulier, le chauffage des appartements à air chaud ouvre le jour à des intoxications de cet ordre ; — chez un sujet anémique qui se plaint de maux de tête et présente de l'albumine dans les urines, on s'enquerra toujours du mode de chauffage employé dans les appartements (calorifère central à air chaud, poêles à combustion lente).

B. *Albuminuries toxiques chroniques.* — Deux grandes variétés d'albuminuries toxiques chroniques retiennent l'attention du praticien : l'*albuminurie saturnine* et l'*albuminurie mercurielle.* Il ne semble pas qu'il faille leur adjoindre l'*albuminurie tabagique ;* le tabac, en effet, surtout chez les arthritiques, n'est point inoffensif (L. Rénon) et il semblerait produire de l'athérome de l'aorte et des vaisseaux. Seulement de là à faire une néphrite hypertensive, il y a loin et cliniquement l'étape n'est point franchie.

L'alcoolisme doit-il être considéré comme une cause de néphrite? C'est peu probable ; il semble toutefois que, chez les sujets héréditairement prédisposés, l'alcool puisse produire des lésions diverses : néphrite aiguë passagère, dans le cas d'intoxication aiguë, néph.ite chronique si l'intoxication est prolongée (Castaigne).

Nous avons déjà parlé des balsamiques comme susceptibles de produire de l'albuminurie : l'ingestion prolongée de certains médicaments peut également entraîner des lésions rénales légères ; tel le *sulfonal*. Le praticien agira sagement de ne pas prescrire longtemps ce dernier remède dans les insomnies des cardio-scléreux ; tous les hypnotiques du reste, dans l'espèce ne valent rien et ne font guère qu'exagérer les troubles auxquels il étaient opposés.

L'albuminurie saturnine, voilà la grande famille des albuminuries toxiques chroniques ; le mécanisme de cette intoxication n'est pas très clairement élucidé. Le plomb s'élimine surtout par le foie et le tube digestif ; il s'accumule dans la substance grise du cerveau, s'élimine très peu par les reins. M. Castaigne lui accorde une action indirecte ; le plomb produirait aux dépens des globules rouges des produits toxiques qui iraient agir sur le rein. Les albuminuries saturnines *aiguës* peuvent sans doute se produire par suite d'une tentative criminelle, ou plutôt d'une méprise dans l'emploi d'un médicament (eau de Goulard, extrait de Saturne). Tout cela est assez rare, la saveur nauséeuse du plomb provoque des vomissements immédiats, et d'ordinaire les reins sont peu touchés. Néanmoins on a signalé des néphrites aiguës. L'importance de tous ces troubles s'efface devant les intoxications chroniques professionnelles.

Jadis nous avons traité un grand nombre de saturnins. C'étaient des lapidaires du haut Jura, s'intoxiquant avec la poussière des meules de plomb sur lesquelles ils taillaient des pierres fines. Les signes d'insuffisance rénale étaient précoces: hypertension artérielle, céphalée accompagnant l'albuminurie. Un certain nombre de ces malades avaient eu des coliques de plomb, mais la plupart y avaient échappé. La mort survenait en quelques années, du fait en général des progrès de la maladie cardiaque surajoutée. Comme traitement prophylactique nous recommandions aux lapidaires, outre les soins de propreté minutieux de la main, des ongles et du visage, outre une hygiène diététique où le lait et les purgatifs tenaient la première place, le port d'une cravate de gaze mouillée qu'ils maintenaient devant le nez et la bouche, pendant le travail. Cette précaution était le plus souvent omise et si, depuis quelques années, la fréquence du saturnisme chez les lapidaires est en voie d'atténuation, ce progrès tient surtout à une modification de technique (roues en cuivre qui remplacent les roues en plomb).

Quant à l'albuminurie sans œdème, sans hypertension artérielle et sans céphalée, elle a été signalée dans le saturnisme ; pour notre part, ayant examiné les urines de plusieurs centaines de saturnins, nous ne l'avons guère notée en dehors des signes de néphrite interstitielle ; il est vrai que l'albumine pouvait durer depuis des années, à l'insu des malades et sans qu'ils eussent cru devoir prendre l'avis d'un médecin. Pour être latent, le trouble urinaire n'en existait pas moins. Rappelons en passant que la goutte saturnine est complètement inconnue des lapidaires du Jura. Preuve que si le plomb suffit, à lui seul, pour faire des lésions rénales, il est absolument incapable de faire de la goutte. On se demande alors à quelle réalité clinique correspond la goutte saturnine. Il serait plus scientifique de dire : goutte modifiée par le saturnisme.

Quant au traitement, il est tout d'abord *prophylactique* (suppression des risques professionnels) ; *hygiénique* (propreté minutieuse, bains répétés) ; *diététique* (lait, purgatifs) ; *médi-*

camenteux (petites doses intermittentes d'iodure de potassium,
0 gr. 25, quinze jours de suite, tous les deux ou trois mois).

L'albuminurie mercurielle chronique est certainement bien
plus fréquente qu'on ne le supposait. Les lésions interstitielles
peuvent se développer à la longue, et les recherches expéri-
mentales ont démontré la chose. Pareille action ne laisse pas
d'enfermer de grosses conséquences cliniques. On administre
du mercure dans la syphilis et la syphilis par elle-même est
capable de produire de l'albuminurie à la période secondaire
et tertiaire. Comment savoir si l'albuminurie constatée est
d'origine syphilitique ou mercurielle ? Sans doute l'albuminurie mercurielle a pour caractère d'être peu abondante, ce qui
la différencie de l'albuminurie des néphrites syphilitiques ;
de plus, l'albuminurie mercurielle est précédée de polyurie.
Ces renseignements peuvent mettre sur la voie. Il en est un
autre : l'effet du traitement. Si après les premières injections
mercurielles l'albuminurie augmente, si une cylindrurie abondante apparaît, il convient de cesser. Le danger est donc
double dans le traitement de la syphilis : donner trop de mercure ou n'en pas donner assez. Il faut en administrer tant
qu'il existe des tréponèmes dans l'organisme, il faut interrompre quand ils ont disparu ; cliniquement, il est difficile
de savoir quand cette disparition a eu lieu. Une observation
attentive du malade, la pratique fréquente de la réaction de
Wassermann permettent de s'orienter. Du jour où les accidents essentiels ont cédé, il vaut mieux interrompre une quinzaine, sauf à reprendre ensuite. Dans les maladies qui nécessitent un traitement mercuriel à longue échéance, comme le
tabès où M. Babinski injecte 0 gr. 05 de calomel toutes les
semaines pendant des mois, il est prudent de se livrer à de
fréquents examens de l'urine, pour interrompre la médication
aussitôt que l'albumine apparaît. Le jour où ces précautions
seront prises, il est possible que le nombre des néphroscléroses
qui suivent les syphilis anciennes soit fortement réduit. Rien
n'empêche, du reste, de suivre la méthode imaginée par les mé-

decins du xvii° siècle : pour éviter l'intoxication mercurielle, ils prescrivaient concurremment des décoctions de gaïac qui agissaient à la fois comme sudorifiques et diurétiques, et diluaient le mercure éliminé par la voie rénale dans une quantité de liquide plus abondante.

Le bois de gaïac se prescrit en décoctions, aux doses de 50 grammes p. 1.000 ; on peut ordonner un litre de cette tisane tous les jours. Nous devons ajouter que M. Babinski sur ses malades n'a point vu réaliser nos craintes (*Com. orale*) : aucune complication rénale n'a jamais apparu. Il est vrai que son expérience porte surtout sur des sujets jeunes dont les reins sont de ce fait plus résistants.

3. LES ALBUMINURIES TOXIQUES ENDOGÈNES. — Les albuminuries toxiques endogènes ont trait à une série de troubles de nutrition spontanés ou provoqués par des conditions physiologiques ou pathologiques concomitantes : arthritisme, goutte, diabète, grossesse, dermatoses, brûlures. Les intoxications endogènes peuvent encore reconnaître d'autres causes : des troubles digestifs, hépatiques, un état cachectique (cancer), le surmenage. Seulement, dans tous ces états, l'intoxication n'est point seule ; il s'y joint un nouvel élément et à qui peut-être revient le rôle principal : l'infection. Celle-ci peut provenir de sources diverses : les microbes de l'intestin, les infections biliaires, les cancers ulcérés. Quant au surmenage, il produit sans doute des substances toxiques, mais il ne convient pas d'oublier que l'auto-intoxication de surmenage ouvre la porte à l'infection et que c'est alors cette dernière qui devient cause de la néphrite (Roger et Charrin).

Nous ne parlons pas de la néphrite *a frigore*. Elle semble constamment d'origine infectieuse et peut même affecter la forme épidémique ; nous avons décrit en 1890 [1] une épidémie de cet ordre ; quatorze malades s'étaient alités en quelques

---

1. CH. FIESSINGER. *Gaz. Méd. de Paris*, 1890.

semaines dans un petit village et la scarlatine était absente.
La porte d'entrée du germe dans la néphrite *a frigore* semble d'ordinaire la bouche (amygdalite légère au début) ou l'intestin (Chauffard).

Chez plusieurs malades, nous avons noté la contagion directe
de l'un à l'autre.

Ce n'est pas à dire que pour les albuminuries qu'il nous
reste à décrire, l'élément infectieux soit toujours absent. L'albuminurie gravidique peut être d'origine infectieuse et nous
avons jadis noté sa fréquence plus grande au moment des épidémies de néphrites aiguës [1]. De même, les infections traversent fréquemment le cours du diabète et l'on sait combien la
tuberculose complique aisément cette maladie. Ces réserves
faites, il semble néanmoins qu'à l'élément toxique appartienne
dans ces formes la grosse responsabilité de la complication
rénale ; pour deux états morbides au moins, cet élément toxique reste à peu près seul : ce sont l'arthritisme et la goutte

A. *Albuminurie arthritique.* — L'albuminurie arthritique
se caractérise avant tout par cette double particularité : quantités faibles d'albumine et absence d'hypertension artérielle.
La densité de l'urine est normale, on y trouve en général beaucoup d'acide urique, d'acide oxalique, des phosphates acides
en excès. L'urée et les chlorures sont excrétés en quantités normales. La maladie se poursuit pendant des années sans aggravation et peut même rétrocéder complètement. Des maux de
tête, des sensations de lassitude, de l'atonie gastro-intestinale
sont accusés par intervalles. Il ne faut point se presser de
mettre les maux de tête sur le compte de l'urémie, les troubles digestifs sont fréquemment les seuls coupables ; une plus
grande sévérité dans le régime alimentaire, l'emploi du sulfate
de soude le matin (une cuillerée à café dans un verre d'eau de
Vichy, vingt matins de suite) suffisent le plus souvent pour

1. Ch. Fiessinger. *Revue de Médecine*, 1893.

calmer les accidents. La viande ne sera autorisée qu'au repas de midi ; pas de bouillon gras et peu de sel. Le régime lacté exclusif n'est point nécessaire. Parfois il fait baisser un peu l'albumine ; chez un de nos malades, le chiffre de l'albumine, après quelques jours de régime lacté, descend de 0 gr. 80 à 0 gr. 28 ; mais la faiblesse augmente. Une saison à Évian peut faire disparaître à la fois la faiblesse générale et l'albumine.

Cette albuminurie arthritique s'accompagnant fréquemment de sensations d'abattement et de faiblesse se rapproche singulièrement de l'*albuminurie des neurasthéniques*. Il est vrai que celle-ci tient d'ordinaire à des troubles digestifs et hépatiques concomitants. Or l'arthritisme doit être entendu dans le sens d'un léger trouble fonctionnel hépatique, acquis ou transmis par hérédité et qui se traduit par une paresse du foie à détruire les déchets alimentaires provenant du tube digestif. Peut-être aussi des altérations existent-elles dans la nature des ferments leucocytaires dont le rôle est de détruire les déchets de la nutrition par oxydation. Neurasthénie ou arthritisme se touchent ; le neurasthénique est souvent épuisé parce que arthritique, et l'arthritique devient neurasthénique. L'albuminurie est dite arthritique quand le trouble de nutrition semble primer les désordres nerveux, et l'albuminurie est dite neurasthénique quand les désordres nerveux sont prédominants. Au chapitre des albuminuries nerveuses, nous traiterons le sujet des albuminuries neurasthéniques (origine nerveuse, gastro-intestinale et oxalurique (Bergouignan). Nous avons vu que les albuminuries dyspeptiques rentrent dans le même groupe, puisqu'elles atteignent surtout les sujets de souche arthritique.

Les mêmes observations peuvent s'appliquer aux *albuminuries phosphaturiques* de M. A. Robin. Une dissociation nous semble devoir être apportée dans cette entité nosologique. Certaines albuminuries phosphaturiques, celles qui, de fonctionnelles, d'abord, deviennent lésionales par la suite, présentent les caractères des albuminuries tuberculeuses et c'est peut-être dans ce groupe qu'on devra les ranger. Les autres, les albuminuries qui restent phosphaturiques sans tomber dans une lésion grave, se rapprochent des albuminuries dyspeptiques, arthritiques.

Quant à l'*albuminurie intermittente* des jeunes gens, l'albuminurie de croissance, et en général toutes les albuminuries dites jadis *physiologiques* (sauf certains cas exceptionnels où l'intermittence est fonction d'une néphrite méconnue, ce que montrent l'état du pouls et les autres signes du brightisme), il s'agit le plus souvent dans l'espèce de sujets atteints de débilité rénale et qui ont de l'albumine, suite de fatigue, de troubles digestifs, de prédisposition arthritique ou goutteuse. La *simple constipation* pourrait produire une albuminurie compliquée d'œdèmes et de céphalée.

De pareils malades ont guéri à la suite de lavements d'huile et d'eau salée. A noter que ces malades ne présentaient dans leur urine comme éléments histologiques, que de nombreux cylindres hyalins et de très rares cylindres granuleux ou granulo-graisseux.

L'*albuminurie cholémique* (Gilbert et Lereboullet) est liée en partie à l'hyperfonctionnement du foie et au passage du pigment biliaire par les reins. Sous l'influence de la décharge biliaire, le rein, s'il est débile, laisse filtrer de l'albumine. La décharge biliaire cessant, l'albumine disparaît. Un état infectieux d'origine intestinale vient d'ordinaire se surajouter à ces accidents, ou plutôt c'est cet état infectieux lui-même qui les détermine dès l'origine, en sorte qu'il s'agit plutôt d'albuminuries toxi-infectieuses que simplement toxiques.

L'*albuminurie cyclique* devrait rentrer dans le groupe des albuminuries cholémiques (Castaigne).

Pour en revenir aux albuminuries intermittentes des jeunes gens, qu'on se rappelle avant tout que le régime lacté n'est point indiqué dans ces formes, et qu'il n'y a pas lieu de faire interrompre les études des sujets qui en sont atteints, comme nous l'avons déjà dit au début de ce chapitre.

Les arthritiques sont souvent des obèses. Du fait de cette obésité, ils peuvent présenter des troubles cardiaques. Un de nos malades, pesant 100 kilogrammes, était, outre son albuminurie, atteint d'oppression et de tachycardie avec bruit de galop cardiaque, de céphalées tenaces. La tension artérielle était à 21 mx ; sous l'influence d'un régime alimentaire sévère — régime déchloruré et lacto-végétarien — le poids tomba peu à peu à 87 kilogrammes. La tachycardie, le bruit de galop cardiaque, la céphalée disparurent. La tension artérielle tomba à la normale (14 mx 11 mn). Il ne subsiste au bout de douze ans que de légères traces d'albumine et tous les troubles cardiaques ont rétrocédé. Comme nous l'avons démontré, dès que des troubles cardiaques coexistent avec un certain degré d'adipose généralisée, il ne faut jamais désespérer. Commençons par faire maigrir le malade. Des résurrections peuvent s'opérer. Mais ne les faisons plus maigrir aussitôt que les troubles dyspnéiques ou angineux auront rétrocédé. Des accidents d'un autre ordre pourraient survenir [1].

Ces albuminuries arthritiques sont en effet de toute importance ; il ne convient pas d'y attacher un pronostic trop sombre. Tant qu'il n'existe pas d'hypertension artérielle permanente et irréductible, il n'y a rien à redouter. Les antécédents arthritiques du sujet, son âge souvent plus avancé que dans les albuminuries tuberculeuses, permettent de s'orienter. Quant au régime alimentaire, c'est celui dont nous allons parler à propos de la goutte. Qu'est-ce en effet que l'arthritisme, sinon une sorte de goutte atténuée, liée à une origine de même ordre, à savoir une nutrition viciée avec foie paresseux, peut-être troubles dans la production des ferments leucocytaires, mais où le caractère des manifestations articulaires et viscérales fait défaut ?

1. CH. FIESSINGER. Les accidents produits par les cures d'amaigrissement chez les cardiaques. (*Acad. Méd.*, oct. 1914.)

B. *Albuminuries goutteuses.* — Rien de plus erroné que la doctrine classique[1]. La néphrite interstitielle est l'exception chez les goutteux ; en général ce qu'on observe, c'est de l'oligurie et de l'hypotension artérielle ; pour cette dernière constatation, l'hypotension artérielle, nous ne l'avons pas toujours notée hors des états d'affaissement nerveux. Sur de nombreux goutteux albuminuriques que nous avons traités, la tension artérielle mx est de 14 à 16, mn de 8 à 10 c'est-à-dire normale. Souvenons-nous que la complication est bénigne et le régime lacté absolu donne de mauvais résultats. Il augmente les fermentations intestinales, affaiblit le sujet.

Il faut autre chose.

L'albuminurique goutteux fera trois repas par jour : celui de midi sera le plus copieux et fournira la ration presque totale des albuminoïdes du jour : au cours de l'après-midi, le malade aura le temps de les digérer et de les assimiler plus complètement. Le repas du soir sera plus modéré ; l'organisme est imprégné des poisons qui naissent du fonctionnement des tissus, les échanges se ralentissent. Ce n'est pas le moment d'ajouter, par un repas chargé de viandes, une intoxication alimentaire à l'intoxication de l'organisme. Les repas pourront être ordonnés ainsi qu'il suit :

Au premier déjeuner du matin : lait ou café au lait, avec un peu de pain (50 grammes). On ne donnera en général pas de cacao qui contient 4,50 p. 1000 d'acide oxalique, ni de chocolat qui en renferme encore 0,90 p. 1000. Toutefois cette prohibition nous semble surtout théorique et nous avons pu l'enfreindre en maintes circonstances sans le moindre accident.

A midi, viandes (environ 100 grammes) : volailles bouillies, rôties, cuites à la cocotte ; jambon, bouilli ou cru ; bœuf, mouton, rôtis, grillés, cuits à la vapeur, braisés ; lapin rôti, poissons cuits au court-bouillon (brochet, perche, tanche, truite, soles, merlans, rougets, raies). Parmi les légumes, user avec

---

1. Dᴇ Gʀᴀɴᴅᴍᴀɪsoɴ. *L'albuminurie goutteuse*, Paris, A. Maloine et fils, 1906.

modération des légumes secs, qui constituent une alimentation trop nutritive ; se rabattre plutôt sur les légumes frais : asperges, artichauts, choux, pommes de terre, celles-ci très riches en potasse, tomates (ne renfermant que des traces insignifiantes d'acide oxalique (0 gr. 002 à 0 gr. 005 p. 1000) ; aubergines, concombres, melon. Les épinards renferment plus d'acide oxalique (1 gr. 91 à 3 gr. 17 p. 1000) ; ils sont néanmoins bien tolérés.

Mieux vaut supprimer l'oseille, plus riche encore en acide oxalique (2 gr. 73 à 3 gr. 63 p. 1000) ; comme assaisonnement aux potages maigres, elle sera permise et jamais un malade ne semble s'en être mal trouvé. Les légumes seront cuits à l'étuvée, au bain-marie, dans une très petite quantité d'eau. Tous les fruits acidulés (pomme, poire, fraise, pêche, raisin, groseille, orange, citron) ou sucrés (bananes, figues, dattes) sont excellents, car ils renferment de grandes quantités d'eau et des sels alcalinisants comme les herbes. La fraise contient, en plus, de petites quantités d'acide salicylique, si utile aux goutteux (de Grandmaison). Cuits, les fruits valent encore mieux. Les aliments crus ont en effet tendance à augmenter l'albuminurie (Linossier). Les fruits amylacés ou huileux (noix, amandes, noisettes, châtaignes) conviennent moins. Les entremets sucrés ne seront pris qu'en faibles quantités, car ils sont très nourrissants ; on peut les ordonner en place d'un plat de féculents. Un petit morceau de fromage frais (gruyère, chester) est permis ; ils contiennent moins de graisses que le brie et le camembert et ont l'avantage d'être moins fermentés. Comme boisson, eau pure ou mêlée de très peu de vin (1/5). Une bière très légère (bière du Nord) peut être autorisée. Un litre de cidre, qui se boit sans eau, doit être proscrit. Un litre de cidre contient, en effet, 44 grammes d'alcool absolu. Environ 250 grammes de liquide par repas. Éviter dans l'alimentation les épices, viandes marinées, sauces diverses, celles-ci trop grasses. Environ 100 grammes de pain.

Au repas du soir : potages aux légumes (au maigre) ou potage au lait avec pâtes, riz ou céréales, deux œufs, légumes frais.

Pain : 50 grammes : 250 grammes de liquide (eau). Avoir soin de bien mâcher et de manger lentement.

A côté du régime alimentaire, une grande place doit être réservée à l'hygiène musculaire journalière. Ce sont des *exercices d'assouplissement* (mouvements de salutation, d'inclinaison latérale du tronc, de rotation du tronc, de flexion des membres inférieurs, mouvements d'accroupissement). De Grandmaison conseille, en outre, la *gymnastique d'opposition* pratiquée avec les appareils de Sandow, mouvements de flexion de l'avant-bras sur le bras, 20 fois de suite ; mouvements d'extension de l'avant-bras sur le bras en tournant le dos à l'appareil, 20 fois de suite ; mouvement d'abaissement du membre supérieur, 20 fois d'élévation (le dos tourné à l'appareil), 20 fois ; mouvement d'abduction des membres supérieurs, 20 fois (mouvements d'abduction des membres supérieurs (le dos tourné à l'appareil), 20 fois.

La *marche* sera conseillée : une demi-heure au début et augmenter de cinq minutes par jour, de façon à atteindre une heure. Si le goutteux se meut trop péniblement, se contenter de dix minutes de marche. Les frictions sont utiles : frictions au gant de crin ou avec une serviette imbibée d'eau de Cologne. Une ceinture de flanelle mettra la région rénale à l'abri des sensations du froid. Les bains tièdes sont pris sans inconvénient, à condition que les goutteux aient marché auparavant et fait leur préaction. Une saison à Vichy, Brides, Évian, Contrexéville ou Vittel, sera utile en stimulant le foie et favorisant les éliminations rénales.

Les goutteux pléthoriques et sanguins se trouveront mieux de *Vichy* et de *Brides* ; ceux qui sont oxaluriques choisiront plutôt *Évian, Contrexéville, Vittel,* ou les stations similaires.

Grâce à cette hygiène longtemps poursuivie, l'albuminurique goutteux pourra vivre de très longues années et atteindre, sans accidents, la vieillesse la plus reculée. S'il se produit de la néphrite chronique hypertensive, ce sera au tour de la théobromine d'entrer en œuvre. Cette éventualité constitue, comme nous l'avons vu, l'exception. Deux médicaments peuvent être ordonnés à l'albuminurique goutteux, à toutes les périodes de son mal : 1° le *sulfate de soude*, que nous ordonnons environ un mois sur deux : une cuillerée à café à jeun dans un verre d'eau de Vichy ; 2° lorsque les accès de goutte sont encore présents, la *colchicine* rend les plus grands services : dès le premier jour de la crise, une granule de 1 milligramme avant chaque repas, 2 à 3 par jour, 3 à 4 jours de suite. Recommencez tous les mois à titre préventif. La colchicine est fort bien supportée par les albuminuriques goutteux, et, lorsque la lésion rénale n'est point trop avancée, elle a pouvoir, comme nous l'avons constaté maintes fois, de faire baisser une tension artérielle surélevée auparavant.

C. *Albuminuries diabétiques.* — Il y a trois sortes d'albuminuries diabétiques : 1° l'albuminurie fonctionnelle ; 2° l'albuminurie avec lésion rénale ; 3° l'albuminurie liée à une complication du diabète (tuberculose, infections diverses). Le traitement de ces trois variétés est différent[1].

1. *L'albuminurie fonctionnelle* du diabétique n'est point grave ; Lécorché lui assignait même un pronostic favorable. Les sujets qui en sont atteints peuvent vivre vingt ans, vingt-cinq ans et plus. Les quantités d'albumine sont plutôt faibles et oscillent aux environs de 1 gramme ; si le chiffre est élevé et dépasse 2 ou 3 grammes, il convient de se méfier, car une dégénérescence épithéliale est à craindre. Le risque n'est toutefois pas certain. M. Lancereaux cite l'histoire d'un diabétique âgé de 58 ans, qui urinait de 20 à 40 grammes de sucre et 2 à 3 grammes d'albumine. Mort à la suite d'accidents bronchitiques et cardiaques, l'autopsie ne révèle aucune altération des reins. C'est tout au plus si la substance corticale est légère-

---

1. LANCEREAUX. *Acad. de Méd.*, 1905. — A. ROBIN. L'albuminurie des diabétiques in *Thérap. usuelle du Pratic.*, 2° série, 1911, p. 281. Ch. FIESSINGER. *J. des Pratic.*, 1915.

ment épaissie et congestionnée, mais les vaisseaux et les éléments épithéliaux ne présentent pas de lésions manifestes. Le traitement de cette albuminurie fonctionnelle est nul. Elle nécessite le régime anti-diabétique usuel.

On sait combien l'antipyrine rend des services dans le diabète : 1 gr. 50 d'*antipyrine* en deux fois et avant les repas pendant six à huit jours (A. Robin). Va-t-on prescrire de l'antipyrine dans l'albuminurie diabétique ? Elle diminue la sécrétion urinaire, risque d'augmenter la quantité d'albumine. Nombre de médecins ne se laissent pas arrêter par ces inconvénients qu'ils estiment négligeables. En effet, l'antipyrine, lorsque les quantités d'albumine sont faibles (50 à 60 centigr.) et qu'il n'existe pas d'hypertension artérielle, ni d'augmentation de l'urée sanguine, peut être ordonnée sans crainte. Toutefois nous n'y recourons guère. Dès qu'il y a de l'albumine, nous préférons y renoncer systématiquement. Un autre médicament peut lui être substitué qui n'est jamais suivi d'aucun inconvénient, même quand il y a doute sur l'intégrité du filtre rénal : l'*arséniate de soude*. Nous prescrivons des pilules de 1 milligramme d'arséniate de soude et y associons 1 milligramme de codéine : Commencer par deux et augmenter d'une tous les deux jours jusqu'à 4 à 5 pilules par jour. Continuer quinze jours.

Le régime alimentaire est celui des diabétiques. Les boissons alcalines (eau de Vichy) sont prescrites avec avantage aux repas : 2 à 3 verres d'eau de Vichy par jour un mois de temps, y revenir tous les trois mois.

II. *L'albuminurie avec lésion rénale.* — La néphrite des diabétiques, en général scléreuse à prédominance interstitielle, est fonction de la néphro-sclérose du sujet. Pareille pathogénie commande une médication différente. Tout à l'heure l'albumine du sujet représentait une quantité négligeable et c'est le diabète qui était soigné. Maintenant des accidents d'insuffisance rénale se montrent et c'est le diabète qui est relégué à l'arrière-plan.

Au diabète oppressé, qui a de l'hypertension artérielle, des œdèmes des téguments et des tissus interstitiels (poumon), un bruit de galop cardiaque, aucun doute sur la conduite à suivre, il faut le régime lactohydrique, puis lacté. La théobromine, de petites quantités de digitaline (1/10 de milligr.), cette dernière quand il existe un bruit de galop concomitant, pourront être prescrites simultanément.

Quand le malade ira mieux, on reviendra au régime habituel du diabétique, en n'autorisant toutefois des viandes qu'au repas du midi, en supprimant les bouillons gras et les aliments de haut goût, en ne permettant que de faibles quantités de sel. Il est difficile de spécifier la quantité de sel qui sera permise. Sans doute, quand l'élimination chlorurée se fait mal, des œdèmes peuvent apparaître qui augmentent le poids du sujet et se constatent à la bascule. Toutefois il ne conviendra pas trop de compter sur ce signe avertisseur. Les diabétiques peuvent faire des rétentions chlorurées sèches, partant non constatables par une augmentation de poids. Pratiquement mieux vaut s'en tenir aux constatations cliniques : dyspnée, insomnie, inappétence, torpeur, dépérissement général. Quand ces signes font défaut, l'élimination chlorurée et azotée semble s'opérer normalement. La tension artérielle prise journellement, le dosage des urines et de l'urée sanguine fourniront de leur côté quelques éléments d'appréciation.

En général et sauf œdème, on peut tolérer une quantité de sel moitié de la quantité normale, soit environ 4 à 5 grammes par jour.

La viande qui convient aux diabétiques est mal supportée par les albuminuriques, surtout quand leur cœur fléchit. Les légumes verts, les pommes de terre (150 à 250 grammes par jour), le beurre frais, la crème non sucrée, les potages aux légumes verts, la viande peu salée au repas du midi, du lait au premier déjeuner, composeront le régime alimentaire de ces malades ; des modifications et des restrictions y seront apportées, si les quantités de sucre sont minimes. L'adjonction, en pareil cas, des fruits et des farines alimentaires pourra être autorisée sous la condition que des analyses d'urine répétées tous les huit ou quinze jours apprendront que ces légères infractions au régime diabétique n'augmentent pas les quantités de sucre. Jusqu'à 20 grammes et 30 grammes de sucre dans les 24 heures, rien n'est à craindre. Au-dessus de ces chiffres, l'affaiblissement du malade risque de prendre le dessus.

Si le sucre est abondant, de l'*arséniate de soude* pourra être ordonné lorsque les signes d'insuffisance cardiaque et rénale ont disparu. Nous avons jadis traité pendant de longues années, à Auteuil, une vieille dame morte à quatre-vingt-six ans. A quatre-vingts ans, œdème aigu du poumon lié à l'insuffisance rénale. Les urines renfermaient de l'albumine et du sucre. Le cœur était arythmique et précipité. Tous les accidents disparurent avec le régime alimentaire et une médication appropriée. La théobromine et la digitaline ont réduit les accidents cardio-rénaux, le cœur a battu des années normalement, l'arséniate de soude (3 milligrammes) et le régime alimentaire ont fait baisser le sucre de 40 grammes à 4 et 5 grammes. Il restait par moments des traces d'albumine. La malade se remit complètement malgré son grand âge. Elle fit même à quatre-vingt-trois ans une appendicite à forme grave dont elle guérit tout à fait.

III. *L'albuminurie liée aux complications du diabète.* — Il est deux causes principales de cette albuminurie : la tuberculose et les suppurations urinaires.

Les *albuminuries tuberculeuses* dans le diabète affectent les caractères d'une néphrite épithéliale ; la polyurie persiste, les urines renferment 2 à 3 grammes d'albumine. Aucun traitement spécial contre cette complication qui accompagne des lésions graves du côté des poumons. C'est le traitement de la tuberculose par des préparations phosphatées et les arsénicaux qui vient s'adjoindre au régime alimentaire du diabète.

Les albuminuries *liées à des suppurations urinaires* seront combattues par des cachets d'uroformine (un cachet de

0gr.50 trois fois par jour) qui est un bon désinfectant urinaire.

On cherchera à calmer la fièvre par le repos, l'établissement si nécessaire d'une sonde à demeure.

Toute tentative opératoire est contre-indiquée, du fait de la glycosurie concomitante. A moins toutefois qu'une fièvre élevée liée à une rétention rénale de pus ne nécessite d'urgence une néphrostomie (moins grave que la néphrectomie indispensable dans la tuberculose rénale); auquel cas si la quantité de sucre ne dépasse pas 40 à 50 grammes, un urologiste pourra être mandé qui donnera son avis en avertissant la famille des risques.

4. L'ALBUMINURIE GRAVIDIQUE. — Il semble bien qu'une distinction doive être opérée dans l'albuminurie gravidique, nous entendons celle qui survient pendant la grossesse : 1° l'albuminurie d'origine infectieuse ; 2° l'albuminurie d'origine toxique. Les deux causes sont peut-être réunies sur nombre de malades ; néanmoins les faits que nous avons cités d'albuminurie gravidique sévissant épidémiquement avec d'autres néphrites semblent montrer que la cause infectieuse est parfois prédominante. Nombre d'auteurs accordent une grande importance à l'hépatotoxémie; c'est sans doute à cette dernière origine que se rattachent les albuminuries gravidiques isolées. Ajoutons : que les malades qui présentaient une lésion rénale antérieure voient leur albuminurie augmentée du fait de la grossesse.

Quoi qu'il en soit de la cause, le traitement est bien simple en cas d'œdème très prononcé des téguments et d'œdème viscéral, le régime hydrique (Bar) ; toutes les heures un verre à bordeaux d'eau d'Évian (15 à 18 verres par jour) ; au bout de vingt-quatre heures, régime lacto-hydrique (moitié lait et moitié eau). Si la femme est très faible, régime lacté simple. Régime lacté immédiat également, même s'il n'existe que des traces d'albumine sans œdème. On continue cinq à six jours, puis on ordonne le régime déchloruré. Au bout de quelques jours, le régime déchloruré bien appliqué donne d'excellents résultats. Il nous semble toutefois qu'il vaudrait mieux n'appliquer ce régime déchloruré que lorsqu'il ne persiste plus que des traces d'albumine, les régimes hydrique et lacto-hydrique étant préférables les premiers jours, car ils éliminent les chlorures et n'ajoutent pas de principes irritants d'origine alimentaire à ceux qu'a charge d'éliminer le filtre rénal. Les légumes, les crèmes, les œufs, les fruits cuits, composeront la base du régime déchloruré.

L'emploi local de *ventouses scarifiées* sera utile dans le cas d'accidents imminents. L'avortement spontané est fréquent et le pronostic est sérieux pour le fœtus. Combien il vaut mieux éviter l'apparition de toutes ces traverses par l'examen répété (tous les 8 jours) des urines de la femme enceinte et aussi la surveillance dans la régularisation des fonctions intestinales. M. Budin jadis insistait beaucoup sur les dangers de la constipation comme cause d'albuminurie. On évitera en plus toute cause de refroidissement, et le séjour au lit sera conseillé les premiers jours, et tant que l'albuminurie est abondante. En cas d'aggravation des accidents, malgré le régime hydrique et lacto-hydrique, on sait qu'on peut être appelé à interrompre la grossesse. Les troubles graves de la vue, le décollement partiel du placenta avec hémorragie grave, sont de ces complications qui forcent souvent la main de l'accoucheur. Toutes ces éventualités seront évitées si le médecin a l'œil sur ses malades dès le cours de la grossesse et examine à temps leurs urines.

A côté de cette albuminurie infectieuse ou toxique survenue pendant la grossesse, on distingue encore *l'albuminurie du travail* liée aux efforts musculaires, et *l'albuminurie des suites de couches* qui reconnaît une origine infectieuse. Parfois l'urine renferme du pus; il se produit une *pyélo-néphrite gravidique*. On traitera l'affection rénale par *l'uroformine* (3 cachets de 0 gr. 50 par jour), les *boissons aqueuses;* le régime alimentaire sera commandé par l'état fébrile ou non du sujet; on ordonnera le repos au lit, parfois une intervention chirurgicale (cathétérisme des uretères avec lavage du bassinet, avec une solution de nitrate d'argent à 1/1000, néphrostomie), sera indiquée. Mais dans l'espèce il ne s'agit plus d'albuminuries toxiques, mais nettement infectieuses.

5. L'ALBUMINURIE DES DERMATOSES ET DES BRULURES. — Sans doute dans les cas d'eczéma généralisé, d'ulcères variqueux étendus, ce n'est pas seulement à une auto-intoxication par suppression des fonctions de la peau qu'il convient d'attribuer l'albuminurie survenue. Il faut encore compter avec les infections cutanées qui sont venues compliquer la situation. Dans les brûlures, on réservera une part aux auto-infections d'origine intestinale qui surviennent, comme l'a démontré l'expérimentation, à la suite de brûlures étendues.

Le traitement de l'albuminurie des brûlures sera avant tout celui de la brûlure elle-même, auquel on ajoutera le séjour au lit et le régime lacté. Pour les *dermatoses* il en va autrement. La complication rénale peut être parfaitement évitée. Il s'agit simplement de ne toucher à l'eczéma qu'avec précaution, de se contenter de saupoudrages avec des poudres inertes, d'ordonner un régime alimentaire approprié avec suppression des épices et des viandes, de prescrire le régime lacté exclusif, aux moindres traces d'albumine constatées dans les urines. La recherche fréquente de l'albumine est indispensable chez la femme enceinte; elle l'est également chez les eczémateux et chez tous les sujets atteints de dermatoses (lichen, psoriasis). Il y a une trentaine d'années, nous avons vu mourir d'accidents urémiques une jeune femme dont l'eczéma avait été séché trop rapidement. Chez les enfants, l'eczéma impétigineux, l'impétigo, les infections cutanées, réclament un examen fréquent de l'urine.

Le meilleur traitement de l'eczéma — surtout des eczémas généralisés — n'est pas le traitement externe mais le traitement interne. En cas d'accidents aigus, diète hydrique de vingt-quatre à quarante-huit heures. Ceux-ci ayant disparu, on recourra au régime lacté, puis le régime lacto-végétarien avec suppression des viandes, du vin, du café, des épices, est couramment institué. Les laxatifs salins ont, en particulier, une action excellente ; il suffit de les prescrire à petite dose, pour ne pas entraîner d'irritation gastrique ou intestinale. Le mélange de sulfate et de bicarbonate de soude nous a semblé particulièrement utile :

> Sulfate de soude desséché . . . . 80 grammes
> Bicarbonate de soude pur . . . . 20 —
> Une forte cuillerée à café à jeun dans un verre d'eau.

Continuer un mois à six semaines de suite. Interrompre ensuite quinze jours et reprendre.

Sous l'effet de ce traitement suffisamment poursuivi, on voit rétrocéder des eczémas qui s'étaient installés depuis des mois. Et le malade ne souffre aucun dommage de la guérison, quand elle est obtenue par de tels moyens. Quant aux autres dermatoses (lichen, psoriasis, etc.), on n'y touchera pas davantage si des traces d'albumine sont retrouvées dans les urines. Le traitement diététique général : on ne sortira pas de là jusqu'au jour où l'albumine ayant disparu, on peut avec beaucoup de prudence commencer à traiter localement quelques régions isolées.

Les *infections cutanées de l'enfance* seront traitées par les soins aseptiques, la stérilisation des langes, des lavages à l'eau d'Alibour au 1/3. Les abcès seront évacués et protégés par un pansement sec occlusif maintenu par une rondelle d'emplâtre pour empêcher la formation de nouveaux foyers, suite d'inoculation.

6. LES ALBUMINURIES TUBERCULEUSES. — Autrefois on décrivait les albuminuries produites par les toxines émanant de foyers tuberculeux éloignés et les albuminuries liées à la tuberculose primitive du rein. Les travaux de Jousset, Bernard et Salomon ont montré que cette distinction pouvait être con-

servée ; dans les deux cas, le bacille est toujours en cause pour produire la plupart des lésions.

Bien plus, le mot de tuberculose primitive du rein devrait lui-même être rayé, puisque toute lésion tuberculeuse au niveau du rein est consécutive à l'introduction du bacille de Koch en un autre point de l'organisme (Castaigne).

Seulement si les anciennes divisions ne sont pas légitimées par la pathogénie et l'anatomie pathologique, elles restent vraies au point de vue clinique et thérapeutique.

On peut en effet séparer deux sortes d'albuminuries tuberculeuses en général très distinctes. Les premières, que jadis on appelait néphrites par tuberculine, nous les dénommerons albuminuries médicales ; les secondes, qu'on a rattachées à la tuberculose primitive du rein sont des albuminuries chirurgicales.

Chacun de ces groupes comporte lui-même plusieurs divisions. Parmi les *albuminuries médicales* les unes, les plus rares, sont souvent justiciables du régime lacté ; les autres, les plus nombreuses, se trouvent d'ordinaire très mal du régime lacté.

Parmi les *albuminuries chirurgicales*, les unes nécessitent d'urgence une intervention ; ce sont celles où des hématuries abondantes, ou des accidents septiques par rétention du pus mettent les jours du malade en danger ; les autres ont trait au contraire à des exemples où la généralisation de la tuberculose interdit toute opération, ou bien où la minime gravité des accidents permet parfois d'attendre quelque peu.

1° Albuminuries tuberculeuses médicales. — a) Albuminuries qui sont souvent justiciables du régime lacté. — Ce sont les néphrites tuberculeuses aiguës (Lavenant [1], Bernard). La maladie, assez rare, débute d'une façon vague. On constate

---

1. Lavenant. *La néphrite aiguë tuberculeuse.* — Léon Bernard. *La néphrite hydropigène tuberculeuse (XI° Congès. Franç. de Médecine interne*, Paris, 13-15 octobre 1910). Léon Bernard, *Soc. Et. Scientif. p. Tuberc.*, 1913.

une allure grippale, des phénomènes de congestion pulmonaire, d'albuminurie, d'hématurie. On croirait à une *néphrite a frigore*, mais un signe opère souvent la distinction : le malade est *polyurique;* or, cette polyurie fait défaut dans les néphrites aiguës. De plus, l'hématurie est parfois persistante. Dans les néphrites aiguës ordinaires, l'écoulement sanguin n'est jamais aussi prolongé. D'autre part, l'anasarque peut être aussi prononcée que dans les néphrites aiguës. La maladie peut se terminer par la guérison, la transformation en néphrite chronique, l'évolution vers la tuberculose chirurgicale ; la mort enfin peut survenir dans la période aiguë de l'œdème viscéral et pulmonaire. D'autres fois, le tableau est tout à fait celui de la néphrite diffuse avec prédominance des lésions épithéliales ; la polyurie dont nous parlions tout à l'heure fait défaut. Cette forme paraît plus grave ; les altérations rénales ainsi produites sont incurables (L. Bernard).

Le traitement sera avant tout médical : régime lacto-hydrique pendant les premiers jours ; toutes les heures un verre à bordeaux d'un mélange d'eau d'Évian et de lait (16 verres à bordeaux dans les 24 heures ; la contenance d'un verre à bordeaux est de 90 à 100 grammes). Soit environ 750 grammes de lait et 750 grammes d'eau d'Évian dans les vingt-quatre heures. Si le malade a soif, il boira en plus quelques infusions diurétiques : queues de cerises, chiendent. Nous devrions connaître la quantité de liquide commandée par les diverses élévations thermiques. Combien un malade doit-il boire à 38° 1/2, 39°, 40°, pour maintenir l'intégrité de sa vitalité cellulaire ? Les chiffres de 1 litre 1/2 à 2 litres 1/2 de liquide semblent marquer les limites extrêmes dans chaque sens. Des ventouses scarifiées sur les reins (6 à 8) pourront être concurremment appliquées, si la dyspnée est vive. Quand la fièvre est tombée, on aura recours aux bouillies au lait, pommes de terre cuites à l'eau sans sel, riz au lait. Tels légumes comme les asperges, défendus par nombre de médecins, en raison de leur action irritante sur le rein, sont recommandés par Von Noorden ; personnellement, nous les autorisons dans les néphrites chro-

niques, à condition de les prendre très peu salées et de ne pas
poursuivre leur usage plusieurs jours de suite. Fruits cuits ;
3/4 de litre de lait par jour. La viande ne sera permise
qu'au cas où le cœur fonctionne bien et le foie ne soit pas
hypertrophié ; sous pareille réserve, on pourra autoriser la
viande grillée sans sel, à midi. En un mot, c'est le régime
de la néphrite subaiguë et chronique. En général, le vin est
bien toléré à ce moment : un, deux, trois verres à bordeaux
par jour et aux repas.

Les praticiens ne pourront guère faire davantage. M. Lavenant cite plusieurs observations où une intervention chirugir-
cale a été pratiquée (décapsulation, néphrotomie.) De pareilles
opérations suppriment la tension rénale et les phénomènes congestifs, et permettent au rein de reprendre son rôle sécrétoire.
Des hématuries abondantes ont disparu après l'incision du
rein.

Il est toujours difficile à un médecin de conseiller une intervention dans une affection aiguë. D'abord il n'est point outillé
pour semblable besogne, et puis, si le malade succombe, c'est
toujours l'opération qui l'aura tué.

Le médecin se souviendra surtout du pronostic, souvent
sombre : la transformation en forme chronique est possible. Les
symptômes sont alors ceux de la néphrite chronique à évolution
lente, d'abord les petits signes, puis le syndrome urinaire, et le
syndrome cardio-artériel ; enfin, l'urémie confirmée. Une particularité importante de ces *néphrites chroniques tuberculeuses*
est leur tendance aux hématuries ; de plus, l'urémie est rare
et quand elle se manifeste, c'est sous la forme dyspnéique ou
gastro-intestinale, très rarement nerveuse. Ajoutons que ces
néphrites chroniques ne font pas toujours suite à la néphrite
aiguë ; elles peuvent apparaître en premier lieu et comme les
signes apparents d'une tuberculose larvée. La marche, plus
rapide que celle des néphrites chroniques ordinaires, évolue en
quelques mois vers la mort et sans donner lieu à la phase dite
des scléroses secondaires (Léon Bernard, Castaigne). Les né-

phrites chroniques des jeunes sujets qui entraînent la mort avant l'apparition des troubles cardiaques, appartiennent souvent à des formes tuberculeuses.

b) *Albuminuries qui sont rarement justiciables du régime lacté.* — Ici l'erreur est à peu près constamment commise. La lésion rénale, peu accentuée, bien qu'elle soit produite par l'élimination de bacilles (Jousset), ne nécessite pas les rigueurs d'un régime alimentaire sévère. Bien au contraire : en débilitant le sujet, le régime lacté risque de donner un coup de fouet à la tuberculose initiale. L'albuminurie précède ou suit la tuberculose.

Rien de fréquent comme la première variété. Tantôt il s'agit de jeunes gens issus de tuberculeux. Ils présentent une albuminurie intermittente, à type matinal, ont des urines abondantes et d'une densité élevée (*albuminurie prétuberculeuse*). En même temps, l'état général fléchit, le sujet maigrit jusqu'au jour où apparaissent des signes nets de tuberculose pulmonaire. A ce moment, l'albuminurie cesse et ne se reproduit pas. Toutefois, cette disparition de l'albuminurie n'est pas constante et parfois celle-ci persiste.

Tantôt il s'agit d'un adulte qui se sent mal à l'aise et plus faible depuis quelque temps. Les digestions deviennent pénibles, il a des maux de tête. Comme l'urine renferme de l'albumine, on croit à une albuminurie d'origine digestive, dyscrasique, soit à de l'urémie commençante. Dans le premier cas, on ordonne des poudres absorbantes, le régime lacto-végétarien, dans le second le régime lacté. Un jour le diagnostic se pose d'une façon ferme : de la toux se montre, des frottements pleuraux apparaissent à un sommet, ou bien un abcès à marche lente se forme en un point du corps ; et l'inoculation du pus de cet abcès détermine sur les cobayes l'apparition d'une tuberculose. Nous avons vu plusieurs faits de cet ordre. Chez un malade adulte, on avait cru pendant plusieurs années, à une albuminurie dyscrasique d'autant qu'une attaque légère de goutte s'était produite une vingtaine d'années auparavant. Chez un autre, on avait prescrit le régime lacté exclusif, parce que le sujet avait des maux de tête. Mais ces maux de tête n'étaient nullement liés à de l'urémie. Ils faisaient suite à des troubles dyspeptiques accompagnés de constipation et la guérison des troubles dyspeptiques fit disparaître les maux de tête.

Certaines formes sont bien moins graves. Les sujets qui en sont atteints sont fils de tuberculeux, mais ne deviennent pas tuberculeux eux-mêmes. Il seraient même immunisés contre l'infection tuberculeuse [1] et guérissent complètement.

L'albumine, au lieu de précéder cliniquement la tuberculose, peut suivre celle-ci. C'est alors l'*albuminurie banale des tuberculeux*, qui ne laisse pas de prêter matière à des considérations pratiques importantes.

En dépit de la nécessité où est le médecin de soutenir les forces du sujet, il est certaines conditions où l'albuminurie, jointe à l'œdème des téguments, nécessite l'emploi passager du régime hydrolacté, lacté et du régime déchloruré. Seule cette diététique plus sévère a chance d'amender les accidents. Ajoutons qu'elle n'a pas lieu d'être prescrite souvent.

D'autant que nombre de tuberculeux ont de la diarrhée et que c'est même cette cœxistence de troubles digestifs qui vaut les albuminuries les plus chargées en cylindres et plus graves.

Le *traitement* à employer pour la plupart de ces formes n'est point le régime lacté. Le régime lacté débilite, alors qu'il faut fortifier le sujet. On permettra l'alimentation habituelle : de la viande, des œufs et tous les légumes. Au repas, on autorisera du vin de Bordeaux mêlé d'eau. Surtout qu'on n'ordonne pas du lait comme boisson aux repas. C'est une méthode déplorable. Consommé avec d'autres aliments, et surtout des aliments azotés, le lait devient une boisson très lourde, parce qu'il enveloppe les aliments d'un magma caséeux difficilement attaqué par les sucs digestifs. Les digestions deviennent diffi-

---

1. Trissieu. Albuminurie prétuberculeuse et paratuberculeuse (*Semaine Médic.*, 1909, p. 565).

ciles, l'albumine augmente. Il suffit de faire cesser le lait comme boisson aux repas pour voir l'albumine diminuer. Un jeune homme de dix-sept ans présentait depuis deux ans 80 centigrammes à 1 gramme d'albumine. Il suffit de supprimer le lait aux repas pour voir son albumine tomber à des chiffres indosables au bout de dix jours. Un adulte de quarante ans a des cylindres hyalins dans les urines, et des quantités d'albumine variant de 60 à 80 centigrammes : il est soumis au régime lacto-végétarien, boit du lait aux repas. Nous autorisons la viande, les œufs, supprimons le lait des repas; l'albumine tombe à 0,25; le malade va dîner en ville, use de tous les plats, l'albumine n'augmente pas.

Une constatation domine l'histoire de ces albuminuries, sauf exceptions qui se comptent : la rareté de l'urémie. C'est là une notion que le médecin ne doit pas perdre de vue. Il en profitera, dans les cas d'absence d'œdème, pour ne pas hésiter à nourrir son sujet. S'il existe des maux de tête, le rein sans doute est parfois insuffisant; c'est à voir. En tout état de cause on traitera le tube digestif; la solution suivante nous rend journellement service.

```
Phosphate de soude. . . . . . . .   2 grammes.
Bicarbonate de soude . . . . . . .  2    —
Sulfate de soude . . . . . . . . .  3    —
```

P. 1 paquet.

Faire dissoudre 1 paquet dans un litre d'eau d'Évian : en prendre 150 grammes au lever (chauffés), 100 grammes à 10 heures, 100 grammes à 4 heures et 100 grammes à 9 heures du soir.

En même temps, demi-diète quelques jours, potage aux farines alimentaires (au maigre), pâtes, purées (plutôt au maigre), œufs à la coque ou brouillés.

Il est essentiel que les malades digèrent bien. Toutes les albuminuries s'aggravent en effet comme quantités d'albumine quand il existe des digestions difficiles. En pareil cas les substances albumineuses étrangères n'ayant pas subi l'élaboration digestive passent à travers la muqueuse intestinale, pénètrent dans le sang et sont rejetées en nature par les reins qu'elles lèsent au passage (Castaigne).

Une fois l'estomac remis d'aplomb, nous ordonnons volontiers les arsénicaux alternés avec les phosphates calciques. Les *arsenicaux* sont toujours tolérés sous forme d'*arséniate de soude* (2 milligrammes avant le repas), quinze à vingt jours de suite.

La *liqueur de Pearson* (XII gouttes = un milligramme d'arséniate de soude) est une préparation commode supportée très aisément.

Nous préférons ordonner les phosphates calciques sous forme d'opothérapie osseuse : *poudre d'os*, une forte pincée après les repas. Bien que bien des points obscurs signalent encore l'action des phosphates de chaux qui sont très mal assimilés, l'expérience clinique démontre l'efficacité de leur action dans toutes les manifestations tuberculeuses (Ferrier). M. le professeur A. Robin conseille pour favoriser l'assimilation des préparations phosphatées l'adjonction de substances médicamenteuses, telles que le fluorure de calcium ou la levure de bière (0,02 à 0,03 de fluorure de calcium, 0,20 de levure de bière).

Un autre médicament nous a donné des résultats fort médiocres : le *chlorure de calcium* dont a parlé M. Netter. Le remède s'ordonne aux doses de 1 gramme à 1 gr. 50 par jour. M. L. Rénon commence par 10 centigrammes et ne dépasse pas 50 centigrammes ; il continue vingt-cinq à trente jours. Le remède ferait souvent baisser l'albumine dans des proportions considérables. On continue une dizaine de jours pour remplacer ensuite par une des médications précédentes ou plus simplement par de l'*huile de foie de morue*.

Comme séjour d'été, les *stations d'altitude* seront prescrites. Dans les manifestations tout à fait torpides, les albuminuries qui ne s'accompagnent d'aucune localisation tuberculeuse appréciable, ou celles qui suivent les tuberculoses atténuées articulaires, osseuses, ganglionnaires, cutanées, le *séjour au bord de la mer* pourra être autorisé. Il sera plus prudent pour les malades d'habiter à une certaine distance de la plage (300 à 500 mètres), les émanations salines, par les temps de vent et de tempête, pouvant être trop abondantes à une distance moindre et l'absorption de ces émanations salines pouvant déterminer un surmenage fonctionnel du rein. Pareille éventualité est peu probable. Trois albuminuries tuberculeuses que nous avons envoyées au bord de la mer n'en ont retiré aucun inconvénient : au contraire, l'état général s'améliorait sans que la quantité d'albumine augmentât. Quant aux stations hydrominérales : La *Bourboule*, le *Mont-Dore*, eaux arsenicales, sont les mieux indiquées. *Saint-Nectaire*, chloruro-sodique et légèrement alcaline réussit aussi fort bien, vu l'altitude élevée (750 mètres).

Dans les albuminuries qui ne sont pas justiciables du régime lacté, se rangent celles qui sont liées à la *dégénérescence amyloïde* ; cette dernière altération n'est jamais isolée d'un certain degré de néphrite. La lésion ne se produit que dans les états cachectiques : tuberculose, syphilis et les vieilles suppurations tuberculeuses ou autres. Le foie, la rate sont en pareille occurrence augmentés de volume. Il sera imprudent de condamner de pareils sujets au régime lacté exclusif. Le rein, si compromis soit-il, accomplit encore sa fonction filtrante. De la viande, des œufs, du vin vieux seront prescrits. Et les phosphates calciques entreront dans les prescriptions médicamenteuses. Inutile de dire que le traitement causal (suppurations, syphilis) sera institué si possible. Nous ne parlons point du traitement causal de la tuberculose qui n'existe pas.

2° *Albuminuries tuberculeuses chirurgicales.* — Le début de ces albuminuries peut être très insidieux. Ce sont des quantités variables d'albumine chez un sujet qui s'affaiblit. Ce sera, si l'on veut, l'albuminurie de tout à l'heure qui n'est pas justiciable du régime lacté. Mais tandis que cette dernière albuminurie ne s'aggrave pas et peut même disparaître avec l'apparition de la tuberculose pulmonaire, ici il en va tout autrement ; cette albuminurie du début s'aggrave progressivement et aboutit à la fonte ulcéro-caséeuse du rein.

La période initiale, au lieu d'affecter cette obscurité, se traduit dans d'autres cas par une triade symptomatique très importante : 1° une *hématurie* sans cause, qui n'est point très modifiée par le repos, disparaît spontanément ou au contraire persiste ; 2° une *douleur* consistant en une pesanteur lombaire unilatérale, exagérée par la marche et pouvant simuler des crises de colique néphrétique ; 3° la *pollakiurie* et la *cystalgie*. Puis peu à peu, les urines augmentent la quantité (2 à 3 litres en 24 heures). A l'albumine urinaire s'ajoute du pus qui trouble la limpidité des urines et se dépose dans le vase en grumeaux jaunâtres traversés de stries sanguinolentes. La pyurie est spontanée, durable et d'ordinaire constante. L'examen microscopique montre des globules de pus, des hématies, des cylindres ; les microbes ordinaires de la suppuration font parfois défaut, de même ie bacille de Koch, mais le résultat de l'inoculation au cobaye est positif et l'on peut découvrir le bacille de Koch. L'exploration rénale décèle, mais non toujours, une tumeur régulière, lisse, indolente. Il existe des mictions douloureuses et fréquentes en dehors de toute lésion de cystite tuberculeuse et on découvre les points douloureux de l'urétéro-pyélite, signalés par M. Bazy. Avec cela, affaiblissement, fièvre et mort habituelle dans la cachexie progressive. L'hypotension artérielle est constante. La guérison toutefois pourrait se produire par transformation fibreuse du tubercule, mais elle est très rare, si même elle existe réellement.

Une forme de tuberculose rénale fréquemment méconnue est celle qui évolue sous l'allure d'une *cystite* : le bacille de Koch n'a point été découvert. Des microbes de suppuration banale sont seuls retrouvés. Des instillations sont pratiquées dans la vessie et naturellement sans succès. Nous avons confié au professeur Legueu, une jeune femme qui était traitée de la sorte ; en réalité elle avait une tuberculose du rein droit ; guérison complète après la néphrectomie pratiquée au début de 1916.

Des formes nettement chirurgicales peuvent évoluer sous le masque de la néphrite interstitielle avec bruit de galop et crises dyspnéiques ; cela est fort rare [1]. L'autopsie montre en pareil cas autour d'un seul rein des lésions de périnéphrite scléreuse entourant un rein farci de loges caséeuses. Le médecin ne saurait faire un pareil diagnostic. L'étude d'antécédents tuberculeux pourra seule l'orienter sur la vraie voie.

Le *traitement*, à condition que la forme soit très atténuée, sera tout d'abord médical.

Rien de déplorable, chez de tels sujets, comme le régime lacté. Il suffit parfois de rendre une alimentation tonique à de pareils malades, leur permettre de la viande, et un peu de vin vieux pour voir aussitôt leur teint redevenir meilleur et leurs forces reparaître. Le *phosphate de chaux*, l'*arséniate de soude*, l'*huile de foie de morue* pourront être ordonnés comme précédemment. Le *sulfate de soude* (3 à 4 grammes à jeun, combattra les fermentations intestinales. On a conseillé en plus les *bains chauds* (36° à 38°, de vingt minutes de durée, et répétés deux fois par semaine) (Péchère). Des *frictions à l'alcool* seront pratiquées tous les matins. Toutefois le médecin n'attendra pas longtemps ; la généralisation du processus tuberculeux pourrait suivre la pratique d'une conduite trop hésitante. Nous avons également fait pratiquer la néphrectomie par M. le professeur Legueu à un homme de 45 ans, qui déjà vingt ans auparavant avait fait une hématurie. Il se croyait guéri, quand il fit une infection générale qualifiée fièvre typhoïde. Il s'agissait d'une fièvre tuberculeuse. L'urine renfermait du pus et des bacilles de Koch. M. Legueu trouva un rein tuberculeux très altéré. Des abcès froids osseux firent suite tout d'abord à l'intervention ; de même quelques légères hématuries. La fièvre se prolongea quelques mois (T. 38 à 38,5). Une guérison définitive survint au bout de dix-huit mois et les accidents n'eussent point traîné si longtemps si le malade eût été opéré plus tôt.

1. Gallavardin et Rebatier. Forme médicale ou brightique de la tuberculose rénale, *Lyon Médic.*, 27 juin 1900.

Si l'affaiblissement persiste, ou bien si une hématurie grave ou un état infectieux qui ne cède pas se déclare, il sera indiqué de confier le malade au chirurgien. Après l'examen de la perméabilité rénale et surtout le cathétérisme des uretères qui permettra de se rendre compte du fonctionnement séparé de chaque rein, le chirurgien jugera si la tuberculose est localisée à un seul rein. L'autre rein a-t-il un fonctionnement normal, on pourra pratiquer l'ablation du rein malade. La *néphrectomie* assure de nombreux succès ; à condition qu'il n'existe ni tuberculose pulmonaire concomitante, ni tuberculose des voies génito-urinaires.

Les deux reins fussent-ils malades, la néphrectomie peut être également pratiquée sur l'un d'eux. Il suffit que la lésion soit répartie inégalement et qu'elle soit à son début. Le cathétérisme des uretères démontrera la valeur du fonctionnement de chaque rein ; si un rein fonctionne normalement, bien que déjà touché, on pourra enlever l'autre qui est le plus malade [1].

La néphrectomie est d'autant plus indiquée que même un seul rein fût-il malade, la bilatéralité se produit dans 30 %, des cas. Après la néphrectomie, le rein restant résiste bien mieux. Il ne tombe malade que dans 1,6 %, des cas.

La *tuberculinothérapie* a été vantée comme susceptible de remplacer la néphrectomie. Il ne convient pas de s'enthousiasmer. La tuberculinothérapie ne compte à son actif aucune guérison certaine. Elle offre de plus un grand inconvénient : elle endort malade et médecins dans une sécurité trompeuse. M. Castaigne [2] nous dit que dans la tuberculose rénale les corps immunisants de Spengler, sorte de tuberculinothérapie, lui ont valu plus de résultats encourageants que dans la tuberculose pulmonaire. Cette apparence de supériorité dans l'action se conçoit aisément. La tuberculose rénale a des rémissions spontanées bien plus longues que la tuberculose pulmonaire.

---

1. Professeur Legueu. L'intervention dans la tuberculose rénale bilatérale. *J. des Prat.*, 1914, p. 163. Lavenant, Le Fur. *Soc. Chirurgiens de Paris*, 12 juin 1914.

2. Castaigne. *Malad. Reins* (Edit. 1918, p. 237).

7. LES ALBUMINURIES SYPHILITIQUES. — Le traitement des albuminuries syphilitiques est des plus délicats. Les discussions accumulent des faits contradictoires ; il est très difficile d'y voir clair et le praticien erre désorienté.

L'albuminurie syphilitique se montre dans trois conditions : 1° à la période secondaire; 2° à la période tertiaire ; 3° dans la syphilis héréditaire. L'*albuminurie de la syphilis secondaire* apparaît dans les premiers mois de l'infection syphilitique, dans le troisième ou quatrième mois, et fait cortège à la pléiade variée des accidents secondaires. La complication rénale apparaît souvent à la manière d'une néphrite *a frigore* et la différenciation clinique en est parfois malaisée. Toutefois un caractère signale les néphrites syphilitiques secondaires : ce n'est ni l'œdème, ni la rareté des urines de densité élevée, de couleur foncée et riches en cylindres granuleux. Tout cela se rencontre dans les néphrites aiguës ordinaires. Ce qui est particulier à la néphrite syphilitique secondaire, c'est la *grande quantité d'albumine* qui atteint 15, 30, 50 grammes (Le Gendre), 55 grammes dans une observation (Chauffard et Gouraud), 110 grammes (Fournier et Brouardel). Un autre caractère de la néphrite syphilitique secondaire est la conservation habituelle de la *diurèse*. Tel malade urine 28 grammes d'albumine avec 2 litres d'urine (Jeanselme), tel autre 16 grammes avec la même quantité (Dieulafoy). Il y a là, dans cette élimination abondante d'urine une particularité très spéciale qui ne se retrouve guère que dans certains faits d'amylose rénale[1]. La marche est rapide ; la mort survient au milieu de phénomènes dyspnéiques accompagnés de diarrhée ou de vomissements, ou bien, mais plus rarement, ce sont des accidents comateux qui apparaissent. Au lieu de l'issue fatale, c'est encore la transformation lente en forme chronique, ou bien la guérison, celle-ci survenant en dehors de tout traitement mercuriel ou bien activée grâce à l'emploi de celui-ci. Toutefois, notons dès maintenant que certaines formes bénignes guérissent sans traitement spé

1. GOUGET. *Leçons de Clinique Médic.*, 1911, p. 9.

cifique et que sur certaines formes suraiguës le traitement est absolument impuissant.

Nous décrirons donc les albuminuries secondaires où le traitement mercuriel est impuissant ou inutile, et celles où il est appelé à rendre service.

1° *Albuminuries secondaires où le mercure est impuissant ou inutile.* — Ce sont les formes ou très graves ou très bénignes. Dans la *forme très grave*, la mort survient au bout de quelques semaines ; les urines se suppriment, des phénomènes d'urémie gastro-intestinale clôturent le tableau morbide. Un traitement mercuriel ne ferait qu'aggraver les accidents, les néphrites avec œdème rapide et généralisé, œdème pulmonaire, infiltration viscérale aiguë, seront soumises au régime diététique habituel *lacto-hydrique* dont nous avons maintes fois parlé : toutes les heures un verre à bordeaux d'abord d'eau pure, puis d'un mélange d'eau et de lait 10 à 15 verres à bordeaux dans les vingt-quatre heures ; *ventouses scarifiées* sur les reins, injections d'*huile camphrée*, de *caféine*. Les lésions nécrotiques de l'épithélium rénal qui existent d'emblée en pareil cas s'opposent à toute autre médication et un traitement mercuriel ne ferait que précipiter les accidents.

D'autre part, voici un sujet atteint d'une éruption de syphilides secondaires ; il vient déjà de subir un traitement mercuriel intensif. Aujourd'hui on remarque une légère bouffissure de la face et des paupières ; les urines sont albumineuses (10 à 30 centigrammes) et renferment quelques cylindres granuleux. Va-t-on tout de suite reprendre le traitement mercuriel ? Ou bien vaut-il mieux attendre ? Cette dernière conduite est la plus prudente. On commencera tout d'abord par faire mettre le malade au lit et il sera condamné au régime lacté.

De nombreux exemples ont été cités d'aggravation par le traitement mercuriel des néphrites syphilitiques secondaires. Un malade de M. Widal était atteint de néphrite syphilitique secondaire avec gros œdèmes et albuminurie moyenne oscillante entre 3 et 5 grammes ; sous l'influence du traitement spécifique, l'albumine augmenta et il se produisit des phénomènes d'intoxication mercurielle. M. Widal ajoute que nombre de cas de néphrite syphilitique secondaire terminés par la mort avaient pourtant été traités par la médication mercurielle. M. Siredey, à un malade qui présentait 21 grammes d'albumine dans les urines, injecta 1 centigramme de benzoate de mercure. Du coup, l'albumine doubla presque et un second essai tenté quelques jours plus tard ne fut pas plus heureux. Une autre malade urinait 10 grammes d'albumine par litre, se trouva mal du traitement mercuriel ; par contre, l'iodure de potassium aux doses de 15 grammes par jour fut bien supporté et la malade guérit (Mosny).

L'impression qui ressort de pareilles contradictions est la nécessité d'une grande prudence. On n'oubliera pas que le traitement mercuriel par lui-même est susceptible de produire une poussée de néphrite subaiguë. M. Labbé en cite un exemple démonstratif avec une jeune fille non syphilitique et atteinte à plusieurs reprises d'accidents oculaires graves ; tour à tour et à plusieurs années d'intervalle, l'emploi des frictions mercurielles et des injections intra-veineuses de cyanure de mercure, des injections de biiodure amenèrent des accidents de néphrite graves. M. Ferrand a relaté cinq observations de syphilitiques à la période secondaire. Ces malades étaient soignés par un traitement intensif. L'urémie apparut en pleine saturation mercurielle. L'amélioration ne se dessina qu'avec la suppression de la médication spécifique. Certains organismes ont une fragilité rénale excessive. Le mercure n'est point supporté ; y recourir même en pleine urémie, comme certains le conseillent, nous semble d'une pratique plutôt risquée.

Chez d'autres en période d'accidents secondaires, il produit de véritables résurrections. Ce sont les faits qui nous restent à examiner.

2° *Albuminuries secondaires où le mercure assure la guérison.* — Les formes très graves et les formes très bénignes échappent à l'action et à la nécessité du traitement mercuriel. Les formes moyennes n'en retirent pas toujours une amélioration ; souvent même, comme nous venons de le voir, une aggravation s'ensuit. La mise en œuvre trop tardive du traitement est souvent une cause d'insuccès.

Il faut encore compter avec tant d'autres causes d'échec : d'une part, une fragilité rénale spéciale et d'autre part, peut-être une influence infectieuse qui vient se surajouter à l'influence mercurielle. M. Chauffard distingue chez le syphilitique secondaire la néphrite syphilitique et la néphrite *a frigore*. Il est certain que pour la seconde le traitement mercuriel ne vaudra rien.

Mais comment les différencier en pratique ?

La néphrite *a frigore* renferme moins d'albumine que la néphrite syphilitique secondaire.

Quand le mercure réussit dans la néphrite syphilitique secondaire, la quantité d'albumine était considérable. M. Widal échoue avec un malade qui urinait 3 à 5 grammes d'albumine, mais il réussit avec un autre qui présentait 64 grammes. Il est vrai que, même pour ce dernier, le traitement mercuriel, sous forme d'injection quotidienne de 1 centigramme de biiodure, avait été précédé pendant huit jours d'un régime diététique préalable : séjour au lit et régime déchloruré. Une grande amélioration avait suivi ces simples précautions d'hygiène. M. Le Gendre vit un malade, qui présentait 99 grammes d'albumine dans les vingt-quatre heures, se remettre à la suite d'un traitement spécifique consistant alternativement en injections mercurielles d'huile biiodurée et en potion d'iodure de potassium. Il fallut sept mois pour obtenir la guérison complète. M. Siredey rapporte une guérison chez un malade qui urinait 42 grammes d'albumine dans les vingt-quatre heures. Le traitement spécifique (pilules de Dupuytren) amena la guérison en six semaines. M. Mosny obtint la guérison en une quinzaine, à l'aide de deux cuillerées à potage de liqueur de Van Swieten, chez une jeune fille qui urinait 70 grammes d'albumine par litre.

Donc aucun doute : le traitement mercuriel est utile quand l'albuminurie est très abondante. Malheureusement, même sous cette condition d'abondance de l'albumine, des insuccès peuvent se produire. M. Siredey est obligé de suspendre la médication chez un malade qui urinait 21 grammes. Ces échecs tiennent peut-être à la nature mixte de la néphrite qui est à la fois d'origine syphilitique et *a frigore?*

Quoi qu'il en soit, la grande quantité d'albumine n'est donc pas toujours un élément d'appréciation suffisant. La conduite la plus sage pour le médecin est de suivre la règle suivante : repos au lit et régime hydro-lacté pendant huit jours. Au bout de ce temps, si l'albumine n'a pas diminué, on fait un essai de traitement spécifique par l'injection hypodermique d'un sel soluble de mercure. Si l'albumine augmente, on cesse la médication : on la poursuit au contraire si l'albumine reste stationnaire ou diminue. Le 606 (arsenobenzol) a été employé avec avantage dans les cas où le mercure aurait également échoué. Une néphrite syphilitique secondaire amenant de 2 à 7 grammes d'albumine avait été à diverses reprises améliorée par le repos, le régime lacté, les cures mercurielles. Une injection de 0 gr. 50 d'arsenobenzol fait passer en treize jours la dose de 6 grammes d'albumine à 0 gr. 25 (Hudelo). Milian à la suite d'une injection vit également l'albumine baisser de 6 à 2 grammes. Les signes fonctionnels disparurent et une diurèse abondante se produisit. Moins toxique, le novarsenobenzol se félicite aussi de certains succès. Sous l'influence du remède le taux de l'urée sanguine peut baisser ; chez un malade, il est descendu de 2 gr. 83 à 0 gr. 60, sans que l'albumine ait baissé en même temps [1].

Peut-être serait-il sage de ne recourir à ces composés qu'après échec de la médication mercurielle. C'est ce qui est arrivé à un malade de MM. Widal et Javal [2]. Traité sans suc-

---

1. Marcel Pinard. Néphrite avec azotémie chez un syphilitique ancien (*Soc. Médicale Hôpit.*, 25 juillet 1919).

2. Widal et Javal. Néphrite syphilitique secondaire traitée par l'arsenobenzol. (*Soc. Médic. Hôpit.*, 20 janvier 1911. Siredy, *ibid.*

cès par le mercure, il fut soumis à une injection intra-veineuse
de 0 gr. 60 d'arsenobenzol. Une grosse amélioration fit suite.
Siredey a constaté par l'arsenobenzol une guérision chez un
malade qui ne supportait pas le mercure. Ces hautes doses
d'arsenobenzol ne sont plus employées, mais, même à très faible dose des risques sont à craindre. M. Loeper a conseillé
l'adjonction du *soufre colloïdal* au mercure (ampoules contenant par centimètre cube 1/5 de milligr. de soufre colloïdal
et 4/5 de mercure) : par injections intra-musculaires de 2 centimètres cubes. Les résultats seraient favorables ; les quantités
faibles de mercure (4/5 de milligr. par centimètre cube) en
ont favorisé la tolérance.

L'albuminurie de syphilis tertiaire offre les mêmes diffi-
cultés de pratique que l'albuminurie de la syphilis secondaire :
dans celle-ci l'élément infectieux surajouté pouvait gêner
l'emploi de la médication spécifique ; dans l'autre, l'adjonction
d'une transformation scléreuse contre-indique également l'usage
du mercure. Nous comptons plusieurs malades, anciens syphilitiques qui peut-être par suite d'un traitement mercuriel trop
intensif, présentent des lésions rénales graves. M. Guérin a
insisté sur ces dangers. C'est dire combien un traitement
mercuriel sera gros de risques chez des sujets où le rein, s'il
est touché par la syphilis, l'est également par des lésions scléreuses de néphrite interstitielle qui se sont développées en
même temps. Du mercure par là-dessus ne ferait en général
qu'activer le mal. En sorte que la même question se pose que
pour l'albuminurie secondaire. Il est des albuminuries tertiaires où le mercure est nuisible, d'autres où il est utile. Comment
les distinguer.

a) *Albuminuries tertiaires où le mercure est nuisible.*—Il y
a une quinzaine d'années, nous voyions, avec Huchard, un ancien syphilitique atteint d'aortite et d'albuminurie avec hypertension artérielle.Etant très oppressé, un médecin lui ordonne
des injections de biiodure à 5 milligrammes ; dès la troisième

injection, l'oppression avait fortement augmenté et il fallut suspendre. Le traitement par la théobromine et le régime lacté amenda tout de suite les accidents. Deux autres malades observés depuis deux ans, dans les mêmes conditions, ont été améliorés dès la suppression du traitement mercuriel. La médication spécifique est-elle continuée, des accidents d'urémie grave avec œdème pulmonaire peuvent s'ensuivre. Huchard a noté plusieurs faits analogues.

Règle générale : tout vieux syphilitique albuminurique porteur d'une hypertension artérielle, surtout s'il présente du galop cardiaque, ne devra être soumis au traitement hydrargyrique qu'avec la plus grande prudence. Son rein, fortement touché, est plutôt un rein parasyphilitique que vraiment syphilitique. Un traitement hydrargyrique, outre qu'il risque de provoquer des accidents d'intoxication mercurielle par mauvaise élimination rénale court chance d'aggraver le mauvais fonctionnement du rein et, partant, tous les accidents d'oppression et d'œdème qu'il avait mission de combattre. Toutefois n'émettons pas de règles sans exception. Lorsque l'hypertension est modérée (22 à 24 maxima T 10 11 minima), que l'albuminurie n'est pas constante, que le rythme du cœur est indemne de bruit de galop, on peut, en cas d'urgence, prescrire des injections de sels solubles. Le fait nous est arrivé pour un confrère atteint à la fois d'artérite spécifique des vaisseaux cérébraux et de néphrite interstitielle. Les injections de benzoate de Hg (1 à 2 centigrammes) ont fait rétrocéder des crises d'épilepsie jacksonienne sans que le rein manifestât le moindre trouble. L'iodure par contre était mal supportée et les plus faibles doses donnaient lieu à des accès de dyspnée vive.

L'hypertension artérielle constante n'est pas forcément un signe d'une atteinte rénale sérieuse. Des reins peuvent fonctionner très bien chez les hypertendus permanents. Il s'agit en pareil cas de vieillards qui ont une sclérose des vaisseaux sans lésions viscérales. C'est là une vérité clinique qu'il importe de ne pas perdre de vue.

Seulement on ne saurait agir avec trop de prudence.

Il arrive que des syphilitiques albuminuriques, même porteurs de lésions spécifiques, ne supportent pas le mercure : un malade de M. Rist avait une syphilide papulo-tuberculeuse du bras. Le traitement mercuriel amena une aggravation immédiate.

Du reste, comment savoir si la syphilis est réellement cause de l'albuminurie constatée ? Les manifestations rénales de la syphilis tertiaire se révèlent par les signes du mal de Bright vulgaire : comment dépister la syphilis si elle est en jeu ? A la vérité, il se rencontre une *forme hépato-rénale* où le foie est hypertophié, parfois douloureux ; on peut observer de l'ascite, de l'ictère. Ces formes, s'il n'existe pas d'hypertension artérielle concomitante, et pas de galop cardiaque, sont, comme nous l'allons voir, justiciables du traitement spécifique. Mais ce qui ne saurait trop retenir notre attention, c'est l'action du mercure sur le rein lui même. Nombre de malades, que nous voyons atteints de néphro-sclérose, ont subi des traitements intensifs. Il n'est pas dit que le mercure n'entre pas pour une part dans ces accidents. Le mercure, ce semble, quand le tréponème a disparu, exerce ses effets nocifs sur les éléments glandulaires du rein. L'albuminurie que présente le syphilitique n'est plus syphilitique, mais mercurielle. On voit d'ici le danger si, pour combattre une complication soi-disant syphilitique, on traitait cette complication par le remède qui l'a provoquée. Toutefois, il est certains exemples où la médication a réussi ; ce sont ceux sans doute où la transformation scléreuse du rein n'était point prononcée.

b) *Albuminuries tertiaires où le mercure est utile.* — Un ancien syphilitique présente de l'albuminurie sans signes d'hypertension artérielle. Le traitement spécifique peut amener la guérison définitive. C'est à cette sorte de malades qu'a trait le succès rapporté par M. A. Lévy-Frankel. Une jeune fille de 22 ans, comme signes de syphilis ancienne, ne présente que du ptosis de la paupière droite et de l'inégalité pupillaire. En plus, il existe un œdème généralisé avec ascite abondante et une albuminurie notale (3 grammes par litre). Pas de bruit de galop cardiaque. La tension artérielle est à 15. Le début des accidents remonte à sept mois. Le régime lacté, la déchloruration alimentaire n'amènent aucune amélioration. Il faut, à plusieurs reprises, ponctionner l'ascite. L'amélioration ne se dessine qu'après l'usage des injections de benzoate de mercure (2 centigrammes). L'anasarque se résorbe, l'ascite disparaît. La malade est soumise en même temps au régime déchloruré. En trois mois la guérison est complète. Les piqûres avaient, en moyenne, été pratiquées tous les deux jours ; l'observation n'en mentionne pas plus d'une dizaine qui auraient été faites. Les frictions mercurielles préalablement employées étaient demeurées sans résultat.

Il semble, en pareil cas, que les lésions syphilitiques du rein, gommes ou plutôt les gommes étant rares, les lésions de néphrite parenchymateuse subaiguë aient prédominé sur les lésions du petit rein atrophique où le traitement mercuriel a moins d'action. Il est une forme de *syphilis rénale* qu'on pourrait appeler *pseudo-chirurgicale*, et qu'il est utile de connaître. En pareil cas, le rein est augmenté de volume et douloureux. On croit à un phlegmon ou à une tumeur. Plusieurs de ces malades ont été opérés (Israël, Margoulies). Il sera donc sage en cas de doute, d'interroger les antécédents, de pratiquer la réaction de Wassermann. La réponse est-elle positive ? Traitement spécifique. Certains sujets ont guéri après les frictions mercurielles (quarante chez la malade de 26 ans opérée par Margoulies) d'autres après l'ingestion d'iodure (1 gr. 50 par jour [1]).

Nous conseillons donc, dans les cas d'albuminurie chez un ancien syphilitique, de suivre la ligne de conduite déjà recommandée dans l'albuminurie de la syphilis secondaire : repos au lit, régime hydrique, lacto-hydrique, régime lacté et déchloruré tout d'abord ; théobromine comme éliminateur des chlorures.

---

1. GOUGET. *Leçons de Clinique Médic.* La syphilis rénale, 1911, p. 77.

Si, au bout de quinze jours à trois semaines, aucune amélioration n'est survenue, si les œdèmes persistent avec le même taux d'albumine, on pourra commencer le traitement spécifique par les injections mercurielles des sels solubles (1 à 2 centigrammes de benzoate de mercure, 1 centigramme de biiodure).

Cette conduite ne sera suivie qu'avec les plus grosses réserves, si le malade a de l'hypertension artérielle et surtout si celui-ci s'accompagne d'un galop cardiaque. En pareil cas, le rein est déjà scléreux, montre des sillons de dépression cicatricielle avec adhérences de la capsule. Le mercure ne peut rien sur ces lésions et il risque d'amener des accidents d'insuffisance rénale grave ; d'autant qu'il n'est pas dit, chez les sujets soumis antérieurement à un traitement intensif, que ce ne soit pas ce traitement poursuivi hors de saison qui a contribué à provoquer lui-même les réactions scléreuses du rein.

8. **LES ALBUMINURIES INFECTIEUSES.** — Nous venons d'étudier les albuminuries tuberculeuses et syphilitiques. Par leurs caractères spéciaux et les problèmes qu'elles soulèvent, elles nécessitaient une description spéciale. Reste maintenant la grande classe des albuminuries infectieuses si fréquemment rencontrées dans la pratique. Ces albuminuries appartiennent à des néphrites aiguës ou chroniques. La *scarlatine*, la *variole*, la *grippe*, les *amygdalites*, la *fièvre typhoïde*, la *pneumonie*, la *diphtérie* produisent des accidents aigus, mais qui peuvent évoluer vers des formes chroniques. Le *choléra* est suivi de lésions rénales graves ; la *blennorragie* provoque des pyélonéphrites parfois très longues ; le *rhumatisme articulaire aigu*, les *oreillons*, les *entérites*, etc., entraînent plutôt une albuminurie passagère. La *spirochétose* ictéro-hémorragique en même temps que l'ictère et des douleurs vives, peut produire une albuminurie abondante [1]. Le *paludisme* donne naissance à toutes les variétés d'albuminurie aiguë ou chronique.

1. **AMEUILLE.** Néphrite aiguë et spirochétose ictéro-hémorragique. *Soc. Médic. Hôpit.*, 22 déc. 1916.

a. *L'albuminurie scarlatineuse* est connue de tous les médecins. Elle apparaît d'une façon très inégale au cours des épidémies. En 1891, au cours d'une épidémie locale de scarlatine, la quantité de néphrites fut même plus considérable que celle des scarlatines [1]. Nous comptâmes 18 cas de scarlatine franche contre 28 néphrites ; des scarlatineux convalescents communiquèrent la néphrite dont ils étaient atteints à leurs voisins et ceux-ci, observés de très près, ne prirent que la néphrite et restèrent indemnes de la scarlatine. La contagion de certaines albuminuries s'est montrée hors de doute, que celles-ci aient ou non accompagné la scarlatine.

Par contre, dans d'autres épidémies de scarlatine, les néphrites sont bien plus rares. Il semble donc que néphrite scarlatineuse et scarlatine soient deux affections distinctes, puisque leur formule d'association est variable et que la contagion puisse s'opérer de l'une à l'exclusion de l'autre. Un malade atteint de scarlatine doit pouvoir se prémunir contre l'albuminurie. Pour ce, une double précaution est nécessaire ; le *séjour au lit*, et l'*antisepsie naso-bucco-pharyngée*. L'enfant restera couché la plus grande partie du jour une quinzaine après sa guérison ; il pratiquera, s'il est assez grand, des *gargarismes* : eau boriquée à 40/1.000, borico-salicylée à 1/1.000, oxygénée à 1/4, etc. Ces gargarismes seront répétés quatre fois par jour. Quant à l'antisepsie nasale, elle sera réalisée par des instillations d'*huile goménolée* à 10/100, *mentholée* à 1/100, matin et soir.

L'influence du régime alimentaire est très discutée. Des auteurs prescrivent le régime achloruré quand la fièvre est tombée. Ils constatent de ce fait une élimination plus abondante de l'urée que chez les enfants soumis au régime lacté. La convalescence est plus rapide et l'albuminurie ne se produirait pas.

On est même allé plus loin : on a laissé manger à leur faim les scarlatineux, même pendant la période fébrile, sans opé-

---

1. Ch. Fiessinger. *Gaz. Médic.*, 1831, p. 482.

rer aucun choix parmi les aliments. Cette pratique n'a été suivie d'albuminurie chez aucun de ces malades.

C'est possible ; mais il faut attendre une épidémie de scarlatine où les néphrites sont nombreuses, pour conclure définitivement que les régimes lacté et lacto-végétarien n'exercent aucune influence empêchante sur le développement ultérieur et l'évolution de la néphrite. Jusqu'à plus ample informé, nous tenons pour les formules classiques : un jour de régime hydrique (1 litre d'eau) quatre jours de régime hydro-lacté (600 à 750 grammes de lait et d'eau) un verre à bordeaux toutes les heures ; vingt jours de régime lacté, 1 litre 1/2 à 2 litres et vingt jours de régime lacto-végétarien. Pas de viande avant le quarantième jour. Dans la scarlatine apyrétique, que nous avons décrite le premier, nous permettons l'alimentation lacto-végétarienne dès le deuxième ou troisième jour. Régime lacto-hydrique le premier ou second jour.

Au point de vue clinique, les formes de l'albuminurie scarlatineuse sont : 1° la forme passagère ; 2° la forme œdémateuse avec ou sans hématurie, avec ou sans crise urémique ; 3° la forme chronique.

1° *L'albuminurie passagère* est souvent précoce et se montre dès le deuxième ou troisième jour ; elle se caractérise par la diminution des urines et la présence d'une quantité d'albumine qui varie de 0 gr. 10 à 0 gr. 50 par litre et de quelques cylindres hyalins et granuleux. Il suffit de faire rester couchés les malades et les soumettre au régime lacté pour voir les accidents disparaître en quelques jours.

2° *L'albuminurie avec œdème* représente le type de la néphrite *a frigore*. Elle débute en moyenne de quinze jours à trois semaines après l'apparition de l'exanthème ; sa présence s'annonce par des maux de tête, des vomissements, de l'oppression, parfois de la diarrhée. Il y a de la fièvre, des douleurs lombaires. Les téguments (paupières, membres inférieurs, région lombaire, puis autres régions du corps et cavités séreuses, hydrothorax, ascite) sont œdématiés, infiltrés de liquide et les urines renferment de fortes proportions d'albumine. Des râles humides encombrent les bases des poumons. Les urines sont rares, foncées et renferment des cylindres épithéliaux. Parfois elles prennent une couleur marc de café. Il existe des hématuries au début ; le pronostic alors est grave. Les hématuries de convalescence sont bien moins sérieuses. En général la guérison est habituelle ; elle survient dans un laps de temps variant de quinze jours à deux mois ; mais la mort peut clôturer ce tableau morbide au milieu d'accidents dyspnéiques et comateux, ou à la suite de la transformation en néphrite chronique. Sur 49 malades, jadis nous avons compté huit morts, dont trois à la période aiguë, une chez une femme enceinte qui fit des crises éclamptiques subintrantes, en dépit de la saignée abondante, et quatre à la période chronique. Parmi les malades guéris, nombre d'eux avaient des complications fort graves : endocardite mitrale, bubon sous-aponévrotique du cou, etc. [1].

Le *traitement* de cette variété est celui de la néphrite aiguë : repos au lit, *régime hydrique, lacto-hydrique, lacté*. Toutes les heures : un verre à bordeaux d'eau, puis de lait mêlé d'eau par moitié ; puis de lait pur : 12 à 15 verres à bordeaux dans les vingt-quatre heures. Les *tisanes diurétiques* (queues de cerise, reine des prés, uva ursi) pourront être prescrites additionnées ou non de *lactose* (50 à 100 grammes par jour) ; ce dernier remède étant dans l'espèce bien infidèle et jouissant d'une action diurétique problématique. La pratique d'une *saignée*, l'application de *ventouses scarifiées* sur les reins seront d'un secours journalier. Les *purgatifs* sont moins actifs ; mais on se gardera bien d'ordonner le calomel dont une partie peut être absorbée et produire des phénomènes graves du côté du rein. Ce sont les drastiques qui seront ordonnés : *eau-de-vie-allemande*, 1 gramme par année d'âge ; *poudre de jalap*

---

1. Ch. Fiessinger. *Gaz. Médic. de Paris*, 1891, p. 497.

ou de *scammonée*, 0 gr. 02 par année d'âge. On peut encore faire transpirer les malades : mais l'élimination chlorurée par la sueur reste toujours assez faible (Widal et Javal).

Bien mieux vaut, une fois les premiers accidents terminés, prescrire la *théobromine* (0 gr. 25 à 1 gr. par jour), qu'on peut recommander à partir du cinquième ou sixième jour, si la diurèse ne s'opère pas convenablement. Administrée dès le premier jour, des inconvénients pourraient sortir de son emploi et l'anurie s'exagérer du fait de l'excitation trop vive portée par le remède sur un organe en état d'inflammation aiguë.

Dans les formes fébriles, faut-il user de médication par l'eau froide ? Des auteurs la recommandent. Bains à 24°, 4 à 8 fois dans le jour. Nous trouvons plus prudent l'emploi des bains tièdes ou frais (25° à 30°) à condition que la température se maintienne au-dessus de 39°. Sinon mieux vaut s'abstenir.

3° *L'albuminurie chronique.* — Nous avons observé cette transformation quatre fois sur 49 malades, soit environ dans 8 °/₀ des cas. C'étaient tous des sujets âgés (44 à 66 ans). Une malade âgée de 66 ans a succombé à une hémorragie cérébrale au cours de sa néphrite chronique ; les autres ont été emportés par les accidents cardiaques ordinaires.

Le traitement est celui de la néphrite chronique. Après le régime lacté du début, régime déchloruré, ou plutôt hypochloruré. Ceci demande quelques explications.

Sans doute le régime achloruré est très actif contre l'œdème, mais il y a autre chose que l'œdème dans les néphrites : une rétention de principes toxiques qui s'éliminent très mal du fait du régime déchloruré. En principe, l'on peut dire que le régime déchloruré convient dans les néphrites avec hydropisies, et le régime lacté dans les néphrites avec tendance aux accidents urémiques. Nombre de malades atteints de néphrite chronique sans œdème vont très bien avec le régime lacté, et les accidents s'aggravent dès qu'on les soumet au régime déchloruré.

Avec Huchard [1], nous avons été autrefois le premier à signaler ces accidents d'origine azotémique.

Le régime carné est contre-indiqué dans deux conditions : 1° quand il y a prédisposition aux accidents urémiques ; 2° quand le cœur défaille. Dans cette dernière condition, le foie est congestionné et la viande très mal supportée.

Pour revenir à la néphrite chronique scarlatineuse, qui s'accompagne en général d'œdème, on pourra, après quinze jours ou trois semaines de régime lacté, ordonner le régime déchloruré. A savoir :

Pain déchloruré.	200 grammes
Viande	200 —
Deux œufs	»
Légumes	250 —
Beurre	50 —
Sucre	40 —
Lait	1.000 —

Si les œdèmes ont disparu, on cherchera à revenir à de légères quantités de sel : 2, 3, 4,5 grammes par jour. On constate cliniquement que le sel est toléré à l'absence de dyspnée et au relèvement de l'état général. Les analyses fréquentes d'urine fournissent sans doute des renseignements. Pratiquement et dans la classe pauvre, il n'est point toujours aisé d'y recourir. On peut encore peser le malade ; s'il se produit de la rétention chlorurée, le poids augmente. Ce n'est pas là une formule absolue. Le sel peut être retenu dans les tissus et le poids ne pas augmenter, car, surtout dans les formes avec tendances urémiques, il existe des rétentions chlorurées sèches (Ambard et Beaujard) ; mais cette dernière éventualité, assez rare, peut être négligeable au point de vue clinique.

La ration alimentaire de la néphrite chronique peut être distribuée de la façon suivante :

Au premier déjeuner et à 4 heures de l'après-midi : 350 à 400 grammes de lait et 30 grammes de pain (pain sans sel en cas d'œdème).

1. HUCHARD et CH. FIESSINGER. *Clin. Thérap. Prat.*, Maloine édit. (1re éd., 1908.)

A midi : 200 grammes de viande sans sel (pas de viande si la néphrite est urémigène), 250 grammes de légumes (petits pois, carottes, riz, pommes de terre, purées de marrons, en général tous les légumes qui peuvent être consommés sans sel), fruits cuits, 80 grammes de pain, vin de Bordeaux (100 gr.) mêlé d'eau, ou eau pure (150 gr.).

Au dîner : bouillie au lait sucrée, aux farines alimentaires, un légume, 60 grammes de pain. Eau comme boisson.

La quantité des liquides des vingt-quatre heures n'a pas besoin d'être abondante. C'est une erreur de croire que plus on boit, plus on désassimile. De même qu'une assimilation meilleure ne suit pas forcément les excès alimentaires, une désassimilation plus abondante ne suit pas forcément l'abus des boissons. Il faut boire, y compris la bouillie au lait du soir, environ 1.400 à 1.500 grammes dans les vingt-quatre heures, pas davantage. Par exception, chez certains sujets très grands et très gros, on pourra monter à 1.800 grammes. Inutile de dépasser. La désassimilation ne se fait guère mieux, le rein se fatigue à exercer une fonction filtrante démesurée, et, si le cœur est touché, il en résulte une fatigue pour le cœur. Trop de boissons créent en effet un état de pléthore vasculaire; le cœur s'épuise à pousser cet excès de liquide ; s'il a tendance à la dilatation, sa dilatation augmente. Maintes fois nous avons insisté sur ces inconvénients.

Dans les formes chroniques, un ou deux jours de régime hydro-lacté par semaine sont souvent utiles, si l'oppression persiste. Le malade restera couché ces deux jours, qui seront espacés : lundi et vendredi, par exemple, et prendra toutes les heures un verre à bordeaux de lait mêlé d'eau : 1.300 à 1.500 grammes de liquide dans les vingt-quatre heures.

Quels remèdes ordonner aux néphrites chroniques ? Le moins possible, si la sécrétion urinaire se fait bien. Sinon, on risque d'amener des troubles gastriques qui n'ont déjà que trop de tendance à se montrer spontanément à la fois sous l'effet du régime déchloruré et de la maladie elle-même.

Un médicament qui a été vanté est le *chlorure de calcium* ; nous en avons déjà parlé au cours des albuminuries tuberculeuses. Ordonné aux doses prolongées de 0 gr. 05 (L. Rénon) le remède ferait souvent baisser l'albumine. Les avantages relevés sont en général précaires.

L'*acide gallique*, le *tannin* ont été ordonnés dans les néphrites chroniques à marche lente et tendance à la cachexie. On peut les prescrire une dizaine de jours de suite (pilule 0 gr. 20 d'acide gallique ou de tannin), une avant chaque repas, ou plutôt extrait de feuilles de noyer qui est mieux supporté (2 grammes par jour en sirop). Le médecin ne comptera pas trop sur les effets de cette médication.

Quant à la *teinture de cantharides* (Lancereaux), à la dose de 4 à 5 gouttes en augmentant progressivement jusqu'à 12 c'est là un remède dangereux. Dans les néphrites anciennes à inflammation éteinte, le médicament pourrait être utilisé à titre passager pour ramener la diurèse. En général les médecins n'osent s'y risquer.

Sans confiance aucune, ils prescrivent parfois encore la *décoction de rein de porc* (P' Renaut, de Lyon). On connaît la technique (macération quelques heures à 25° ou 30°, dans un bouillon de légumes, de un, deux ou trois reins de porc). Filtrer et boire. Le remède est continué dix jours de suite. Son action est des plus incertaines. Même observation pour le sérum de la *veine rénale* (injections sous-cutanées de 20 cent. cubes) (Tessier). Les échecs de la médication ne se comptent plus.

L'extrait sec (2 cachets de 50 centigr. par jour), ne produit guère de meilleurs résultats ; parfois il semble faire baisser l'albumine et c'est tout ; chez un malade albuminurique et urinant jusqu'à 20 grammes d'albumine sans autres symptômes qu'un léger œdème des téguments, nous avons obtenu une amélioration avec extrait du rein ; l'albumine est tombée à 4 grammes et à 5 grammes.

Ces remèdes agissent en général plus sur le psychisme du malade que par leurs vertus propres. Il en est deux, au contraire qui rentrent dans la thérapeutique habituelle de la néphrite chronique : la *théobromine* et la *digitaline*.

Un autre rend service dans les accidents ultimes : la *caféine*.

La *théobromine* est ordonnée dans les cas d'œdème ou d'oppression (un cachet de 0 gr. 50 deux à trois fois par jour), quinze jours, trois semaines, un mois de suite. Chez certains malades, la théobromine finit par faire partie intégrante de l'alimentation. L'oppression revient dès qu'on cesse le remède. Il faut donc y recourir sans cesse, bien que l'action diurétique s'épuise à la longue.

Avec la théobromine, le grand remède de la néphrite chronique est la *digitaline cristallisée*, mais à condition que le cœur soit touché, et ordonnée à très faibles doses, comme nous l'avons fixé depuis longtemps : 1/10 de milligramme, soit 5 gouttes de la solution à 1/1000, ou un granule de dixième de milligramme, 10 à 12 jours de suite. Interrompre 2 à 3 jours. Reprendre 10 à 12 jours. Dès que le bruit du galop apparaît, il faut recourir au traitement associé de la digitaline et de la théobromine, celle-ci ordonnée par exemple avant les repas et la digitaline prescrite à 10 heures du matin. Si le galop apparaît, le pouls devient plus ample et plus lent, on peut espacer les intervalles de digitaline, les étendre à 3 ou 4 jours. L'essentiel est de soutenir par le remède un cœur qui défaille. En quelques mois, les hautes doses ont tôt fait d'épuiser la contractilité du muscle cardiaque, tandis que les très faibles doses peuvent être continuées pendant des mois et des années et toujours procurer le soulagement initial. Depuis 1902, nous traitons nombre de malades de la sorte ; ils continuent d'éprouver un soulagement marqué avec l'aide de cette médication.

La *caféine* ne doit se prescrire qu'aux périodes terminales ou quand, pour une raison ou une autre, la digitale n'a point agi. On injecte 0 gr. 10 de caféine matin et soir, ou l'on ordonne une demi-cuillerée à café *d'iodure de caféine* deux fois par jour dans un peu d'eau. Ce dernier remède est en général mieux supporté par les aortiques que par les rénaux. On continue cinq à six jours. Tout autant qu'avec la digitaline les hautes doses sont à craindre. L'effet excitant du remède aboutirait à la paralysie de l'organe.

L'hygiène générale consistera à se prémunir contre le froid et surtout le froid humide. Une ceinture de flanelle ou une peau de chat garantiront les reins. A la mauvaise saison, si les malades ne peuvent passer l'hiver dans le Midi, il sera plus sage pour eux de garder la chambre. Des *massages*, des *frictions* sèches au gant de crin stimuleront les fonctions cutanées et déchargeront d'autant le travail du rein.

Dès que le galop paraît avec hypertension artérielle, les malades redouteront les voyages en chemin de fer, le séjour au bord de la mer, les altitudes. Leur défaillance cardiaque ne pourrait que s'en trouver accrue, des crises d'œdème aigu du poumon risquent de se produire. A la rigueur, s'il n'y a ni tachycardie ni bruit de galop à la saison d'été, une saison pourra être conseillée à *Saint-Nectaire* ou à *Evian*, cette dernière eau diurétique et déchlorurante. Mais les quantités bues resteront médiocres et ne dépasseront guère un litre.

b. *L'albuminurie grippale* a été introduite dans la science par nous en 1888 [1]. Nous décrivions à ce moment : 1° une albuminurie passagère; 2° une néphrite hémorragique sans œdème ; 3° une néphrite aiguë avec œdème. Tous les travaux classiques n'ont fait que confirmer notre description première.

1° *L'albuminurie passagère* ne se traduit que par des traces d'albumine dans les urines, sans que de ce fait la marche de la maladie subisse la moindre modification.

2° La *néphrite hémorragique sans œdème* survient au cours même de la grippe et s'accompagne de fièvre (T. 39 à 40°) et d'un cortège d'accidents généraux : frissons, céphalée, dou-

---

1. Fiessinger. *Gaz. Médic. de Paris*, 1888, p. 257.

leurs dans les reins et les côtés, diarrhée avec selles parfois involontaires, ventre ballonné. Dans le sédiment urinaire on découvre des globules rouges et des cylindres épithéliaux. La maladie peut se terminer au bout de huit ou dix jours ; l'albumine persiste quelques jours après la disparition du sang. La guérison est habituelle. Le régime lacto-hydrique et le séjour au lit suffisent comme médication.

La *néphrite aiguë avec œdème* se montre à partir du quatrième ou cinquième jour, mais peut aussi éclater dans la convalescence. Une de nos malades, une petite fille de trois ans, a été prise dans le vingt-troisième jour. On note les signes habituels de la complication rénale : douleurs dans les reins, bouffissure des paupières, du visage, des lombes. L'urine renferme des cylindres épithéliaux et de fortes proportions d'albumine. Des râles humides encombrent les bronches. Quand la complication survient au cours de la grippe, on peut constater de la diarrhée avec selles involontaires.

La guérison survient d'habitude en quinze, vingt ou trente jours.

La transformation en néphrite chronique est exceptionnelle. Nous ne l'avons jamais observée pour notre part. Néanmoins, il n'y a aucune raison à ce quelle n'atteigne pas certains organismes au rein fatigué.

Les *néphrites amygdaliennes* se rapprochent beaucoup de la néphrite grippale. Deux caractères les dessinent plus spécialement : l'hématurie et l'évolution bénigne ; aucune considération spéciale à exposer pour le traitement.

c. *L'albuminurie typhoïdique.* — Toujours la même série d'albuminuries passagères et sans gravité qui caractérisent les autres maladies infectieuses. Toutefois, dès la période aiguë, on peut constater des lésions rénales profondes. L'œdème et l'anasarque sont exceptionnels. La céphalée du début persiste ; les urines deviennent plus foncées et très chargées d'albumine, de globules rouges, de cylindres épithéliaux. Il y a des vomissements, du délire avec rythme de Cheyne-Stokes, de la diarrhée profuse. La langue est fuligineuse et une stupeur profonde abat le malade. L'hématurie peut apparaître vers la fin du second septenaire et s'accompagner d'accidents urémiques avec dilatation cardiaque. La suppuration rénale est également possible et s'annonce par des frissons, des douleurs lombaires, une augmentation de volume du rein. La transformation à l'état chronique s'est installée au cours de la convalescence et les signes sont ceux de la néphrite chronique habituelle.

Quels changements la présence de ces complications imprime-t-elle au traitement de la fièvre typhoïde ? Pour l'albuminurie ordinaire, on ne s'en occupe pas. La marche de la maladie n'en est pas influencée.

La néphrite avec délire continuera d'être traitée par les *bains* (bains de 28° à 25°, de dix minutes de durée, un bain toutes les trois heures, tant que la température atteint 39°). Le malade sera soumis au régime *hydrique*, un, deux ou trois jours de suite. Un verre d'eau d'Évian toutes les heures. On autorisera le lait mêlé d'eau au bout de deux à trois jours ; quant au bouillon, il sera totalement supprimé. De même les boissons alcooliques qu'on suspendra lors d'une poussée de néphrite aiguë.

La meilleure manière de combattre ces complications, souvent fort graves, est encore d'ordonner les bains dès les premiers jours. En temps d'épidémie typhoïdique, le praticien n'hésitera pas et baignera ses malades dès le second ou le troisième jour de la fièvre. Si le diagnostic est hésitant, mieux vaut commencer par des bains tièdes et frais — 33°, 30°, 28° — sauf à abaisser les jours suivants le chiffre thermique, si les signes de fièvre typhoïde se précisent.

Un autre moyen préventif à opposer à la néphrite typhoïdique est la modération dans l'emploi des bouillons de viande. Pour notre part, nous ne les autorisions qu'en petite quantité. Quelques cuillerées par jour et très légers. A un rein qui fonctionne déjà mal du fait de l'infection typhoïdique, il n'est point indiffférent de donner à filtrer les principes d'un bouillon qui est à la fois chargé de déchets toxiques et de chlorure de sodium.

d. *L'albuminurie pneumonique* appartient aux formes les plus diverses des néphrites : néphrites passagères, néphrites avec anurie et hématuries, néphrites prolongées (Talamon, Caussade, Chauffard, etc.). Sur un chiffre de 50 pneumonies [1], nous avons compté une néphrite chronique qui suivit la convalescence. La diarrhée, des troubles digestifs persistèrent ; puis survint de l'oppression avec crises d'urémie dyspnéique et gastro-intestinale. Toutes ces crises, tout d'abord calmées par des soustractions sanguines et le régime lacté, finirent par emporter le malade. Dans les cas de complication rénale, la défervescence a souvent des allures lentes et traînantes.

Le traitement de la néphrite aiguë n'offre matière à aucune considération spéciale. C'est toujours le régime *lacto-hydrique, lacté*, la suppression du bouillon dans les pneumonies graves, l'application *de ventouses scarifiées* sur les reins. Une précaution essentielle consiste dans l'abstention systématique des vésicatoires pendant la période fébrile. Nous avons jadis constaté deux cas de mort en semblable condition. Des hématuries, puis l'anurie avaient fait suite à l'application d'un vésicatoire trop longtemps laissé en place et trop large (15 et 20 heures de temps, 10/15 centimètres et 10/10). A la période de convalescence et quand la convalescence est traînante, une application de vésicatoire peut être faite sans danger, à condition qu'il ne soit pas laissé plus de six à huit heures en place et trop large (10/5 en moyenne). Il est bien entendu que les urines ne doivent point contenir d'albumine.

e. *L'albuminurie diphtérique,* outre l'albuminurie passagère des formes infectieuse et toxique, peut donner naissance à des formes chroniques (Lécorché et Talamon). M. Marfan

1. Ch. Fiessinger, *La pneumonie,* 1890, p. 67.

avait jadis pensé que l'albuminurie précoce pouvait servir de diagnostic au croup d'emblée ; mais ce signe peut également s'observer dans la laryngite catarrhale non diphtérique. Ajoutons qu'on peut observer des œdèmes sans albuminurie qui apparaissent dans la diphtérie du quinzième au vingtième jour (Sanné).

Le traitement sera diététique et médicamenteux. Les fonctions rénales sont peu troublées dans les formes moyennes, mais comme les chlorures paraissent retenus dans la période aiguë, on aura soin de ne pas donner dans l'alimentation de bouillons qui contiennent toujours trop de sel. On administrera en plus le *sérum antidiphtérique* (10 à 15 centimètres cubes chez un nouveau-né, 20 centimètres cubes au delà de dix-huit mois, 40 ou 60 centimètres cubes chez un enfant plus âgé ou un adulte). L'albuminurie peut suivre l'injection, mais rien ne prouve qu'elle soit causée par elle. Au contraire avant la sérothérapie, l'albuminurie existait dans 70 à 75 °/₀ des cas, depuis la sérothérapie ce chiffre a quelque peu baissé et est tombé à 60 °/₀. Il faut donc injecter le sérum sans crainte. A noter que l'albuminurie de la diphtérie ne s'accompagne en général pas d'œdème et devient rarement chronique.

f. *L'albuminurie des cholériques.* — On connaît l'anurie des cholériques ; elle dure pendant toute la période algide et jusqu'à la mort ; quand le malade guérit, les urines reparaissent très albumineuses et chargées de cylindres rénaux. Ce qu'il importe de connaître c'est la cause de cette albuminurie. Sans doute elle dépend pour une part des lésions d'une néphrite infectieuse banale, seulement l'élément mécanique y joue également un rôle important. L'urine chasse les produits de transsudation accumulés dans les tubuli. Rappelons que cette origine mécanique de l'albuminurie est également la cause la plus essentielle de l'albuminurie dans l'intoxication mercurielle.

C'est une des raisons pour lesquelles les liquides aqueux absorbés en abondance : *entéroclyse, transfusion veineuse, transfusion hypodermique*, constituent la médication la plus efficace. Du reste, de vieux paysans qui avaient assisté à l'épidémie cholérique de 1854, nous ont conté que les malades qui guérissaient le mieux étaient ceux qui buvaient le plus d'eau. Ils vomissaient, mais recommençaient aussitôt à boire. Plusieurs se traînaient aux fontaines du village ; affalés à genoux, ils buvaient à même aux robinets. Dans un village des Vosges, ceux qui se traitèrent de la sorte furent même les seuls qui guérirent.

g. *Autres infections et blennorragie.* — Rien à dire sur les autres maladies infectieuses : *entérites, oreillons, érysipèle, infection puerpérale, anthrax*, etc. Aucun traitement spécial n'est à leur opposer. Dans le *rhumatisme articulaire aigu*, si le malade a des accidents cérébraux, on n'hésitera pas à le plonger dans les bains froids (à 25°), malgré l'albumine qui pourrait exister et le salicylate de soude est indiqué. Dans la *néphrite aiguë* de la dysenterie, régime hydrique, injections sous-cutanées de chlorhydrate d'émétine (4 centigrammes) dans la dysenterie amibienne ; injections sous-cutanées de sérum anti-dysentérique (20 à 40 c. c.) dans les dysenteries bacillaires.

L'albuminurie blennorragique offre matière à quelques considérations pratiques. Il ne s'agit pas d'ordonner des balsamiques à la période aiguë ; une néphrite infectieuse suraiguë pourrait s'ensuivre. En général, le début de la lésion rénale est obscur ; les malades n'éprouvent qu'un sentiment de courbature et de lassitude. Les urines renferment de l'albumine, un peu de pus, et cette albuminurie peut se prolonger pendant des années sans entraîner le moindre trouble. Les accidents urémiques sont exceptionnels. Parfois le début de la complication rénale s'annonce plus bruyamment. A l'occasion d'une cystite douloureuse, avec rétention d'urine, le malade ressent une douleur rénale exagérée par la pression, des frissons, une tuméfaction du rein, des vomissements. Les urines sont très purulentes et le pus peut contenir des gonocoques. Le repos au lit, le régime lacté et lacto-végétarien sont institués et de l'uroformine ordonnée en cas de suppuration urinaire.

h. Le *paludisme* est suivi assez fréquemment d'une néphrite aiguë ou chronique. Au cours des accès aigus peut exister une albuminurie transitoire qui se dissipe par la quinine et les toniques (de Brun). Dans le paludisme macédonien les néphrites sont rares [1]. La complication d'hémoglobinurie qu'on avait tout d'abord attribuée à la quinine est le fait du paludisme et de l'action du parasite. Les travaux modernes nous ont appris que la quinine était administrée trop parcimonieusement. Il faut non pas 1 gramme mais 3 grammes par jour.

Ajoutons que les albuminuries permanentes peuvent encore suivre le paludisme. Il s'agit de néphrites subaiguës ou chroniques, ne se distinguant, du fait de leur origine paludique, par aucun signe spécial.

9. LES ALBUMINURIES NERVEUSES. — Les albuminuries nerveuses soulèvent des points importants de pratique médicale. Un épileptique a de l'albumine dans les urines. Cette albumine est-elle effet ou cause de la crise qu'il vient de traverser ? Une hémorragie cérébrale est suivie d'albuminurie. Mais celle-ci n'existait-elle pas préalablement et n'était-elle pas un indice de lésions rénales qui accompagnaient les lésions vasculaires du cerveau ? Un autre malade, un neurasthénique est traité pour de la néphrite interstitielle. Il a en effet des maux de tête et ces maux de tête sont attribuables à une intoxication urémique qui n'existe pas. Pour d'autres variétés, la même difficulté se reproduit.

La cause de ces albuminuries est variable ; dans les hémorragies cérébrales, les traumatismes craniens, l'épilepsie, il s'agit de réflexes vaso-moteurs d'origine centrale. Dans les

1. ARMAND DELILLE, ABRAMI, PAISSEAU, LEMAIRE. *Le Paludisme macédonien* 1917. CHAUFFARD. *Le Paludisme. J. des Pratic.*, 1918, n° 30.

neurasthénies il faut réserver une place étiologique aux troubles dyspeptiques concomitants.

Nous étudierons tour à tour : 1° l'albuminurie de l'hémorragie cérébrale, de l'hémorragie méningée et des traumatismes craniens ; 2° l'albuminurie des épileptiques, des hystériques, du goitre exophtalmique, du tabès, de la paralysie générale ; 3° les albuminuries neuro-arthritiques ; 4° l'albuminurie à la suite d'excitations nerveuses périphériques (frictions d'essence de térébenthine, de pétrole).

a. *L'albuminurie de l'hémorragie cérébrale* laisse pendante une question de diagnostic. Cette albuminurie est-elle la cause ou la conséquence de l'hémorragie cérébrale ? Elle peut en être la cause ; une lésion vasculaire des artères du cerveau pouvait faire cortège à une lésion chronique du rein, cette dernière produisant en plus une hypertension artérielle qui prédispose aux ruptures vasculaires. Elle peut en être la conséquence, l'hémorragie cérébrale retentissant à la façon d'un traumatisme sur le bulbe. Comment opérer la distinction ? Quand on constate que l'hypertension est absente (pouls dur, serré, retentissement diastolique de l'aorte) sans que celle-ci s'accompagne d'albumine ou même du moindre trouble dans l'élimination rénale ? Dire que toute hypertension artérielle permanente s'accompagne de sclérose rénale, nous semble une exagération manifeste ; le simple durcissement des parois artérielles sans lésions rénales nous a paru produire des élévations considérables dans les tensions artérielles maxima. En pareil cas le bruit de galop n'existe pas, et l'hypertension minima fait défaut. Seule l'hypertension maxima est constante (T. 25-10 p. ex.). La constatation de l'hypertension artérielle complique donc le problème sans l'éclaircir.

Quand l'hypertension artérielle est absente, a-t-on chance de voir un peu plus clair ? La lésion rénale ou n'existe pas ou serait récente. Il pourrait donc se faire que l'albumine ne fût pas d'origine rénale. On ne parlera qu'au conditionnel. Une certitude n'est point possible. Le seul moyen de s'orienter est d'attendre. Au bout de quelques jours, l'albuminurie d'origine cérébrale disparaît. Nous avons publié jadis [1] une observation où le doute s'imposait. Nous trouvons une malade en plein coma. Les urines renferment à la fois du sucre (18 grammes) et de l'albumine (0 gr. 50). S'agissait-il donc d'un coma diabétique ? Non, le sucre disparaît en quatre jours. Mais l'albumine persiste. Celle-ci, si pour une part minime elle relevait d'une origine cérébrale, étant avant tout liée à une lésion rénale. Elle ne disparut pas les jours ni les mois suivants et dura jusqu'à la mort qui survint à la suite d'une hémorragie cérébrale ultérieure.

Ce que nous disons de l'hémorragie cérébrale s'applique aux *traumatismes craniens*. L'albuminurie qui y fait suite n'est que temporaire. Pratiquement, il importe peu de connaître si l'albuminurie a précédé ou a fait suite à l'hémorragie cérébrale ou au traumatisme cranien.

L'hypertension artérielle, quand elle existe, suffit pour servir de guide. C'est *la saignée* (de 300 grammes) ou les *ventouses scarifiées* sur la région lombaire (10 ventouses scarifiées), c'est le *régime hydrique, lacto-hydrique, lacto-végétarien*, hypochloruré ; ce sont les *purgatifs* qui seront prescrits. Une précaution que nous avons vue maintes fois méconnaître, est la modération dans l'emploi des boissons. Un malade a de l'hypertension artérielle, un peu d'albumine dans les urines et fait de l'hémorragie cérébrale. On doit lui donner peu à boire, sinon l'hypertension augmente et avec elle les risques de rupture vasculaire. La quantité de liquide ne doit pas excéder 1.000 grammes dans les vingt-quatre heures. Or, sous prétexte de lavage des tissus, ce chiffre est maintes fois dépassé. Il faut laver un rein malade ; donc il convient de donner des boissons abondantes. Rien de plus dangereux. Tout d'abord il n'y a rien à laver : le malade ne mange pas, a déjà subi des émissions sanguines et puis, comme nous l'avons vu,

---

1. Cɦ. Fɪᴇssɪɴɢᴇʀ. *Journ. des Prat.*, 1902, p. 150.

trop boire ne favorise nullement la désassimilation. Chez des malades comme le nôtre, sous l'effet des boissons abondantes, il y a à craindre un retour de l'hémorragie cérébrale et cet accident est maintes fois survenu.

Une albuminurie massive (de 2 à 20 grammes par litre) s'observe au cours des *hémorragies méningées*. En quelques jours elle peut disparaître complètement. C'est là un fait clinique de haute importance. En l'absence même de toute ponction lombaire, il permet de faire le diagnostic d'hémorragie méningée [1].

b. *L'albuminurie de l'épilepsie, de l'hystérie, du goitre exophtalmique, de la paralysie générale, du tabès.* — L'albuminurie post-épileptique intéresse au point de vue pratique. Si elle préexistait à la crise d'épilepsie, il peut s'agir d'une convulsion urémique. Une saignée est indispensable. Si au contraire l'albumine succède à la crise, il n'y a rien à faire. En quelques jours, le trouble urinaire a disparu. Comment dépister la nature de l'albumine et son origine rénale ou nerveuse ? Toujours par l'état de la tension artérielle et aussi les renseignements fournis (crise d'épilepsie survenant depuis l'adolescence, de temps à autre). Une albuminurie qui provoque des accès convulsifs est souvent ancienne ; il y a de l'hypertension artérielle, un bruit de galop cardiaque. Néanmoins tout cela peut manquer et l'hésitation persiste. En 1895, nous avons décrit [2] des cas d'urémie foudroyante liée à la congestion rénale abortive. Un homme de 42 ans, sans cause appréciable, sans trouble de la santé, ayant un cœur et un pouls normaux, est pris soudain d'une perte de connaissance avec convulsions épileptiformes. La crise dure dix minutes, se reproduit deux fois dans le jour. Maux de tête dans l'intervalle. Le malade n'ayant pas uriné, on le sonde et on retire un demi-

---

1. Guillain et Vincent. Valeur séméiologique de l'albuminurie dans les hémorragies méningées, *Sem. médic.*, 1909, p. 50. Guillain, *Presse médic.*, 8 nov. 1915.

2. Ch. Fressynore. *Gazette médicale* (1895, n° 31).

verre d'une urine foncée qui contient des flots d'albumine.
Saignée de deux cents grammes : régime lacté. La sécrétion
urinaire se rétablit immédiatement. En quelques jours l'albumine disparaît. Pendant les douze ans qui suivent, l'accident
ne se produit plus et le malade continue à aller bien. Nous
avions tout d'abord cru à l'origine rénale des convulsions.
Pour ce malade au moins, le rétablissement complet pendant
tant d'années nous ferait plutôt croire à une origine nerveuse
de sa crise. Il buvait de l'absinthe, aurait fait des crises convulsives liées à l'absinthisme et l'albuminurie aurait fait suite.
Nous avons vu que cette albuminurie était très abondante,
et l'urine foncée est rare. Il semblerait donc que des crises
épileptiformes d'origine nerveuse puissent donner lieu à un
syndrome urinaire rappelant celui de la néphrite aiguë avec
urémie.

Les crises convulsives de l'*hystérie* peuvent également s'accompagner d'albumine dans les urines. L'état nerveux antérieur du sujet, son caractère versatile, fantasque, l'absence
d'hypertension artérielle permettent au praticien d'écarter l'idée
d'une lésion rénale et de pencher en faveur de l'existence de
simples troubles nerveux. Il s'agit d'autant plus d'être fixé
qu'un traitement intempestif pourrait exagérer les accidents.
Les hystériques ne se trouvent pas bien des émissions sanguines.

L'albuminurie du *goitre exophtalmique* ne soulève aucune
considération pratique importante. Cette albuminurie peut être
directement d'origine nerveuse, ou commandée par les troubles
digestifs (diarrhée), si répandus. On se contentera de traiter
la maladie première (*faradisation* de la glande thyroïde pendant des mois, ce qui est la médication essentielle, tous les
autres traitements n'occupant qu'un plan plus reculé) *hémato-
éthyroïdine*, une cuillerée à café deux fois par jour, pendant
une quinzaine, dans un peu d'eau, ou *poudre d'hypophyse*
(cachets de 0,10, trois par jour les 10 ou 15 jours suivants),
quinine, salicylate de soude, etc. Ajoutons qu'en cas de défail-

lance cardiaque, l'albuminurie peut être dûe à la congestion rénale consécutive.

Pour la *paralysie générale*, l'albumine qui existe dans cette maladie peut empêcher l'application d'un vésicatoire à la nuque. Il n'est jamais prudent de pratiquer une révulsion cantharidienne à un sujet dont les urines contiennent de l'albumine. Ajoutons que, dans la paralysie générale, les vésicatoires n'exercent aucune action efficace. Ce qu'il faut en pareil cas, c'est une révulsion plus énergique et plus profonde. Le *séton à la nuque*, le *cautère* à la pâte de Vienne, à la réhabilitation duquel nous avons contribué, étaient fréquemment utilisés par les professeurs Ballet et Raymond. Une élimination abondante de principes toxiques par le pus (Carle), des actions phagocytaires favorisées à distance se produisent de ce fait.

Lorsqu'un *tabétique* présente de l'albumine dans les urines, faut-il lui ordonner le traitement mercuriel? Son albumine peut être d'origine nerveuse, syphilitique ou rénale. Si elle est rénale, et qu'il existe de l'hypertension artérielle, le mercure est contre-indiqué. Si elle est abondante et qu'il n'existe pas d'hypertension, on peut ordonner un traitement mercuriel, à condition d'interrompre tout de suite si l'albumine augmente. Si les qualités d'albumine sont très faibles — on peut également recourir au traitement spécifique rigoureusement surveillé. — Crainte d'accidents, il vaut toujours mieux commencer par des injections de sels solubles, après quelques jours de régime lacté et de repos au lit. Si les sels solubles (5 milligrammes à 1 centigramme de biiodure, 2 centigrammes de benzoate de mercure) sont supportés, on pourra toujours plus tard recourir au traitement du tabes par injections insolubles (calomel, 0 gr. 05 ; ou huile grise, 4, 5 gouttes) toutes les semaines. Le traitement par *l'arsénobenzol*, nous l'avons vu supporté quand le mercure échouait. M. Leredde recommande les doses faibles (0,10 de *novarseno-benzol* pour la première injection, 0,15, 0,20 pour les injections suivantes) [1].

c. *Les albuminuries neurasthéniques* reconnaissent des origines diverses. Tout d'abord, une origine nerveuse centrale, une origine phosphaturique, oxalurique, puis une origine gastro-intestinale, hépatique. L'albuminurie nerveuse — qui peut être admise en l'absence des troubles digestifs concomitants — sera traitée par le régime ordinaire du neurasthénique : repos, confiance rendue au malade, injections sous-cutanées de glycérophosphate de soude, de lécithine, etc. Nous avons jadis établi dans le groupe des albuminuries nerveuses deux formes curieuses. La première fait suite à une albuminurie lésionale. Une néphrite infectieuse ouvre la scène : les accidents s'amendent, l'œdème disparaît, mais il persiste des traces d'albumine. Là-dessus, le malade s'inquiète ; il est pris d'obsession, de crainte de mourir, s'imagine que sa maladie est incurable. Des troubles digestifs s'installent. Que faire ? Traiter l'estomac, sans doute, mais aussitôt les digestions régularisées, rassurer le malade en lui permettant son alimentation ordinaire, sans défense d'aucun aliment, quel qu'il soit. Il mangera de tout et rien ne lui fera mal. Il boira du vin, consommera du bouillon gras. Il guérira très vite. En 1902 [2], nous avons signalé plusieurs de ces faits. Sous le nom *d'albuminuries intermittentes chroniques consécutives à des maladies infectieuses*, Eichhorst [3] a décrit après nous des faits de même ordre et insiste sur le traitement psychothérapique comme facteur de guérison.

Début par une néphrite, état nerveux consécutif. Guérison immédiate par la certitude donnée au malade qu'il guérira et qu'il n'a plus besoin d'aucune précaution dans le choix de ses aliments. Ce sont là des *albuminuries nerveuses consécuti-*

1. Leredde. Traitement du tabes. A. Maloine et fils édit., 1918.

2. Ch. Fiessinger. *Journal des Pratic.*, 1902, n° 22.

3. Eichhorst. Les albuminuries intermittentes chroniques comme suite des néphrites infectieuses (*Med. Klinik*, 13 avril 1909).

ves à une albuminurie lésionale. On les guérit en remontant le système nerveux. Leur étude doit être mise en regard des *états neurasthéniques* qui, eux, sont fonction d'intoxication et ressortissent à l'*insuffisance rénale.* Il y a, en pareil cas, de l'hypertension artérielle, un bruit de galop cardiaque, de la céphalée, des accidents dyspnéiques. Il faut traiter le rein et le cœur, user du régime lacto-végétarien hypochloruré, ordonner de la *théobromine* (2 cachets de 0 gr. 50 par jour) et de la *digitaline* à très faible dose (1/10 de milligramme) dix jours de suite. Interrompre trois à quatre jours et ainsi de suite.

Le second groupe que nous avons isolé des albuminuries nerveuses est celui des *albuminuries de la cinquantaine, d'apparence rénale.* A cet âge, on croit volontiers à une maladie organique. Deux signes de valeur inégale permettent d'écarter l'idée d'une lésion rénale : l'*état de la tension artérielle* et le *coefficient d'oxydation azotée* [1]. La tension artérielle est faible et en hypotension chez l'albuminurique d'apparence rénale ; elle est forte, en hypertension chez l'albuminurique d'origine rénale. Le coefficient d'oxydation azotée, c'est-à-dire le rapport de l'urée à l'azote total, est de 85 % à l'état normal. Pour 100 parties d'azote, 85 appartiennent à l'urée et 15 aux autres matériaux azotés. Dans les scléroses rénales ce chiffre serait faible ; il oscille entre 77 et 80 % (A. Robin) ; dans les albuminuries d'apparence rénale, ce chiffre est normal (85 %). Ce dernier caractère toutefois semble moins important. Nous avons plusieurs analyses où le coefficient d'oxydation azotée ne dépasse pas 78 ou 80 %, et cependant il n'existe aucun signe concomitant d'insuffisance rénale. Parfois ces malades présenteront une augmentation temporaire de l'urée sanguine (0,50 à 0,90) cette azotémie est toute passagère et disparaît avec le régime lacto-végétarien dans la quinzaine.

La conclusion pratique est qu'il ne suffit pas qu'un homme

1. Ch. Fiessinger. *Journ. des Pratic.*, 1904, p. 587.

de cinquante ans présente de l'albumine dans les urines pour
conclure à l'origine rénale de celle-ci. Il faut être bien sûr que
la cause neuro-arthritique et les troubles digestifs ne sont pas
les coupables. Nous avons publié l'observation d'une dame de
cinquante ans traitée comme brightique. En effet, elle avait
des urines albumineuses (25 centigrammes), une peau sèche, un
œdème léger des extrémités. Mais la tension artérielle était
au-dessous de la normale et le chiffre d'oxydation azotée très
élevé (91 %). Il suffit de traiter les troubles digestifs qui accompagnaient cet état, pour voir disparaître l'œdème et tous les
accidents. Au bout de treize ans, la malade continue d'aller
bien. Elle ne retombe qu'à la suite de troubles digestifs pour
guérir aussitôt que ceux-ci sont dissipés.

Une autre variété d'albuminurie nerveuse, l'*albuminurie
phosphaturique* décrite par le professeur A. Robin, nous
semble ressortir à des espèces distinctes. M. A. Robin décrit
certaines de ces albuminuries comme aboutissant au mal de
Bright. Il resterait à démontrer que les albuminuries que
signale une semblable évolution sont vraiment provoquées par
la phosphaturie seule. La tuberculose dissimulée derrière la
phosphaturie ne serait-elle pas la vraie coupable? Les albuminuries phosphaturiques, qui n'évoluent pas vers le brightisme,
sont d'origine nerveuse ou stomacale. M. A. Robin leur reconnaît pour cause le surmenage nerveux combiné avec le sédentarisme et l'alimentation azotée surabondante. Il faut remonter
le système nerveux, régulariser les digestions, réduire l'alimentation azotée. Les eaux de *Saint-Nectaire* conviennent à
merveille à ces albuminuries, la cure devant être prolongée
assez longtemps (vingt à vingt-cinq jours et la balnéation ne
devant y tenir qu'une place accessoire). Le malade boit 100 à
200 grammes d'eau le matin et autant le soir (A. Robin). Les
malades atteints de rhumatisme ou de névralgies iront à *Néris*
ou *Plombières*.

A rapprocher de l'albuminurie phosphaturique l'*albuminurie oxalurique*, décrite par le Dr Bergouignan d'Evian, et
où les accidents de neuro-arthristisme s'accompagnent d'une

élimination d'albumine et d'oxalates par les urines. La maladie est d'ordinaire consécutive à des troubles digestifs, ceux-ci pouvant être la suite du surmenage nerveux. Le traitement est le repos, le régime dirigé contre les troubles dyspeptiques concomitants, une cure à *Evian, Vittel, Contrexéville*.

d. *Les albuminuries nerveuses gastro-intestinales* naissent au cours de maladies gastriques ou intestinales chez des sujets en général neuro-arthritiques dont le rein est lésé au passage d'albumines étrangères qui n'ont pas subi l'élaboration digestive. Les fatigues générales, intoxications diverses groupées sous le nom de neurasthénie agissent d'une double façon sur l'apparition des manifestations rénales. Elles augmentent la débilité du rein et provoquent l'atonie des voies digestives. Le pronostic doit parfois être réservé ; des néphrites chroniques confirmées pourraient survenir à la longue si les intoxications se répètent. Il convient donc, outre la médication contre l'état neurasthénique (injections sous-cutanées de *glycéro-phosphate de soude, strychnine* et *douches tièdes* de 2 à 3 minutes de durée), de traiter le tube digestif ; obtenir des garde-robes régulières, combattre les fermentations et activer l'évacuation de l'estomac par le *bicarbonate de soude* combiné aux poudres absorbantes : *carbonate de chaux, magnésie hydratée ou calcinée, sous-nitrate de bismuth*. Ces cachets seront répétés 4 à 6 fois par jour, la dose de bicarbonate et de poudre absorbante étant dans chacun de 0 gr. 15 à 0 gr. 30. Les eaux de *Brides*, de *Vichy*, seront prescrites, les premières convenant davantage aux albuminuriques obèses, les secondes aux albuminuriques uricémiques à gros foie.

Les *albuminuries dyspeptiques* se produisent chez les neuro-arthritiques qui consomment une nourriture carnée trop abondante ou chez des dyspeptiques hypersthéniques avec ou sans fermentation. Traitement stomacal par les *poudres bismuthées, magnéso-bismuthées*. Saison hydro-minérale à SAINT-NECTAIRE,

Vittel, Martigny, Contrexéville ; les nerveux se trouveront bien de Plombières ; les constipés, de Chatelguyon.

Les albuminuries hépatiques sont indirectement d'origine nerveuse comme les précédentes. La neurasthénie exagère la débilité rénale et les infections d'origine intestinale ou biliaire susceptibles de provoquer cette forme d'albuminurie. Même note pour les *albuminuries cycliques*. L'épuisement nerveux renforce les conditions d'hérédité goutteuse ou arthritique qui provoquent ces albuminuries. Dans toutes ces formes l'arthritisme vient se surajouter à l'élément nerveux pour constituer des albuminuries d'origine mixte. Nous en avons parlé précédemment au chapitre des albuminuries arthritiques.

Les albuminuries à la suite d'excitations nerveuses périphériques offrent plutôt un intérêt spéculatif que vraiment pratique. L'excitation peut provenir d'une inflammation du nerf. Dans la diphtérie, les urines deviennent albumineuses peu avant l'apparition de la polynévrite. Mais, en pareil cas, l'état infectieux domine l'état inflammatoire et c'est le premier qui doit être accusé. Quant à l'albuminurie qui fait suite à des excitations superficielles et à des frictions d'essence de térébenthine ou de pétrole, l'élément toxique produit par l'absorption vient s'adjoindre à l'action irritante externe de ces produits. En sorte que les albuminuries par excitation périphérique sont d'ordinaire mixtes, liées à la fois à cette excitation périphérique et aussi à une action infectieuse ou toxique. C'est en agissant sur la cause, en supprimant les frictions irritantes, que la guérison sera obtenue.

10. Les albuminuries mécaniques. — Les albuminuries mécaniques sont souvent liées à la stase sanguine ; seulement cette stase peut s'observer dans des conditions très distinctes. Elle se produit dans les maladies de cœur et aussi dans la simple station debout. Les maladies de cœur produisent la stase dans les cas de dilatation cardiaque, que celle-ci provienne d'une

affection primitive du cœur ou d'une affection pulmonaire ou autre à retentissement cardiaque. La simple station debout produit la stase veineuse dans le rein qui est plus ou moins touché, comme elle provoque la stase veineuse dans les jambes, lorsque la circulation en retour est entravée. Nous décrirons tour à tour ces deux albuminuries : l'albuminurie cardiaque et l'albuminurie par la station debout, dite orthostatique. Ceci fait, nous réserverons quelques lignes à la néphrite calculeuse, celle-ci provoquée par le traumatisme du calcul et par conséquent pouvant ressortir aux albuminuries mécaniques.

a. *Albuminurie cardiaque.* — A ce sujet bien connu, des données neuves permettent constamment d'apporter quelques développements et des retouches. On sait tout d'abord qu'il existe une albuminurie cardiaque par stase, dans tous les cas de fléchissements myocardiques. Le cœur n'a-t-il pas fléchi ? L'albuminurie peut exister également si le rein a été lésé le premier. Parfois encore il se produit des embolies septiques dans l'endocardite infectante, des infarctus du rein. Surtout, et le fait se remarque dans l'insuffisance aortique (Talamon), une néphrite subaiguë peut se déclarer, celle-ci d'origine infectieuse. Une cause tuberculeuse règne dans certains cas ; les malades font des hématuries, des poussées fébriles qui peuvent se terminer par méningite tuberculeuse. Nous avons vu cette complication chez deux adultes, un homme de 30 ans et une jeune fille de 24 ans, préalablement atteints d'insuffisance aortique [1].

Le traitement de ces néphrites subaiguës sera celui de toutes les inflammations rénales à symptômes voisins : *régime hydrique, hydrolacté, lacté, repos au lit, ventouses sèches ou scarifiées* sur les reins. Peu donner à boire les premiers jours, crainte d'augmenter l'hématurie. Aussitôt que l'anasarque aura disparu, potages au lait, œufs, légumes, pâtes, fruits.

1. Il existe une forme méningée de l'endocardite maligne non de nature tuberculeuse, mais d'origine streptococcique (*Journal des Praticiens*, 1920, p. 605.

Peu de sel dans les aliments. La viande sera autorisée en petites quantités à midi si toute trace d'œdème s'est dissipée. Précaution essentielle : ne pas hésiter à prescrire de très légères doses de *digitaline,* surtout dans les périodes fébriles : 5 gouttes de la solution de digitaline cristallisée à 1/1000, six à huit jours de suite. Interrompre quatre à huit jours et reprendre. Un cœur atteint d'insuffisance aortique a tendance à fléchir dès qu'il se produit une complication infectieuse. Il n'est pas rare, en pareil cas, de constater à la pointe du cœur l'existence d'un souffle systolique aspiratif, traduisant une insuffisance valvulaire fonctionnelle surajoutée. Et la digitaline une fois commencée dans l'insuffisance aortique doit être continuée un plus long temps souvent que dans telle autre maladie valvulaire, l'insuffisance mitrale par exemple. Un cœur aortique fatigué a toujours plus tendance à fléchir qu'un cœur mitral.

Comme pronostic, le médecin se montrera réservé. Il notera avec soin les incidents fébriles qui traversent le cours de l'insuffisance aortique endocardique. Si la maladie est d'ordinaire bénigne et bien moins pénible à supporter que le rétrécissement mitral, en revanche ces mouvements fébriles imposent une circonspection très grande. Des endocardites infectantes d'autre cause encore que la tuberculose peuvent être en jeu. Il est peu probable que le malade vivra plus de quelques mois.

Il peut donc se superposer aux maladies du cœur et particulièrement à l'insuffisance aortique, des *néphrites subaiguës,* celles-ci parfois d'origine tuberculeuse. C'est un premier groupe d'albuminuries cardiaques. Un autre groupe comprend l'albuminurie des *néphrites interstitielles.* L'albuminurie peu abondante s'accompagne d'hypertension artérielle et bientôt de tachycardie et d'un bruit de galop cardiaque. Les malades ont des épistaxis, des vertiges, des démangeaisons. Bientôt surviennent la céphalée, les crampes dans les mollets et tous les signes du petit brightisme.

Ce traitement sera avant tout le régime lacto-végétarien hypochloruré. Peu de viandes, en général. *Théobromine*

(0 gr. 50, 2 fois par jour). Pas plus de 1.200 à 1.500 grammes de liquide dans les vingt-quatre heures, crainte d'augmenter la pléthore vasculaire, et de ce fait, le travail du cœur. En cas d'accidents urémiques, régime *hydrique, lacto-hydrique* quelques jours de suite : toutes les heures, un verre à bordeaux d'eau ou un mélange d'un verre à bordeaux de lait et d'eau. Si le malade est goutteux, laxatifs fréquents : *sulfate de soude*, une cuillerée à dessert dans un verre d'eau de Vichy, tous les matins à jeun. Continuer un mois. Interrompre deux à trois mois et reprendre. La *colchicine :* un granule de 1 milligramme trois fois par jour, continué de trois à six jours, semble exercer une action sur l'hypertension artérielle qu'elle abaisse passagèrement chez les goutteux atteints de néphro-sclérose en réduisant les crises hypertensives superposées à l'hypertension permanente. Lorsque le cœur fléchit — et sa défaillance se manifeste à la tachycardie, compliquée ou non de bruit de galop cardiaque, — il ne faut point tarder : tout de suite la *digitaline* à très faible dose sera prescrite (V gouttes de la solution de digitaline crist. à 1/1000, 10 jours de suite. Interrompre 3 jours. Reprendre 10 jours et ainsi de suite pendant des mois). Lorsque le *malade est obèse,* on le fait maigrir par le régime alimentaire que nous avons maintes fois signalé. En pareil cas, les viandes sont bien tolérées ; on aura simplement le soin de très peu les saler. Bien des cardiaques atteints d'hypertension artérielle avec albuminurie guérissent complètement du jour où on les fait maigrir. Le cœur se remet tout à fait et il ne reste dans les urines que des quantités impondérables d'albumine qui n'occasionnent plus aucun trouble.

La *théobromine,* dans les cas de défaillance cardiaque, continuera d'être associée à la *digitaline* et la double médication sera poursuivie pendant des mois — avec arrêt de temps à autre pour quelques jours. Nous ne pouvons pas dire que les néphro-scléreux ne meurent plus depuis que avec Huchard nous avons mis en œuvre cette médication, mais ils vivent de longues années et peuvent reprendre toutes leurs occupations.

Le terrain déblayé reste maintenant l'*albuminurie cardia-*

que, vraiment mécanique, qui est l'albuminurie par stase. Cette albuminurie est parfois très abondante. On ne se contentera pas de sa présence pour ordonner simplement le régime hydrolacté, puis lacté sans adjonction médicamenteuse. Chaque fois qu'un malade est albuminurique, il faut ausculter avec soin le cœur, rechercher un bruit de souffle, voir si le foie est gros, les jugulaires gonflées. Maintes fois un malade a été traité pour une néphrite et sa dyspnée mise sur le compte de l'urémie. Le *traitement digitalique* à faible dose (V gouttes de la solution de digitaline crist. à 1/1000 dix jours de suite, interrompre quelques jours et reprendre ensuite) suffit à amener la guérison intégrale. Inutile de rappeler le secours que le traitement digitalique retire les premiers jours du séjour concomitant au lit, uni au régime de réduction des liquides (600 à 750 gr. de lait et d'eau) quelques jours suivi du régime lacté.

D'ordinaire l'albuminurie cardiaque disparaît complètement. Elle peut persister entre les crises d'hyposystolie ou d'asystolie sans autre trouble que le signe de sa présence. Les sujets gardent des traces d'albumine comme signature d'une congestion rénale qui n'a pas été réduite totalement. Lorsque cette albuminurie sans gravité tourne à la néphrite, une cause toxique ou infectieuse est venue se surajouter à la stase. Nous avons vu des cardiaques atteints d'albuminurie par stase pendant des années. Une néphrite ne semble pas y faire suite directement. Quand elle se produit, et cela arrive, comme nous l'avons dit, surtout dans l'insuffisance aortique, une autre influence entre en jeu.

Ajoutons l'association possible des deux maladies, une lésion cardiaque et une néphrite chacune s'étant développée indépendamment de l'autre et évoluant pour son propre compte. A un moment donné la défaillance du cœur retentit sur le rein dont l'albumine augmente. Le traitement deviendra cardiaque, comme précédemment.

b. *Albuminurie orthostatique.* — Les albuminuries orthostatiques, d'abord classées à titre de maladies distinctes, ne traduisent dans cette conception nosologique que le tour mental des observateurs qui les ont décrites. Une vue exclusivement analytique et fragmentaire a inspiré leur étude ; l'orthostatisme, c'est-à-dire l'apparition ou l'augmentation de l'albumine dans la station debout, est un fait commun à toutes les albuminuries, quelle que soit leur origine ; un symptôme qui appartient à des maladies multiples, on comprend mal qu'il ait été érigé à l'honneur d'une entité nosologique différenciée. Toujours il s'agit d'une lésion rénale, plus ou moins profonde, plus ou moins apparente, et qui parfois ne révèle son atteinte qu'à l'occasion de la stase circulatoire produite par la position debout [1] ; l'absence de mouvements des membres inférieurs exagère la fréquence de l'albuminurie (Jeanneret). Les sujets atteints de *scoliose* ou de *lordose* en sont parfois atteints.

Quoi qu'il en soit de l'interprétation on croise l'orthostatisme dans les conditions suivantes :

1° Les néphrites typiques où l'albuminurie est augmentée par la station debout ; 2° les albuminuries fébriles (par conséquent d'origine rénale indubitable) se traduisant à la fin de la période aiguë ou pendant la convalescence, par de l'albuminurie exclusivement orthostatique ; 3° les albuminuries orthostatiques qui font suite à une maladie infectieuse grave ou à une néphrite antérieure ; 4° les albuminuries orthostatiques qui semblent tout d'abord fonctionnelles, mais qu'un examen plus complet rattache à une lésion organique ; 5° les albuminuries orthostatiques sans néphrite antérieure et sans signes d'insuffisance rénale. Castaigne, dans ces formes, a mis en évidence la fragilité de l'épithélium rénal, en sorte que chez de pareils sujets, il existe un état de débilité rénale héréditaire, quand elle n'est point acquise [2].

Quel *traitement* ordonner contre un symptôme qui revêt

---

1. Achard. L'albuminurie orthostatique et son traitement. *J. des Pr...*, 1916, n° 40.

2. Castaigne. *Loc. cit.*, p. 360.

des significations si différentes ? C'est un régime d'hygiène générale qui seul peut être institué. L'alimentation sera lacto-végétarienne. En plus deux à trois œufs pourront être autorisés, mais pas davantage. Joignons que le malade ne prendra de la viande — une viande fraîche de boucherie ou de volaille — ou du poisson frais, qu'à midi. Il est inutile, en général, d'abaisser les rations de sel. La puissance filtrante du rein est suffisante pour éliminer les principes salins et quand il n'existe ni œdèmes, ni dépérissement du sujet, comme il arrive dans les néphrites interstitielles avec rétention chlorurée sèche, dans tous ces cas, on peut autoriser le chlorure de sodium dans les aliments. Du vin est permis, ainsi que du café.

Les malades éviteront le froid, porteront de la flanelle, se soumettront à des frictions sèches. La nourriture se composera d'une alimentation lacto-végétarienne, avec viandes fraîches de boucherie à midi (jambon, porc frais, volaille, mouton, bœuf). Les œufs sont permis. Le gibier, les crustacés, les coquillages, aliments de haut goût, sont interdits. Les *laxatifs légers* sont utiles une à deux fois par semaine (une cuillerée à café de sulfate de soude à jeun). La cure de repos est inutile, une heure de repos dans la position horizontale est utile après les repas. Une saison balnéaire à *Saint-Nectaire, Evian, Vittel, Brides, Vichy*, etc., pourra être nécessaire : les eaux de *Saint-Nectaire* préférables pour les nerveux avec nutrition viciée, les eaux d'*Evian* et de *Vittel* plus favorables aux uricémiques et aux goutteux. La *gymnastique musculaire* est utile, ainsi que le *massage*, les *frictions alcooliques*, les douches tièdes ou écossaises.

A propos des albuminuries orthostatiques, une question se pose. Convient-il d'admettre de pareils sujets à une *assurance pour la vie ?* Il est fort difficile d'émettre une réponse ferme, certains de ces malades guérissant tout à fait ; d'autres, au bout d'un très grand nombre d'années finissent par succomber à une néphrite. Le médecin tiendra compte des circonstances ; si la quantité d'albumine est faible (0 gr. 25 à 0 gr. 40) souvent absente et compatible avec un excellent état général, il pourra accepter les candidats. Les Allemands les agréent en demandant qu'ils soient simplement soumis à une augmentation de la prime annuelle.

c. *L'albuminurie calculeuse*. — C'est surtout dans les calices et les bassinets que se développent les calculs rénaux ; mais de petites concrétions peuvent naître dans l'intérieur du parenchyme. La présence de ces épines irritatives crée des obstacles au cours de l'urine et détermine parfois de la distension rénale. Mais des lésions parenchymateuses peuvent aussi faire suite ; il se produit progressivement une atrophie des glomérules, des tubes contournés, des tubes droits. Des bandes de tissu scléreux parcourent l'organe et conduisent à son atrophie, avec établissement de poches kystiques. Dans ces conditions les urines sont acides et albumineuses : l'albumine est d'ordinaire en petite quantité, mais elle est associée à des globules sanguins et de petits caillots fibrineux. Si cette albuminurie fait suite à des coliques néphrétiques, s'accompagne de douleurs profondes, unilatérales, avec irradiations lombo-abdominales, abdomino-génitales, urétérales, vésicales, si les mictions sont plus abondantes et plus fréquentes, il y a lieu de songer à une albuminurie calculeuse. Le traitement diurétique sera ordonné. Une cure à *Vittel, Evian*, complètera la médication. Les eaux de Vichy ne pourront être prescrites qu'avec précaution, crainte d'alcaliniser les urines et d'amener de ce fait la précipitation des phosphates qui viendraient former des calculs phosphatiques risquant d'incruster et de grossir les calculs uriques préexistants. L'intervention chirurgicale pourra être conseillée dans les formes douloureuses, tenaces, et qui s'accompagnent d'accidents graves d'infection concomitante. En pareille occurrence, la néphrotomie et la néphrolithotomie sont les opérations de choix.

VII. Les urémies. — Nous ne croyons point que pour traiter un malade atteint de néphrite, il suffise d'avoir établi

le bilan de ses chlorures alimentaires et de connaître le chiffre
de sa rétention uréique. Il est des rénaux — des vieillards —
qui ne présentent point d'azotémie (0 gr. 30 à 0 gr. 45 d'urée
sanguine), qui sont soumis au régime déchloruré, dont le cœur
n'a point fléchi, et qui néanmoins présentent des crises noc-
turnes de dyspnée urémique. Les émissions sanguines et le
régime lacto-hydrique les remettent tout de suite. Le laboratoire faisait croire à de l'asthme nerveux et trois de ces malades étaient en effet traités par des iodures, des préparations
de valériane, des poudres antiasthmatiques ; sauf la morphine, rien ne soulageait, mais la morphine a calmé si bien
l'un de ces malheureux, une femme de 68 ans, qu'elle est morte
subitement trois heures après une injection (de un cgr). Or,
la clinique disait dyspnée urémique et la clinique avait raison.
La clinique savait que l'asthme nerveux ne se déclare pas à
soixante ans et si le laboratoire ne confirmait pas les notions
cliniques, c'était tant pis pour lui ; car les conseils qu'il ins-
pirait conduisaient à des traitements inefficaces, voire dangereux.

Il est utile de séparer les accidents qui appartiennent à la
rétention chlorurée (*urémie hydropigène*) de ceux qui appartiennent à la *rétention azotée* (*urémie sèche* ou *azotémique*) ;
(Widal), mais ces deux formes écartées, il en reste une troisième, une sorte d'urémie, dissociée (monosymptomatique) qui
se traduit cliniquement par la *dyspnée nocturne* (dyspnée toxi-
alimentaire de Huchard), alors que les substances toxiques qui
lui donnent naissance appartiennent, ce semble, à une autre
source que les chlorures et l'urée sanguine.

Cette réserve posée, entrons dans la description de ces
grandes formes d'urémie heureusement séparées par M. Widal et son école.

I. Urémie hydropigène. — L'urémie hydropigène peut se
compliquer d'urémie azotée ; mais elle évolue aussi isolément
et se manifeste par des symptômes nettement accusés : 1° Tout

d'abord l'*œdème* plus ou moins généralisé ; 2° des *accidents respiratoires* sous forme de bronchites albuminuriques et d'hydrothorax ; 3° des *accidents digestifs* avec vomissements répétés et diarrhée aqueuse ; 4° des *symptômes nerveux* avec céphalée, respiration de Cheyne-Stokes ; 5° des *troubles oculaires* avec amaurose subite et transitoire. Tous ces désordres sont produits par la chlorurémie et peuvent disparaître avec elle.

Cliniquement l'urémie hydropigène se montre : 1° *dans les maladies rénales* ; 2° dans les *congestions rénales d'origine cardiaque.* En sorte qu'on peut distinguer les urémies rénales et les urémies cardiaques. Le traitement des deux formes, se rapprochant par certains traits, s'en différencie par d'autres. Cette distinction au point de vue thérapeutique est capitale, car nous avons vu des cardiaques infiltrés traités comme des rénaux et traînant pendant des mois, alors qu'il suffisait d'un peu de digitaline pour les remettre sur pied.

a. *Urémie hydropygène dans les maladies rénales.* — Dans toutes les formes d'urémie, quelle que soit leur cause, hydropigène, cardiaque, azotémique, le régime diététique est le même dans les dix premiers jours : repos au lit ; vingt-quatre à quarante-huit heures de régime hydrique : 1 litre à 1 litre 1/2 d'eau par verres à bordeaux toutes les heures ; trois à cinq jours de régime lacto-hydrique à raison de 600 à 750 grammes d'eau matin et soir, puis régime lacté : 1500 à 1800 grammes de lait.

Certains accidents tels que la *respiration de Cheyne-Stokes* nécessitent même un régime plus sévère encore ; six à huit jours de régime hydrique. Sous cette condition, nombre de malades peuvent se remettre pour de longs mois. De même les *vomissements* et la *diarrhée ;* le régime hydrique est le meilleur traitement à leur opposer (L. Rénon). Au bout de dix à quinze jours, le régime déchloruré sera institué et sans viandes, le praticien ne pouvant toutes les quinzaines procéder à un dosage de l'urée sanguine pour savoir s'il existe ou non de l'azotémie concomitante. Du cacao au lait, des pommes de terre bouillies, du riz au lait, des petits pois, des épinards au sucre, des fruits cuits composeront l'alimentation. De l'eau en général comme boisson (et toujours pas plus de 1.500 grammes de liquide par jour). Le repos au lit sera prolongé pendant deux à trois semaines.

Au point de vue thérapeutique, deux médications sont également communes à toutes les formes d'urémie : les *émissions sanguines* et la *théobromine*.

Une *saignée* de 300 grammes contre les accidents dyspnéiques ou cérébraux, suivie les jours suivants de l'application éventuelle de six à dix ventouses scarifiées sur les reins et de grosses améliorations sont constatées.

La *théobromine* ne sera point prescrite en cas d'anurie ; elle irrite le rein et risque d'aggraver le premier jour. Mais après l'émission sanguine et le régime hydrique du début, elle retrouve tous ses droits. Chez les cardiaques, les reins étant moins touchés que chez les rénaux, elle est sans inconvénient le premier jour (2 cachets de 50 centigrammes) et produit des résultats immédiatement favorables.

Les *purgatifs*, s'ils peuvent être ordonnés dans les trois formes, rendent surtout service dans l'urémie hydropigène rénale. C'est contre la céphalée qu'ils réussissent le mieux : *20 grammes d'eau-de-vie allemande* ou *50 centigrammes de scammonée* si après vingt-quatre heures, l'effet de l'émission sanguine et du régime hydrique n'a point amendé les accidents. Chez les cardiaques, les drastiques fatiguent ; le cœur se relève plus lentement à la suite d'un purgatif drastique lequel au surplus se montre inutile pour l'ordinaire.

Les *sudorifiques* seraient plus spécialement réservés à l'urémie hydropigène ; ils sont d'action précaire. On a recommandé les pommades au nitrate de pilocarpine (0 gr. 10 pour 50 grammes de vaseline) ; enduire le dos et la poitrine avec cette pommade ; entourer de coton et de taffetas gommé jusqu'à sudation (Mollière, de Lyon). Le simple enveloppement du thorax matin et soir avec du coton et du taffetas gommé, sans emploi de pommade, produit des résultats aussi satisfaisants ; ces enveloppements très simples entretiennent une moiteur de la peau tout à fait favorable et sans fatiguer le sujet.

Contre *les crises dyspnéiques*, le traitement sera avant tout causal : saignée, régime hydrique, théobromine. Aux périodes anciennes du mal, ces moyens ne peuvent plus guère être employés, du moins les deux premiers. Le malade est faible et supporte malaisément les émissions sanguines ; le régime hydrique ne peut être indéfiniment poursuivi et la théobromine a perdu de son action de par l'accoutumance. A ce moment, les *injections de morphine*, 2 à 3 milligrammes pour la nuit, ou d'*héroïne* (2 milligrammes) rendront de grands services. Dans le jour, on se contentera d'injections d'*huile camphrée, éthéro-camphrée :* une toutes les quatre heures, contre la faiblesse.

<pre>
Camphre 1
Ether sulfurique . . . . }
Huile d'olives stérilisée . . . . . . } 5
</pre>

Une injection de *caféine*, 0 gr. 10, pourra être également prescrite une ou deux fois par jour.

De nombreux médicaments jadis prônés n'exercent aucun effet favorable : tels l'*opothérapie rénale*, les *inhalations d'oxygène*, les *injections d'oxygène*.

Quand la vie d'un sujet est en jeu, ne nous attardons point à des médications douteuses.

Quant à la liberté du ventre, elle sera entretenue par de simples lavements ou des laxatifs légers.

b. *Urémie hydropigène d'origine cardiaque.* — Du fait de la dilatation des cavités droites, le rein se congestionne et les traits cliniques de l'urémie rénale sont constitués. La rétention des chlorures existe comme précédemment : de même la rétention azotée. Rappelons qu'il y a quatorze ans déjà, nous avons longuement décrit l'urémie d'origine cardiaque ; il

y a six ans, nous avons indiqué les *rétentions azotées*, les
variations de la constante d'Ambard chez les cardiaques [1] ;
cela peut rafraîchir le souvenir des auteurs dont l'originalité
réside tout entière dans la confirmation des travaux d'autrui.

Cela dit, revenons à notre tableau clinique. Dans l'urémie
d'origine cardiaque, il y a des œdèmes, des troubles respiratoires nerveux, du Cheyne-Stokes. La céphalée, toutefois, fait
défaut, et les troubles oculaires n'existent guère. L'œdème
également n'est point distribué de même ; il occupe surtout
les membres inférieurs et les parties déclives.

Le *régime hydrique* avec repos au lit, les *émissions sanguines*, la *théobromine*, le régime *hydrolacté, lacté, déchloruré* trouveront leur place comme précédemment. Toutefois,
l'amélioration se produisant beaucoup plus vite et les œdèmes
se résorbant en quelques jours, le régime déchloruré ne sera
plus ordonné au bout d'une quinzaine ; les malades se con-
tenteront de saler moins (environ moitié : soit 6 grammes
environ de sel par jour). De plus, bien que les reins déconges-
tionnés fonctionnent bien, on ne tolérera que peu de viande
et seulement à midi. La digestion de la viande, et surtout des
viandes à fibres denses (bœuf) fatigue aisément les cardiaques.
Ils sont anhélants, se sentent gonflés pour peu que l'énergie
cardiaque ne soit pas entièrement récupérée.

Tandis que dans l'urémie rénale, le repos au lit sera prolongé deux à trois semaines, ici dix ou douze jours suffisent.
Le malade se gardera ensuite de tout effort, de la fatigue et
du froid.

Cette rapidité accrue dans l'amélioration, et souvent la guérison apparente et définitive seront dues à l'intervention d'un
agent thérapeutique merveilleux : la *digitale*.

Nos lecteurs connaissent la méthode que nous préconisons
et qui, à des centaines de médecins, assure tous les jours des

---

1. HUCHARD et CH. FIESSINGER : « Clinique thérapeutique du Praticien,
1905 », et *Journal des Praticiens*, 1914, p. 217.

résultats incomparables : 5 gouttes de la solution de *digitaline cristallisée à 1 °/₀₀*, dix jours de suite (à 10 heures du matin, dans une cuillerée d'eau) ; interrompre trois jours ; reprendre dix jours. Ainsi de suite. Un cardiaque qui a fait des accidents hydropigènes continuera ainsi indéfiniment. La médication ne s'use pas ; toute suspension risquerait de provoquer une reprise et cette fois incurable des accidents. La *théobromine* sera concurremment ordonnée pendant un mois (deux cachets de 50 centigrammes par jour) et ensuite dans les intervalles digitaliques.

Tous les barrages qui persistent seront levés par des ponctions.

1° *Barrage phériphérique.* — Œdème des jambes : cinq ponctions à chaque jambe avec une longue aiguille flambée (épingle à chapeau de femme) onction de vaseline pour éviter la macération de l'épiderme. Asepsie soigneuse. Enveloppement de gaze et d'ouate.

2° *Barrage abdominal avec ascite.* — Des ascites considérables peuvent se résorber spontanément. Paracentèse, si la diurèse ne s'effectue pas.

3° *Barrage thoracique.* — Un épanchement existe dans la plèvre (hydrothorax, pleurésie suite d'infarctus). Thoracenthèse, si la diurèse ne s'effectue pas. Aussitôt les liquides écoulés qui faisaient obstacle, la diurèse reparaît et le cœur reprend sa puissance contractile.

Les *mitraux asystoliques* se remettent de la sorte et parfois complètement ; les *aortiques asystoliques* sont sujets à des rechutes, surtout quand chez eux l'*hypertension artérielle* s'ajoute à la défaillance du myocarde.

Dans les périodes terminales, chez les sujets indociles ou qui ont absorbé des doses trop élevées de digitaline (plus de VIII à X gouttes de la solution de digitaline crist. à 1 1/000, dose maxima), la défaillance du myocarde s'installe plus vite et se montre irréductible. A ce moment, une *vessie de glace* sur le cœur, des *injections de caféine* (0 gr. 10 par jour) rendront encore service. Les *injections d'ouabaïne* (1 demi-milligramme en injections intra-veineuses) ne nous ont valu que des succès fort problématiques, à nous et aux confrères qui les ont employées sur des malades communs.

Quant à la *morphine*, comme précédemment, c'est un remède à utiliser avec les plus grandes précautions. Comme nous l'avons dit, l'insomnie des cardiaques est une réaction de défense. Le malade ne dort point parce que le cœur n'a pas la force de battre pendant le sommeil. Tous les hypnotiques sont dangereux parce qu'ils font dormir en épuisant encore davantage la puissance de contraction de l'organe. Le chloral, le sulfonal, le trional, toutes ces drogues doivent être sévèrement prohibées. Du milieu de l'interdiction, émerge seule la morphine. N'oublions pas que l'opium, à faibles doses, a longtemps été considéré comme un toni-cardiaque. La *morphine* aux doses de deux à trois milligrammes en injection sous-cutanée le soir soulage et fait dormir, sans réduire la sécrétion urinaire. On y aura recours comme ressource suprême et sans jamais dépasser les doses de deux ou trois milligrammes. Le danger surgit avec des doses plus hautes ; le cœur se fatigue, la sécrétion urinaire diminue, les réveils sont infiniment pénibles. Et nous ne parlons point du péril de la mort subite qui s'est maintes fois produit.

II. Urémie sèche (azotémique). — Ce qu'il y a de plus intéressant dans l'urémie azotémique, c'est la symptomatologie qu'elle présente : 1° *Troubles digestifs* avec inappétence, stomatite, vomissements, diarrhée séreuse ou séro-sanguinolente ; 2° *symptômes cutanés* avec prurit ; 3° *symptômes oculaires* avec rétinite albuminurique ; 4° *symptômes nerveux* avec dépression générale, torpeur au delà de 2 gr. 50 d'urée sanguine qui peut aller jusqu'à la narcose quand la quantité d'urée sanguine monte entre 3 et 4 grammes. Il y a quatre ans nous avons traité un malade de cet ordre considéré comme atteint de ramollissement cérébral. Il rentrait de vacances à Paris dans un état de torpeur dont il ne s'éveillait que pour répondre par monosyllabes aux questions. Les urines étaient albumineuses. Urée sanguine 3 gr. 60. Malgré le régime hydrique et les émissions sanguines, une nouvelle analyse cinq jours après montre 3 gr. 90. Mort dans la huitaine.

Nous ne croyons pas que des notions thérapeutiques bien spéciales soient attachées au traitement de cette forme. *Régime hydrique, émissions sanguines*, comme avant. A la *théobromine* qui sera prescrite également à raison de deux cachets par jour, on adjoindra pour une quinzaine la *poudre de scille* (0,05 à 0,10 par cachet).

Après les jours de régime hydrique ou hydrolacté (6 à 8 jours en tout), on instituera le régime déchloruré végétarien avec pommes de terre, riz, purée de marrons, tapioca, carottes, navets, salades sans sel, épinards aux sucre, fruits. Le beurre et les graisses sont autorisés. Eau, comme boisson au repas, une tasse de cacao à l'eau ou au lait au premier déjeuner.

Ni viandes, ni œufs, ni poissons, ni légumes secs. Les aliments seront assaisonnés avec un peu de jus de citron. L'estragon et la moutarde, le poivre sont trop irritants. Les rénaux qui en abusent font aisément des ulcères gastriques avec hématémèses. Cette dernière complication est fort sérieuse. Nous en avons soigné plusieurs cas ; en dépit de la gravité très grande, des guérisons peuvent s'opérer ainsi que nous l'avons vu avec le D᷈ Decréton, chez un malade qui avait 1 gr. 70 d'urée sanguine et au bout de quatre ans, continue à aller à merveille.

Comme déjà, dans la néphrite chlorurémique, le praticien ne prescrivait pas d'aliments azotés, vu la difficulté pour lui de multiplier les dosages de l'urée sanguine, le régime alimentaire de l'urémie azotémique sera en fait celui de l'urémie chlorurémique. Le pronostic sera simplement plus sévère et le familles seront averties du danger prochain, si les quantités d'urée sanguine avec deux analyses répétées à huit jours d'intervalle, dépassent 3 et 4 grammes.

VIII. Les Pyélonéphrites. — On sait qu'une *pyurie abondante* qui trouble toute la masse urinaire est d'origine rénale.

Un symptôme fonctionnel capital est la *pollakiurie nocturne ;* un malade qui urine quatre à cinq fois la nuit doit éveiller les soupçons. Le médecin cherchera si une pyélonéphrite est en jeu. A la pollakiurie on adjoindra l'*incontinence nocturne d'urine ;* celle-ci diffère de l'incontinence nocturne infantile par l'âge du sujet ; l'incontinence nocturne de la pyélite ne se montre guère dans la première enfance; c'est un symptôme de la seconde enfance (Bazy [1]). Il peut déceler une tuberculose du rein.

Il y a de la *fièvre* liée à la rétention du pus et celui-ci disparaît de l'urine quand la fièvre monte, car le rein purulent ne se vide plus.

La *palpation* permet, la main postérieure soulevant la région lombaire et l'autre main posée à plat sous les côtes, de déterminer le ballottement d'une masse profonde, à apparence de tumeur : le rein. Le médecin n'oubliera point que toutes les tumeurs du flanc peuvent présenter ce phénomène ; seulement, quand il est absent, il ne s'agit point du rein. Le ballottement rénal n'existe guère qu'en cas de rétention rénale ; si celle-ci fait défaut, on ne perçoit rien et tout de même la pyélonéphrite existe.

La recherche des *points douloureux urétéraux* facilitera les diagnostics douteux ; ils sont au nombre de deux principaux : 1° le *point para-ombilical* de Bazy, (à l'union d'une ligne horizontale passant par l'ombilic et d'une ligne verticale passant par le point de Mac-Burney). La pression de ce point détermine parfois l'envie d'uriner ; 2° le *point urétéral inférieur* perçu par le toucher vaginal chez la femme, le toucher rectal chez l'homme au niveau de l'orifice urétéro-vésical.

D'autres points moins importants ont été signalés (costovertébral, sous-costal, point de Hallé, intersection d'une hori-

---

1. PIERRE BAZY : Diagnostic clinique des pyélonéphrites simples et tuberculeuses (*J. des Pratic.*, 8 nov. 1913.). ENDISCHOFF. Traitement de pyélonéphrites non tuberculeuses chez l'homme (*XIX° Congrès d'Urologie*, Paris, 8-11 oct. 1919).

zontale partant de l'épine iliaque antéro-supérieure et d'une verticale partant de l'épine du pubis), etc.

L'*hématurie* est plus spéciale aux pyélonéphrites tuberculeuses ; de même l'*albuminurie* prémonitoire.

Ces lignes directrices permettront d'aborder les différentes variétés de pyélonéphrites.

Une distinction capitale s'impose dès l'abord : 1° celle des pyélonéphrites simples ; 2° celle des pyélonéphrites tuberculeuses. Par des exemples tirés de la pratique personnelle, nous citerons des types des différentes espèces.

I. PYÉLONÉPRITES SIMPLES. — Elles font suite : 1° à une infection sanguine ; 2° à une maladie des voies urinaires inférieures ; 3° à la blennorragie ; 4° à un calcul ou à l'hydronéphrose ; 5° à la grossesse ; 6° à des infections locales et latentes sans retentissement sur l'état général ; cette dernière variété se montre surtout chez la femme.

Leur gravité est variable suivant la difficulté du rein à se vider du pus qu'il contenait et aussi suivant l'atteinte plus ou moins sérieuse de l'état général. Tantôt la médecine vient à bout des accidents, tantôt l'intervention du chirurgien est indispensable ; celle-ci ne l'est point toujours dans les pyélonéphrites simples. S'il s'agit d'une pyélonéphrite tuberculeuse, l'opération précoce assurera des succès immédiats et mettra à l'abri de catastrophes ultérieures, toujours à redouter ; au milieu des diverses formes, la pyélonéphrite calculeuse, de la grossesse et des infections locales et sourdes chez la femme se détachent par leur bénignité relative.

II. *Pyélonéphrites par infection sanguine.* — Ce sont celles que M. A. Robin décrivait il y a plus de trente ans sous le nom de pyélonéphrites primitives [1]. Elles font suite à des infections sanguines diverses (colibacillaires, fièvres typhoïdes, paratyphoïdes, streptococcémies, etc).

1. ALBERT ROBIN : *Leçons de clin. et thérap. méd.*, 1887.

Une femme d'une quarantaine d'années est traitée depuis trois semaines pour une fièvre typhoïde. Fièvre élevée : 39° à 40° ; frisson violent le premier jour se répétant les jours suivants. Langue sèche, diarrhée fétide. Nous voyons la malade le vingtième jour avec le médecin traitant. Tumeur profonde dans la région sous-costale droite offrant les signes du ballottement rénal. Urines foncées, peu abondantes, ne semblant pas renfermer de pus. Prévenue de l'urgence opératoire probable, la famille use en attendant du traitement classique : injections intra-musculaires de *ferments métalliques* (10 cc.), 2 cachets d'*uroformine* (0 gr. 50), boissons aqueuses, lait mêlé d'eau. Le surlendemain, l'état ne s'étant pas amélioré la malade est transférée dans une maison de santé où le Dr Pasteau pratique immédiatement le cathétérisme de l'uretère droit. Il s'écoule du pus. Injection et lavage du rein par l'uretère avec une solution de collargol à 10 %. Dès le lendemain, la tumeur s'affaisse et la fièvre tombe. Le pus renfermait du colibacille. Huit jours plus tard, néphrotomie, l'ablation du rein étant rendue difficile du fait d'adhérences anciennes. La malade guérit en conservant une fistule. Depuis sept ans, état satisfaisant.

Ajoutons que la gravité n'est point toujours aussi marquée ; il y a longtemps que l'on connaît les guérisons par le traitement médical (Albert Robin). La vaccinothérapie peut être employée concurremment (vaccin anticolibacillaire 1 centimètre cube aux doses de 150 à 500 millions de germes) tous les six jours ; cette méthode infidèle sera juxtaposée, mais non substituée aux traitements habituels (Erzbischoff) ; chez les malades gravement intoxiqués, mieux vaut même s'abstenir.

III. Pyélonéphrites par infection des voies urinaires inférieures. — Il s'agit de prostatiques, de sujets atteints de rétention d'urine, de rétrécissements de l'urètre. Un jour la fièvre s'élève ; le rein est touché par infection ascendante. Sans doute il vaut mieux prévenir semblables accidents que de les laisser apparaître. La prostatectomie évite bien des désastres ; malheureusement, trop de malades attendent encore et ne se laissent pas soigner à temps.

Un prêtre âgé de 63 ans, atteint de cysto-prostatite ancienne, est pris d'accès fébriles et d'un affaiblissement progressif. Tumeur rénale dans l'hypocondre droit. Les injections de ferments métalliques, l'uroformine ne soulagent aucunement. L'état général est si précaire qu'un chirurgien de province n'ose pratiquer la néphrotomie. Il se contente d'une cystostomie suspubienne. La fièvre persiste et le malade succombe.

Le praticien se méfiera des injections vésicales, suite de cathétérisme, surtout chez les sujets atteints de rétention avec globe vésical énorme. Ces sujets urinent par regorgement et nous en avons rencontré plusieurs — vu la diurèse surabondante — qui étaient traités pour du diabète insipide.

Chez les *urinaires distendus* par suite de la bilatéralité des lésions, la question de traitement chirurgical ne saurait être abordée. On se contentera de la sonde à demeure qui supprime la rétention vésicale. Dans quelques cas, on pourra être appelé à faire des lavages du bassinet (Erzbischoff).

Parfois la guérison peut s'opérer sans intervention chirurgicale. Un homme de 61 ans était atteint depuis un mois de suppuration rénale avec forte fièvre et frissons avec 40°. Prostate hypertrophiée, bas-fond vésical. Deux spécialistes à qui nous l'adressons concluent à l'intervention d'urgence. Pas de tuberculose, comme le démontra l'inoculation de l'urine au cobaye. Mais le sujet était très anémique : dyspnée d'effort, 1.800 mille globules rouges. En plus insuffisance mitrale ancienne, sans fléchissement myocardique. L'état général était mauvais, le rein se vidait bien ; nous reculâmes la date de l'opération. En trois mois l'état général s'améliorait, la fièvre ne reparut plus. Mais le malade succombait six mois plus tard aux progrès de son anémie.

IV. Pyélonéphrite gonococcique. — Si cette forme est d'infection ascendante comme la précédente, elle s'en distingue par les particularités du traitement. Le chirurgien ne saurait guère intervenir. Ou la bilatéralité interdit toute intervention radicale, ou la néphrotomie dans les formes localisées, demeure sans efficacité (P' Legueu). Ce qu'il faut dans l'espèce, outre les ingestions aqueuses abondantes (VITTEL, EVIAN), c'est le *cathétérisme urétéral thérapeutique* avec lavages du bassinet (1 à 2 cathétérismes par semaine), lavages à *l'eau boriquée* tiède, au *nitrate d'argent* (1/1000), *protargol* à 4/1000, *collargol* et *argyrol* à 10/1000. M. Le Fur [1] préfère les instillations aux lavages, ceux-ci risquant d'amener une distension du bassinet avec aggravation consécutive. Pour les instillations le titre de la solution est plus élevé : *collargol, protargol* 10 %, *argyrol* 10 à 15 %, *nitrate d'argent* 1, 2, 3, 4 %. En plus, traitement vésical et, dans les cas d'infection prononcée, désinfection par la sonde à demeure.

V. PYÉLONÉPHRITE CALCULEUSE. — D'ordinaire, la maladie est bénigne, Un homme de 55 ans ressent un violent frisson et une douleur vive dans le rein droit. La température monte à 40° ; les urines renferment du pus. Cela dure cinq jours, puis la fièvre tombe avec l'expulsion d'un petit calcul de la grosseur d'un grain de blé. Le traitement n'avait consisté qu'en *tisanes diurétiques*, lait mêlé d'eau, cachets *d'uroformine* (2 à 0 gr. 50). C'était en 1912 ; le malade fait une saison à VITTEL tous les ans ; aucun retour ni de pyélite, ni de crise calculeuse.

Seulement les choses ne vont pas toujours ainsi ; la suppuration et la fièvre se prolongent. Le calcul ne s'élimine pas. Le recours au chirugien s'impose. La *vaccinothérapie* par les auto-vaccins n'assure que des résultats inconstants : M. Legueu conseille une injection sous-cutanée à 50 millions de bacilles pour monter rapidement à 500 millions : une injection tous les sept à huit jours [2]. Parfois les résultats sont favorables. A côté de la pyélonéphrite calculeuse, un mot sur

1. LE FUR. Compte rendu du Congrès d'Urologie. *Journ. des Pratic.*, 1919, p. 73.
2. LEGUEU : Vaccinothérapie (*Journ. des Pratic.*, 27 juin 1918).

la *pyélonéphrite du rein mobile*. Celle-ci réclame en général l'intervention chirurgicale, l'obstacle qui crée l'hydronéphrose empêchant en même temps l'évacuation du pus rénal.

VI. Pyélonéphrite gravidique. — Une jeune femme au septième mois de sa grossesse a de la fièvre avec frissons répétés depuis deux mois. Urines purulentes, affaiblissement progressif. La palpation rénale vu la grossesse est difficile. Habitant le centre, cette malade est envoyée à Lyon. Le chirurgien ne parvient pas à pratiquer le cathétérisme des uretères. Comment opérer? On ne sait sur quel rein intervenir? Entre temps la malade fatiguée par le voyage a la précaution d'avorter spontanément; guérison immédiate. Cet accouchement prématuré spontané a lieu dans environ un quart des cas. L'accouchement prématuré provoqué avait été rejeté, crainte, malgré toutes précautions prises, d'aggraver l'infection rénale préexistante.

Le pronostic toutefois n'est point toujours aussi favorable; le colibacille produit d'ordinaire des accidents moins sérieux que le streptocoque et les anaérobies; les dosages d'urée sanguine devront être pratiqués de temps à autre pour ouvrir jour sur les dangers d'azotémie possibles. Lorsque celle-ci existe, la vaccinothérapie par un auto-vaccin a parfois rendu service et une première injection a pu amener la chute de la température [1].

Avant d'en venir là, on pourra toujours essayer, dans les cas d'intervention avec rétention, le moyen très simple recommandé par Pasteau: *distension de la vessie* par une injection d'eau bouillie pratiquée par l'urètre; la distension de la vessie provoque un réflexe excitateur sur le rein. La rétention peut céder [2].

---

1. Turpier : Pyélonéphrite de la grossesse (*Soc. chirurg.*, 9 juin 1910).
2. Pasteau : Traitement des rétentions rénales au cours de la grossesse (*Soc. obst. Paris*, juin 1903).

VII. Pyélonéphrite latente, sans retentissement sur l'état général. — Une dame de 45 ans offre des urines troubles, de la pollakiurie nocturne, des signes de cystite. Tous les traitements locaux, injections, instillations intra-vésicales échouent. Point para-ombilical et urétéral inférieur. L'inoculation de l'urine au cobaye pratiquée à plusieurs reprises, demeure négative. Pas de gonocoques, simplement des colibacilles. La maladie s'éternise ainsi depuis douze ans ; parfois de légers accès thermiques (38°) sont relevés le soir. Tous les organes sont sains. Les *diurétiques*, l'*uroformine* (2 cachets de 0.50), les *glycérophosphates*, les *ferrugineux* sont ordonnés à tour de rôle. L'état général se relève par moments, mais la femme n'est jamais forte. Cette forme qui échappe le plus souvent, vu sa bénignité, aux spécialistes, nous a semblé assez fréquente. Le colibacille est le germe habituellement retrouvé.

VIII. Pyélonéphrites tuberculeuses. — Ici le diagnostic s'impose précoce : analyse bactériologique, celle-ci très incertaine et surtout inoculation de l'urine aux cobayes. Il ne s'agit pas de s'endormir. Les rémissions sont fréquentes et trompeuses. Des accidents de toute gravité peuvent surgir quand le malade se croit guéri.

Un homme de 45 ans, souffre depuis vingt ans, à divers intervalles, de la vessie. Il a des besoins fréquents d'uriner, maigrit, a de la fièvre, puis se remet pour quelque temps. Il ne se préoccupe pas de son état de faiblesse habituelle. En 1912, il vient nous voir, convalescent, dit-il, d'une fièvre typhoïde. Il est pâle, très fatigué. Les urines renferment du pus et des bacilles de Koch en abondance. Trois jours plus tard, M. le professeur Legueu pratique la néphrectomie. Reins très altérés, atteints de lésions tuberculeuses anciennes et d'autres très récentes. Guérison, mais fièvre à 38 et 39° pendant six mois et apparition de tuberculoses osseuses au niveau de l'épaule et sur une côte du côté droit. Quelques hématuries produites sur le rein sain. La guérison s'opère peu à peu et en 1915, la santé totale est reconquise.

La tuberculose rénale peut évoluer sourdement et sous les apparences trompeuses d'une cystite. Une jeune femme, suite de salpingite latente, de cause indéterminée, est traitée depuis quelque temps par un chirurgien de province pour une cystite banale. L'examen de l'urine n'a, en effet, révélé que des microbes de suppuration vulgaire ; mais les traitements locaux (lavages de la vessie à l'argyrol, instillations d'huile goménolée) demeurent sans résultat. La malade est adressée au professeur Legueu ; le bacille de Koch est démontré par l'inoculation au cobaye ; le cystoscopie découvre une ulcération au niveau de l'uretère droit. Néphrectomie du rein droit ; celui-ci très malade ne révélait guère son altération que par les phénomènes de cystite. Guérison rapide et persistante depuis quatre ans.

Méfions-nous des cystites qui s'éternisent chez la femme, en dépit du traitement local. Malgré l'absence de bacille dans l'urine, il peut s'agir d'une tuberculose rénale que démontrera seule l'inoculation au cobaye. Au médecin de ne point tergiverser en pareil cas. Pour peu qu'une amélioration ne soit pas obtenue dans la quinzaine, il faut adresser la malade au chirurgien. Le traitement médical de la tuberculose rénale n'existe pas ; il se produit des rémissions spontanées, ce qui est autre chose. N'oublions pas au surplus que la tuberculothérapie, si elle n'est point efficace, est loin de se montrer toujours inoffensive.

Chez l'enfant, plus encore que chez l'adulte, il convient de se hâter. La généralisation à l'autre rein s'opère plus aisément. C'est ainsi qu'un petit garçon de 14 ans, habitant le centre, laissa prolonger sa maladie dix-huit mois. M. Legueu ne put l'opérer qu'en 1916 et lui enlever le rein droit. Après une amélioration de vingt mois, le rein gauche se prend et l'enfant succombe en quelques semaines avec de la fièvre et des hématuries.

En résumé :

Comme traitement, repos au lit, *diurétiques*, lait mêlé d'eau pendant la fièvre ; boissons aqueuses ; injections intra-musculaires de *ferments métalliques* (10 cc.), *uroformine*, 2 cachets

de 50 centigrammes par jour, *uraseptine*, composé d'uroformine, de benzoate de soude, de lithine, de pipérazine et de
sucre ; trois à quatre cuillerées à café par jour dans un peu
d'eau. Dans la pyélonéphrite gravidique, injection et distension
vésicale.

Si la fièvre tombe, saisons à VITTEL, CONTREXÉVILLE, MARTI-
GNY, CAPVERN.

Si elle ne tombe pas et qu'elle se prolonge au delà de quinze
à ving jours, recours au chirurgien ; le lavage du bassinet
n'améliore que passagèrement, de même la cystostomie suspubienne. Il faut la néphrotomie ou la néphrectomie. Il n'est
guère que la pyélonéphrite gonococcique où ces interventions
sont contre-indiquées et où le lavage du bassinet assure des
succès définitifs.

La néphrectomie est indiquée encore plus, dans la néphro-
pyélite tuberculeuse. Il faut que le malade aille mieux tout
de suite ; sinon toute hésitation en pareille matière risquant
de porter grand préjudice au malade, le médecin saura prendre les résolutions nécessaires en temps opportun.

IX. **Les hémoglobinuries et les chyluries.** — I. LES
HÉMOGLOBINURIES. — Les hématies sont fragiles et laissent dissoudre leur matière colorante. Celle-ci passe dans les urines,
sans les globules rouges où elle était contenue. Il y a hémoglobinurie. Fréquemment paroxystique, elle se manifeste à
l'occasion du froid ; l'impression du froid agit sur les hémolysines et favorise la dissolution de la matière colorante[1]. Le
malade ressent un frisson, de la courbature ; il présente de
l'hypotension, une diminution des globules blancs et des troubles dans la rétraction du caillot (Widal, Abrami et Joltrain).
Le début peut s'annoncer par des troubles digestifs, douleurs
au creux épigastrique, nausées qui accompagnent les frison-
nements et les douleurs de reins, comme nous l'avons vu chez
un jeune homme de 22 ans qui habitait Saint-Quentin et que

1. FROUIN et PERNET : Action du froid sur les hémolysines dans l'hémoglobinurie (*Soc. Biol.*, 28 février 1911).

pendant l'occupation les Allemands avaient renvoyé en France. L'accès chez ce jeune homme dure quarante-huit heures au lieu de six à huit heures, terme habituel. On a voulu accorder une certaine importance au facteur rénal dans cette maladie, la congestion rénale produite par le froid poussant à la décharge sanglante. M. A. Robin décrit une hémoglobinurie prébrightique[1] et d'autres auteurs estiment que le rein est toujours malade. Atteint d'une néphrite latente, celle-ci évoluerait dans l'intervalle des accès[2].

Le traitement de cette maladie consiste d'une part à s'attaquer à la cause de la fragilité des hématies et de l'autre à éviter les congestions du rein. La condition qui vise l'altération sanguine est infiniment plus utile à dégager que celle qui atteint le rein lui-même.

Les deux conditions remplies, il restera ensuite à indiquer le traitement de la crise hémoglobinurique elle-même.

a. *Combattre la fragilité des hématies*. — La fragilité des hématies est d'ordre infectieuse ou toxique. Dans ce dernier cas, un simple trouble de nutrition est parfois en jeu. Au patricien d'en dépister la nature.

b. *Causes infectieuses*. — Si la *syphilis* est en cause, le traitement mercuriel rentre dans ses droits ; injections intra-musculaires de *bi-iodure* ou de *benzoate* de Hg à 2 centigrammes dix à douze jours par mois, trois à quatre mois de suite. Espacer ensuite de un à deux mois suivant les renseignements fournis par une nouvelle réaction de Wassermann.

Le *paludisme* est souvent retrouvé à l'origine ; donner tous les 10 jours environ 1 gramme à 1 gr. 50 de *sulfate de quinine* et les cinq jours qui suivent la préparation de quinine, user des *arsenicaux :* cacodylate de soude : 5 centigrammes, ou arrhénal. La fréquence des doses quiniques sera augmentée et poursuivie deux à trois jours de suite si des mouvements fébriles coexistent.

1. Albert Robin : *Trait. Thérap. apppliquée.* T. II. 1912, page 996.
2. Andraud : Le rein dans l'hémoglobinurie paroxystique (*Th.* Paris, 1913).

c. *Causes toxiques*. — Tout d'abord si possible, supprimer la cause, si celle-ci est d'origine exogène (champignons, acide phénique, chlorate de potasse, hydrogène arsénié, etc.) ; produit-elle un état *anémique*, on recourra aux ferrugineux :

<pre>
Glycérophosphate de fer. . . . . 0 gr. 10
Poudre de rhubarbe . . . . 0 — 05
Extrait de quinquina . . . . 0 — 10
                                    (A. ROBIN).
</pre>

Pour 1 pilule. — Une au milieu du déjeuner et du dîner.

Ou la potion dont nous avons plusieurs fois donné la formule :

<pre>
Teinture de Bestucheff . . . . 20 grammes
Hydrolat de cannelle 200   —
Sirop écorces oranges amères 40   —
</pre>

Une cuillerée à soupe midi et dîner.

Un *état uricémique* peut être en cause. Les *laxatifs salins*, les *alcalins* seront employés.

Soit dix jours par mois, environ, une cuillerée à café de sulfate de soude dans un verre d'eau.

Et les vingt jours suivants, un verre à bordeaux chauffé de la solution à jeun, à 4 heures et au coucher.

<pre>
Phosphate de soude. . . . . 2 gr.
Bicarbonate de soude . . . . 2 gr. 50
</pre>

Pour 1 paquet n° 8. — Un paquet dans un litre d'eau bouillie. Continuer ainsi deux mois ; interrompre un mois et reprendre.

Le régime sera surtout lacto-végétarien ; peu de viande et n'en prendre qu'à midi, pas de condiments, de substances irritantes. L'exercice modéré sera utile ; le malade marchera sans fatigue.

d. *Causes rénales*. — La congestion rénale qui déclenche l'hémoglobinurie est combattue dans sa cause. Pas de froid, de fatigues, d'écarts de régime, de longs trajets en chemin de fer.

Ces deux causes étant vaincues, il reste ensuite à traiter la crise elle-même.

e. *Traitement de la crise.* — Le malade gardera le lit et boira du lait (1 litre 1/2, puis 2 litres par jour). Des injections hypodermiques de *sérum de cheval* (10 cent. cubes), ou ce même sérum en lavement agissent favorablement.

Les *pratiques hydrothérapiques* ne doivent être abordées qu'avec la plus grande réserve, une fois la crise conjurée. En dépit de précautions prises. une nouvelle congestion rénale pourrait se produire.

II. LES CHYLURIES. — Dans la chylurie, l'urine renferme des matières grasses émulsionnées ; elle offre un aspect laiteux et se recouvre après repos d'une pellicule crémeuse.

On distingue deux formes de chylurie, suivant qu'elles sont ou non parasitaires. Toutes les médications ont été employées avec des succès fort inconstants.

a. *Chylurie parasitaire.* — Elle ne s'observe que dans les pays chauds et est produite par deux parasites : la *filaire* et le *distome*, le premier étant de beaucoup le plus fréquent.

Aucune médication ne réussit contre cette forme. Ce qu'il faut, c'est le *changement de résidence.* Les agents antiparasitaires sont dangereux aux doses qui seraient requises et puis il n'est point sûr qu'ils réussiraient (atoxyl par exemple).

b. *Chylurie non parasitaire.* — Elle peut être liée à des *accès palustres* et dépendre d'une lésion rénale permettant l'issue de la lymphe hors des lymphatiques rénaux [1]. A un degré atténué, la chylurie non parasitaire semble assez fréquente et ne compromet nullement la santé. Elle est consécutive à un excès de matières grasses dans le sang ou apparaît en dehors de toute lipémie. Les *toniques* (ferrugineux, bains de mer, quinquina, huile de foie de morue) seront tour à tour

1. QUARELLI (de Turin). Un cas de chylurie intermittente dans le paludisme (*Il Policlinico*, 1ᵉʳ mars 1919).

recommandés dans les cas où les forces tendent à décliner. L'association de *quinine* et des *ferrugineux* a rendu service.

> Protoxalate de fer . . . . 10 centigr.
> Bromhydrate quinine. 1   —
> Pour 1 pilule. — Une ou deux avant le repas de midi et du soir.

Les iodiques et les tanniques ont été recommandés :

> Iode métallique . . . . 1 gr. 50
> Iodure de potassium. . . . . 3 grammes
> Extrait de Ratanhia. 5   —
> Sirop simple 500   —
> Une à trois cuillerées à soupe par jour, trois semaines de temps.
> (CHAUVET).

> Ratanhia. . . . . 10 grammes
> Tannin 6   —
> Cachou 3   —
> M. et d. en 100 pilules (CHAUVET). — 6 par jour.

Ces dernières médications ne pourront être utilisées que chez les sujets dont l'estomac fonctionne sans heurts.

Au surplus, le praticien comptera sur leur efficacité surtout à titre d'adjuvant moral. Si la chylurie se complique de troubles de cystite, ceux-ci seront traités (lavement chaud de 500 gr. à 10 heures du matin et 1/4 de lavement avec 10 gouttes de laudanum au coucher).

Les *émollients* (tisane de graine de lin, d'orge), les *diurétiques* (chiendent, uva ursi, queues de cerise, etc., etc.) calment les douleurs rénales et lombaires qui sont souvent associées.

Le régime alimentaire sera sévère; eau comme boisson: pas d'aliments de haut goût, pas de condiments.

Le praticien observera son malade, cherchera à dépister le trouble de nutrition en cause, divers d'ordinaire et mal connu en général et ordonnera son traitement suivant les probabilités cliniques.

CHAPITRE VI

LES MALADIES

I. Les obsédés rénaux. — Les obsédés des voies urinaires sont légion et les urologistes les dépistent sans peine et avec certitude ; la crainte des affections urétrales, vésicales, prostatiques, pousse chaque jour ces malheureux vers le cabinet du spécialiste. Ils ont pour collègues d'hypocondrie, les pauvres diables qui tremblent d'être atteints, non plus d'une affection chirurgicale, mais d'une affection médicale des reins. Les fausses néphrites des obsédés remplissent tout un chapitre de la pathologie. Elles sont fort peu décrites et connues seulement d'un petit nombre.

Comme elles conduisent à des erreurs préjudiciables **de** traitement et condamnent à une vie d'enfer les nerveux qui en sont atteints, il nous semble utile de reprendre la question, en nous inspirant des quelques-uns de nos travaux antérieurs [1] et des observations que nous avons pu recueillir depuis.

Il existe deux sortes d'obsédés rénaux :

1° Ceux *qui ayant eu une lésion rénale préalable en sont guéris ;*

2° Ceux *qui n'ont jamais eu de lésion rénale.*

Il faut au praticien toute sa perspicacité pour pénétrer l'erreur ; quelques signes, en effet, persistent qui semblent justifier les préventions du malade et ce dernier s'y accroche désespérément.

---

1. Cu. Fiessinger: *J. des Pratic.*, 1902, n° 24, 1916, p. 587, et *Clinique Thérap. du Praticien* en collaboration avec Huchard, 3ᵉ édit., 1912, p. 300 et 301.

Surtout quand, à un moment, il y a eu lésion rénale, il convient de ne se risquer qu'avec une grande prudence.

En général, une néphrite infectieuse ouvre la scène ; les accidents s'amendent, l'œdème disparaît, mais il persiste des traces d'albumine. Le malade s'inquiète, son attention se fixe sur le rein, des craintes angoissantes l'envahissent. Il ne guérira pas, n'a qu'à mettre ordre à ses affaires ; sa fin est certaine avant peu. Des troubles digestifs s'installent, l'amaigrissement se prononce, les nuits sont mauvaises, l'affaiblissement s'accentue ; l'albumine se maintient à l'état de traces. Le malade multiplie ses analyses, les interprète, médite sur les quantités d'urée, la fait rechercher dans le sang et si le sang ne révèle pas d'azotémie, somme les chimistes de trouver des excès d'urée dans sa salive.

Le tableau est le même pour les sujets qui n'ont jamais eu de néphrite infectieuse à l'origine. Ils ont également des traces d'albumine, montrent des cylindres hyalins, des quantités minimes d'urée dans l'urine et, sur ces quelques signes mal interprétés, échafaudent des montagnes de déductions terrifiantes.

En fait, ils ont de l'albumine et des cylindres hyalins, parce qu'ils digèrent mal, font une hypersécrétion de mucus dans les tubuli, — et peu d'urée dans l'urine, parce qu'ils ne consomment que peu de viandes.

Pour les uns et les autres, quand ils ont dépassé la cinquantaine, le diagnostic d'artério-sclérose a été posé et la vision de ce terme les précipite dans l'épouvante. S'ils atteignent la soixantaine, ils peuvent avoir la tension artérielle de cet âge (T. max. 18, min. 10 au Panchon) ; une émotion lors de l'examen leur vaut parfois une crise hypertensive (22 à 23, qui les affole, alors qu'au bout d'une heure ou deux tout est rentré dans l'ordre.

Le diagnostic est surtout établi à la fois d'après l'insuffisance des signes dont le malade prétend tirer la confirmation des angoisses et aussi sur la présence de troubles dyspeptiques accompagnés d'obsessions qui ne laissent aucun répit.

1° L'albumine, en quantité très faible, est de plus parfois absente, les cylindres hyalins se rencontrent dans des urines normales.

2° La tension artérielle est en rapport avec l'âge du sujet ; souvent elle est abaissée.

3° La teneur faible de l'urée urinaire est en rapport avec l'absence à peu près complète d'alimentation azotée. L'oligurie tient à la petite quantité de boissons absorbées ou à l'abondance des sueurs.

4° Le coefficient d'oxydation azotée (rapport de l'azote de l'urée à l'azote total à 80°, chiffre normal, descend au-dessous de ce chiffre, dans les néphrites (A. Robin). On évitera de tenir compte de cet élément d'information, une erreur d'analyse risquant d'enfoncer davantage le malade dans l'abîme de son idée fixe. Nous en dirons autant de la cryoscopie, bien plus encore sujette à des erreurs d'interprétation.

5° Les sujets urinent une à deux fois la nuit : mais la quantité d'urine émise la nuit ne dépasse pas, comme chez les rénaux habituels, la quantité éliminée le jour.

Ajoutons l'absence d'azotémie ; ce qui, au vrai, n'est pas un signe décisif, puisque nous avons vu la dyspnée urémique éclater chez des sujets qui n'avaient pas plus de 30 à 40 centigrammes d'urée sanguine par litre.

Les sujets, au surplus, digèrent mal ; leur estomac est ballonné; ils ont des renvois, une constipation fréquente. Le sommeil est agité, coupé par des réveils entre minuit et 3 heures du matin.

C'est de la dyspepsie urémique, affirment-ils quand ils sont médecins, et même quand ils ne le sont pas, car les malades sont harcelés par la manie d'ouvrir les livres de médecine.

L'état anxieux du sujet mettra sur la voie au cours même de l'examen. En général et en dehors des crises, le rénal ne se sent pas malade ; son teint est coloré ; il est bien en chair. L'obsédé rénal est pâle, émacié par une diète rigoureusement maintenue pendant des mois. On pourra penser à un état anxieux, greffé sur une maladie organique, et la chose est possible, puisque nous avons rétabli la division des rénaux devenus anxieux et des anxieux sans lésion rénale.

D'autre part un rénal vrai et en évolution peut fort bien doubler sa lésion réelle d'un état d'obsession surajoutée. Au médecin de ne point opérer la confusion et de ne pas traiter la maladie organique comme un état simplement nerveux.

La guérison des obsédés rénaux dépend, avant tout, du degré d'autorité du médecin. Nous avons relaté l'observation d'une femme atteinte quelques années auparavant de néphrite aiguë avec anasarque. Il persistait des traces d'albumine et la malheureuse n'en dormait pas. Cœur sain, pas d'hypertension artérielle. Il suffit d'ordonner de la viande et du vin pour voir disparaître en quelques jours toute trace d'albumine et obtenir la guérison immédiate.

Le régime alimentaire, repris sans restriction et dans son intégralité, est en effet le grand remède curatif. Il s'inscrit violemment contre l'obsession du sujet et la détruit par l'évidence favorable du résultat.

Lorsque des troubles dyspeptiques coexistent, il s'agit de les réduire. *Laxatifs*, en cas de constipation, *poudres bismuthées, magnéso-bismuthées.*

Tout cela ne réussit que chez les malades qui reçoivent la visite quotidienne du médecin. A distance, la fixité de l'obsession empêche le résultat thérapeutique. Il faut affirmer l'erreur de l'interprétation, revenir à la charge, ne pas se lasser. Les aliments devront, pour ainsi dire, être pris en la présence du médecin.

C'est pourquoi le séjour dans une maison de santé peut devenir indispensable, le malade passant des heures à tourner et retourner ses analyses dans l'espoir d'en tirer un argument en faveur de son obsession.

Ce qui guérit semblable maladie, ce n'est point le remède, c'est le médecin, de par le don d'autorité dont il relève ses affirmations optimistes et raisonnées.

I. La néphrite aiguë. — Rien de simple comme le traitement de la néphrite aiguë, qu'il y ait de la fièvre, que les urines renferment ou non du sang.

Trois médications suffisent pour guérir: 1° *le repos au lit ;* 2° *le régime hydrique, puis hydrolacté, puis lacté ;* 3° *les émissions sanguines.* Deux médications accessoires peuvent être adjointes: 1° la théobromine ; 2° les purgatifs. S'il s'agit d'une néphrite syphilitique, avec albuminurie abondante, le mercure sera ordonné. Le sérum antidiphtérique convient à la néphrite diphtérique, le salicylate de soude à la néphrite rhumatismale. Mais nous ne parlons ici que de la néphrite aiguë qui suit les maladies infectieuses dont le remède spécifique n'est point connu ou des néphrites toxiques alors que le poison initial n'est plus absorbé.

1° Repos au lit. — Le repos au lit sera maintenu très strict tant qu'il y a des œdèmes : dix à quinze jours en moyenne ; les œdèmes ayant disparu, si l'albumine reste abondante, le malade ne se lèvera que deux à trois heures par jour. Un grand nombre de néphrites chroniques succédant à la forme aiguë semblent tenir à cette insuffisance dans le repos au lit. Les malades se lèvent et sortent trop tôt.

2° Le régime hydrique, puis hydrolacté. — Les quarante-huit premières heures, les enfants et les adultes ne boiront que de l'eau (600 grammes aux enfants, 1.000 grammes ou 1.200 grammes aux adultes par verres à bordeaux toutes les heures). Au bout de quarante-huit heures, moitié lait, moitié eau : aux adultes, 600 grammes de chaque, puis 750 grammes. Au bout de six jours, 2/3 de lait et 1/3 d'eau. Si les urines restent couleur de bouillon sale et peu abondantes, continuer le régime hydrolacté trois à huit jours en plus.

Le huitième ou le dixième jour, lait pur 1.200, puis 1.500 grammes ; vers le douzième jour, 1.800 grammes.

Un ou deux potages au lait sucré quand tous les œdèmes auront disparu et qu'il n'existera plus que des traces d'albumine. Eviter de trop boire. La gravité de la néphrite aiguë tenait jadis et souvent à l'abus de boissons dont avaient été gorgés les malades.

3° LES ÉMISSIONS SANGUINES. — Huit à dix ventouses scarifiées seront appliquées sur les reins ; en cas de dyspnée forte, une saignée de 300 grammes sera pratiquée. L'oppression persistant, un nouvel appel de ventouses scarifiées sera sollicité le lendemain, voire le surlendemain.

4° MÉDICATIONS ACCESSOIRES. — Vers le troisième ou quatrième jour, la diurèse s'étant produite, si les œdèmes persistent, la *théobromine* rendra service (1 à 2 cachets de 50 centigrammes). A continuer huit à dix jours. Quant aux purgatifs, ils sont requis comme drastiques et évacuants ou simplement pour combattre la constipation.

On ordonnera comme drastique soit *l'eau-de-vie allemande*

> Eau de vie allemande . . . . } 20 gr.
> Sirop de nerprun . . . . }
> A prendre à jeun.

ou un paquet de *scammonée*.

> Scammonée . . . . 0 gr. 50
> A prendre à jeun.

Depuis la réduction des liquides et le régime hydrique, les maux de tête sont moins violents et cèdent d'ordinaire à une émission sanguine. Les drastiques sont moins indiqués. De même les *sudorifiques* qui fatiguent beaucoup et éliminent fort peu.

Contre la constipation, on se contentera de lavements simples, d'*infusions de séné* (1 gr. 50 au coucher), de *bourdaine* (3 à 4 grammes en décoction), de *sulfate de soude*, une cuillerée à dessert à jeun.

Avant tout, surveiller le malade ; une alimentation lacto-végétarienne déchlorurée suivra au bout de quinze à vingt-cinq jours le régime lacté. La viande ne sera permise qu'après disparition totale de l'albumine. Après la guérison, le malade évitera le froid et réexaminera ses urines toutes les quinzaines pendant quelques mois pour se mettre à l'abri d'une rechute, qui pourrait évoluer insidieusement.

III. La néphrite albumineuse simple. — La néphrite albumineuse simple (Castaigne), sans rétention azotée, sans rétention de chlorures, sans insuffisance rénale quelconque et sans hypertension artérielle semble avant tout un stade dans l'évolution de la néphrite chronique. Peu à peu (au bout de cinq à quinze ans), dans la majorité des cas, elle aboutit à la néphrite interstitielle hypertensive et azotémique ; quand elle demeure stationnaire, les quantités d'albumine sont moindres (1 à 2 gr.) et la maladie semble plutôt rentrer dans le cadre des albuminuries par auto-intoxication (albuminuries goutteuses) où la lésion offre une tendance moins marquée vers l'évolution.

Le *régime diététique* de ces néphrites sera organisé avec précaution ; tout d'abord pas de viandes et pas de sel pendant une quinzaine ; puis de la viande ou deux œufs frais deux fois par semaine, à midi ; cela passe sans maux de tête, sans provoquer de troubles quelconques. De semaine en semaine, les interdictions fléchiront de rigueur. La viande sera autorisée tous les deux jours, puis tous les jours à midi (60 à 80 gr. de viande fraîche de boucherie, grillée ou rôtie, éviter la charcuterie, saucisson, viandes marinées, crustacés, gibier). Mieux vaut ne pas donner de viande le soir, de même point de bouillon gras. La quantité de sel alimentaire sera environ la moitié de la quantité habituelle : 6 à 8 grammes au lieu de 12 à 16 gr. Les légumes, potages maigres, fruits sont excellents. Les asperges sont en général bien tolérées ; une rénale que nous avons jadis traitée à Paris avec Von Noorden qui était mandé d'Allemagne, consommait sur le conseil du médecin allemand, des asperges tous les deux jours ; c'était une hypertensive azotémique. Pas d'accidents. Il suffit de ne pas trop saler et aussi de ne pas permettre, crainte d'irritation trop vive les asperges tous les jours. Comme boisson, vin non acide mêlé d'eau à midi. Eau ou lait au repas du soir. Café au lait au repas du matin (pas plus de 1.200 gr. à 1.500 gr. de liquide par jour).

Le *traitement médicamenteux* est très réduit. Puisque les chlorures s'éliminent bien, la théobromine est inutile. Les *laxatifs* sont indiqués ; en éliminant des déchets irritants par l'intestin, ils diminuent d'autant le travail éliminateur du rein : *sulfate de soude, sel de Seignette* : une cuillerée à café tous les matins un mois de suite, puis ensuite deux fois par semaine. Éviter le froid ; attention à ne pas marcher pieds nus à l'heure de la toilette ; porter de la flanelle, voire une peau de chat sur les reins. Pas d'écart de régime, pas trop de longs voyages (sept à huit heures) en chemin de fer ou en automobile. Toutes ces imprudences congestionnent le rein et les congestions non surveillées risquent fort d'imprimer un coup de fouet à la marche de la maladie.

Tous les six mois, on pratiquera un dosage de l'urée sanguine ; si le chiffre dépasse 0 gr. 50, un second dosage sera pratiqué quinze jours plus tard. Il ne s'agit point de laisser opérer sans être averti, l'évolution du mal.

De même la tension artérielle sera prise tous les six mois. Les malades se soumettent fort bien à cette visite bisannuelle.

Entre temps, si la chose est possible, ils iront faire une saison à Saint-Nectaire (les anémiques, les déprimés), à Vittel (les goutteux), à Evian (les neuro-arthritiques).

IV. La néphrite chronique hydropigène. — Dans la néphrite chronique hydropigène, les urines sont diminuées de quantité, mousseuses, chargées en albumine, riches en cylindres granuleux. L'œdème est généralisé, apparent, dès l'abord, aux paupières et à la face ; les chlorures sont retenus dans l'organisme (Widal, Lemierre et Javal), la fonction uréo-sécrétoire demeurant normale. Il n'existe ni galop, ni hypertrophie cardiaque ; l'hypertension maxima s'élève peu, l'hypertension minima davantage (Gallavardin).

Dans cette maladie, le traitement essentiel consiste dans le repos prolongé au lit. Il sera poursuivi de six semaines à trois mois et plus.

Les quinze premiers jours, le régime hydro-lacté composera

toute l'alimentation : un à deux jours de régime hydrique (1.000 gr.), puis 600 grammes de lait et d'eau pendant six à huit jours ; puis 1 litre de lait et 300 à 400 grammes d'eau. En même temps, un gramme de théobromine par jour, en deux cachets. Si, au bout de quinze jours, aucune amélioration n'est survenue, le pronostic s'affirme sérieux.

Quand la maladie ne date que de un à deux mois, une grande amélioration et la guérison peuvent faire suite. L'ancienneté de la maladie est un élément de pronostic important ; plus cela dure déjà, plus c'est grave.

Au bout de quinze jours, on adjoindra à l'alimentation lactée un, puis deux potages au lait sucrés, à la farine de riz, d'orge ou tapioca et des pommes de terre bouillies cuites dans l'eau sans sel.

Comme un syndrome azotémique risque, d'une semaine à l'autre, de se surajouter à la rétention des chlorures, le médecin sera bien avisé de maintenir ses malades au régime lacto-végétarien. Ils supporteraient peu la viande. Comment le médecin le saurait-il? Il ne peut pourtant demander tous les quinze jours un dosage de l'urée sanguine.

Aussi le régime déchloruré pourra-t-il être ordonné suivant un menu conçu dans les grandes lignes suivantes et dont les viandes sont exclues.

Menu déchloruré

Petit déjeuner : café au lait sucré, 240 à 500 grammes. Pain déchloruré, 30 grammes. Beurre, 10 grammes.

Déjeuner : 3 à 4 pommes de terre cuites à l'eau, ou carottes, ou navets, ou petits pois ou purée de marrons (200 à 300 gr.); pudding au riz ou à la semoule, 100 grammes ; marmelade de fruits frais ou confitures (sucrées au sucre et non à la saccharine, celle-ci irritante), 150 grammes. Pain déchloruré, 100 gr. Eau, 150 grammes.

Goûter : lait, 250 à 500 grammes ; 2 biscottes déchlorurées.

Dîner : potage au lait (tapioca, farines alimentaires et pâtes) 200 grammes et 2 œufs à la coque ; beurre, 10 grammes :

nouilles ou macaronis avec très peu de fromage (150 gr.), ou épinards au sucre, pommes cuites, pain déchloruré, 100 gr. Eau, 250 goammes.

Cuire les aliments sans sel.

Au bout d'un à deux mois, essayer d'adjoindre un peu de sel : 2 grammes, en augmentant de 2 grammes tout les huit ou quinze jours ; on montera ainsi jusqu'à 6 grammes. Inutile de pousser au delà, à moins de guérison complète. Même avec ces doses réduites de sel, on aura soin de peser le malade. S'il augmente brusquement le poids du jour au lendemain, le sel sera supprimé pour une nouvelle quinzaine. Si, au contraire, l'augmentation de poids est progressive et ne semble due qu'à la reprise d'une alimentation plus substantielle, la prescription du sel sera maintenue.

La *théobromine* sera ordonnée pendant un mois de suite, aux doses de 2 cachets de 50 centigrammes par jour. Au bout de ce temps, le remède sera continué cinq jours sur dix. Tous les autres diurétiques demeurent sans action ; la *scille* sera prescrite en cas d'azotémie concomitante (0 gr. 10 de poudre matin et soir, dix à quinze jours de suite).

Deux fois par semaine, un léger laxatif sera utile (*sulfate de soude :* une cuillerée à café à jeun, ou *infusion de séné* (1 gr. 50), ou décoction de *bourdaine*, 3 à 4 gr., au coucher. Prendre ces laxatifs tous les jours, en cas de constipation.

Dans les formes chroniques, les *drastiques* fatiguent. Déjà affaiblis, les malades les supportent mal. Aussi, contre l'abattement progressif, les *ferrugineux* sont-ils susceptibles d'exercer un effet salutaire. Nous prescrivons :

Teinture de Bestucheff.	20 gr.
Hydrolat cannelle	200 gr.
Sirop d'écorces d'oranges amères . . .	40 gr.

Mélange d'un goût désagréable, qui offre l'avantage d'unir du fer insoluble (tannate), du fer soluble (perchlorure de fer sec) et les stimulants diffusibles (liqueur d'Hoffmann), à continuer six semaines. Interrompre quinze jours et reprendre.

Les *sudorifiques* agissent mal ; l'enveloppement du thorax par une couche de coton couverte de taffetas gommé (matin et soir) suffit, par la moiteur de la peau entretenue sans fatigue ; des *bains chauds* à 38° à 40° pourront être ordonnés deux fois par semaine, dix minutes de temps.

Contre les *œdèmes*, les moyens mécaniques soulagent mais moins bien que dans les affections cardiaques (thoracentèse, paracentèse). S'il existe un œdème des membres inférieurs, œdème dur, on pourra pratiquer des mouchetures (5 piqûres à chaque jambe, avec une aiguille rougie à blanc et après antiseptie préalable ; nous employons les épingles à chapeau de femme, qui nous semblent, dans l'espèce, par la finesse de la pointe l'instrument de choix) ; enduire la peau de vaseline stérilisée pour empêcher la macération de l'épiderme. Cela vaut infiniment mieux que les tubes de Southey, recommandés encore par quelques auteurs. En dépit de cette efficacité certaine unie à la simplification de technique, les mouchetures réussissent, comme nous venons de le dire, infiniment moins bien que dans les maladies cardiaques. Chez ces derniers malades, en décomprimant le système veineux, les mouchetures favorisent la reprise des contractions cardiaques ; ici, ce n'est point un acte simplement mécanique qui est en jeu ; il s'y superpose un trouble de filtration lié à la vitalité réduite des éléments sécréteurs. Les mouchetures ne peuvent rien contre cette altération cellulaire.

V. La néphrite chronique hypertensive. — Les néphrites avec fortes hypertensions artérielles (au-dessus de 25 à 26 max., min. 12 à 14 au Pachon) sont, moins que d'autres, exposées à des crises urémiques. Souvent même la filtration rénale, quelle que soit la quantité d'albumine, s'y opère mieux que dans les néphrites où l'hypertension est moindre (20 à 22 max., par exemple). L'étude de la constante d'Ambard nous avait montré, il y a quelques années [1], la filtration égale à l'unité

<hr>

1. *Ac. Méd.*, 6 janvier 1914. NOEL et CH. FIESSINGER. *Société Biologie*, 1914.

normale dans les reins qui amenaient les hypertensions les plus élevées. C'est cette constation qui nous a mené à la notion de l'hypertension, formule de défense rénale.

Si la fonction rénale est moins longtemps compromise dans les hypertensions très accusées, par contre un autre danger menace : l'éclatement des artères (hémorragies rétiniennes, hémorragies cérébrales). Favorisante vis-à-vis du rein, l'hypertension est dangereuse par ailleurs. De plus, elle peut provoquer les troubles cardiaques (douleurs angineuses, galop cardiaque).

Le traitement découle de ces données premières.

Le *régime alimentaire* consistera, tout d'abord, à éviter la surcharge stomacale : rester sur son appétit, ce qui est parfois difficile à ces sujets affligés d'une faim canine. Tellement il est vrai que l'instinct se montre un guide fort dangereux dans l'espèce. Trop d'aliments adjoignent une hypertension digestive passagère à l'hypertension permanente du rein. Il convient d'éviter cette éventualité. D'autre part, on veillera à ne pas dépasser une quantité de liquide de 1.300 à 1.500 grammes par jour. Cela suffit pour assurer l'élimination azotée et n'offre pas l'inconvénient d'une pléthore aqueuse qui risque d'augmenter également la tension artérielle, et partant le travail du cœur.

Le malade se gardera de toutes les conditions autres qui risquent de superposer une crise hypertensive à l'hypertension permanente : fatigues, écarts sexuels, tabac, froid, longs voyages en chemin de fer (plus de six à huit heures).

Comme médications, trois primordiales occupent la scène : les *émissions sanguines*, la *diète*, les *purgatifs*.

Tous les quinze jours ou trois semaines, trois ou quatre *ventouses scarifiées* sur les reins ; un jour par semaine, *repos au lit* avec régime *hydrique* (1.500 grammes d'eau par verres à bordeaux toutes les heures) ou régime hydrolacté (750 grammes de lait et 750 grammes d'eau). Les autres jours, 50 à

80 grammes de viande grillée ou rôtie, à midi ; pas de bouillons gras ni de viandes le soir. Eau comme boisson.

Comme purgatifs, soit le *sulfate de soude* : une cuillerée à café tous les matins pendant de longs mois, soit les *pilules drastiques* :

Aloès pulvérisé	0 gr. 10
Evonymin	0 — 02
Gomme gutte	0 — 02
Extrait de jusquiame . . . . }	
— de belladone . . . . }	0 — 005
Savon médical	Q. S.

P. 1 pilule.

En cas d'action trop énergique, couper les pilules en deux.

On pourrait donner un mois le sulfate de soude et un mois les pilules.

En dehors des rétentions chlorurées, la théobromine semble inutile. A un moment donné, la fonction filtrante est compromise. Cette éventualité ne se produit guère que dans les périodes ultimes par lésions progressives du rein ou complications cardiaques survenues.

En cas de *douleurs angineuses*, ne pas sortir tout de suite après les repas, distribuer les repas par séries de six ou de sept, composés chacun d'un plat. Ne pas dépasser 1000 à 1200 grammes de liquide par jour. Prendre, avant les repas de midi et du soir un cachet de 50 centigrammes de *théobromine*, et pendant les paroxysmes angineux, de la *trinitrine* (sol. alc. à 1°/. 3 à 4 gouttes), ou inhalations de *nitrite d'amyle*. En cas de *crises angineuses subintrantes*, même traitement avec en plus repos au lit, glace sur le cœur, régime hydrolacté ; toutes les deux ou trois heures, injection sous-cutanée de 2 milligrammes de *morphine*.

Si le cœur est *tachycardique* (au delà de 80 à 90 battements au repos) ou présente un *bruit de galop*, outre la théobromine, 5 gouttes de *digitaline* (5 gouttes de la solution cristallisée Nativelle ou Mialhe Petit) trois à cinq jours et reprendre au bout de trois à quatre jours d'intervalle. Les *cavités droites fléchissant*, prolonger la digitaline aux mêmes doses pendant dix à douze jours, et laisser un intervalle de trois jours jusqu'à la dose suivante. Repos au lit dix à quinze jours, régime hydro-lacté de réduction, puis lacté, puis lacto-végétarien (avec un peu de liquide).

Au bout d'un mois, réserver la théobromine aux intervalles digitaliques.

VI. La néphrite chronique urémigène. — Si les crises urémiques apparaissent plus tardivement dans la néphrite chronique fortement hypertensive, elles sont l'accompagnement plus précoce des néphrites à hypertension moindre (22 à 24 *mx.* 10 à 12 *mn* au Pachon). Le praticien ne comptera pas sur l'hypertension modérée pour déclarer le danger absent. Bien au contraire.

Les urines renferment de l'albumine ; les éléments digestifs et nerveux sont écartés. La cause rénale semble évidente. Un dosage de l'urée sanguine (au-dessus de 50 à 60 centigrammes par litre) fixera plus solidement le diagnostic.

Ce dernier procédé d'information ne doit toutefois pas être accepté avec une confiance trop absolue. A un certain âge l'urée peut augmenter dans le sang, atteindre 80 à 90 centigrammes par litre et cependant le sujet, s'il est malade, ne souffre pas d'accidents rénaux ; il peut fort bien être atteint d'une tout autre maladie, un cancer de l'estomac par exemple. S'il est en effet des rénaux à apparence cancéreuse (faux cancers de l'estomac), il existe également des cancéreux à apparence rénale (traces d'albumine, exagération du chiffre de l'urée sanguine) et ce dernier point est beaucoup moins connu des médecins.

L'augmentation de l'urée, si elle ne signifie pas toujours existence d'une lésion rénale, n'accompagne point davantage, et à titre d'auxiliaire fidèle, l'existence de cette lésion. Il est des vieillards, et cela nous l'avons vu précédemment, qui font de la dyspnée urémique sans élévation dans le chiffre de l'urée sanguine. L'urée sanguine est normale et cependant ces sujets sont atteints de crises d'asthme urémique. Huchard appelait cela de la dyspnée toxi-alimentaire et il avait raison, puisqu'elle n'est point provoquée par une rétention de principes uréiques. Si la question demeure pendante de connaître au juste la nature précise de la substance toxique qui produit ces troubles, aucune incertitude n'entoure l'ordonnance du traitement lui-même.

Il est celui de l'urémie bien entendu.

Ces réserves une fois posées, à savoir que l'exagération de l'urée sanguine ne signifie pas toujours concomitance d'une lésion rénale et que ses quantités normales n'éloignent pas forcément l'idée de cette lésion, il n'en est pas moins vrai que lorsque cette lésion se révèle par un ensemble de signes cliniques indéniables (albuminurie, hypertension, dyspnée d'effort, dyspnée nocturne, galop cardiaque, etc.) les chiffres élevés de cette urée sanguine peuvent servir de guide pour l'institution du régime diététique.

RÉGIME DIÉTÉTIQUE. — Ailleurs nous avons appuyé sur les lignes essentielles. Disons en général que pour être valables, les dosages de l'urée doivent être répétés à deux reprises, à huit ou quinze jours d'intervalle [1].

1° *Au-dessous de 1 gramme d'urée sanguine (de 0 gr. 50 à 1 gramme).* Ces renseignements n'offrent pas grand intérêt, car on trouve comme nous l'avons vu, ces augmentations d'urée chez des neuro-arthritiques ou des vieillards qui ne sont nullement des rénaux. Néanmoins comme le diagnostic peut demeurer en suspens, mieux vaut réduire quelque peu la ration des albuminoïdes. Régime lacto-végétarien. Environ 1 litre de liquide. A midi 50 à 60 grammes de viande grillée ou rôtie tous les deux jours, ou deux œufs frais. Suppression complète, comme dans les formes plus graves, du bouil-

---

1. CH. FIESSINGER : *Vingt régimes alimentaires*, 1921, 3ᵉ édition, A. Maloine et fils, éditeurs.

lon gras, des fromages fermentés, de la charcuterie, etc. Un peu moins saler que d'habitude.

2° *De 1 gramme à 2 grammes d'urée sanguine :* régime hydrique (1 litre 1/2 d'eau) et repos au lit un à deux jours par semaine. Supprimer les œufs et la viande pendant un mois. Environ moitié de sel alimentaire ; soit 5 à 8 grammes au lieu de 10 à 16 grammes.

3° *De 2 à 3 grammes d'urée sanguine,* repos au lit 15 jours ; émission sanguine de 150 à 200 grammes ; régime hydrique quelques jours de suite, suivi pendant trois ou quatre jours du régime hydro-lacté (750 gr. de lait et 750 gr. d'eau), puis lacté. Légumes au beurre, potages maigres, pain ; au bout d'une huitaine, un à deux jours de régime hydrique ou hydro-lacté par semaine avec repos au lit. Environ 1/3 de sel alimentaire (soit 4 à 5 grammes).

4° *Au-dessus de 3 grammes d'urée sanguine :* émission sanguine de 300 grammes, suivie tous les dix jours par une soustraction de 150 grammes. Même régime hydrique que précédemment poursuivi huit jours de suite, puis régime hydro-lacté, puis lacto-végétarien. Environ 1/4 de sel. Nouvelle analyse de l'urée sanguine au bout de trois semaines. Les quantités très considérables peuvent fort tomber à ce moment à 0 gr. 80 et 0 gr. 60.

Le traitement médicamenteux, outre les émissions sanguines dont nous avons parlé, ne consiste qu'en *diurétiques* (théobromine, scille) ou *laxatifs,* ou *toni-cardiaques* lorsque le cœur est touché.

Nous ne parlons pas de *l'opothérapie* rénale (macération de reins, poudre de reins desséchés, injections de sérum de la veine rénale) qui ne donne aucun résultat satisfaisant, quand elle ne provoque pas le retour de nouvelles crises urémiques.

Lorsque les préceptes diététiques antérieurs ont été mis en œuvre, de même sont de peu de secours les injections intra-veineuses glycosées hypertoniques (300 °/₀₀) 300 centimètres cubes ou intra-musculaires isotoniques (48 °/₀) ou avec le goutte à goutte rectal. A la vérité tous ces procédés, en rallumant l'espoir, maintiennent la confiance. A ce titre le médecin y aura recours, mais il doit connaître la valeur des médications qu'il recommande et savoir que les injections glycosées n'arrêtent pas la marche de l'azotémie. Les injections glycosées hypertoniques peuvent même la précipiter (Rathery et Boucheron). Ne sacrifions point aux illusions qu'entraînent l'attrait de la nouveauté et le courant de la mode. La puissance suggestive du médecin a toujours moyen de s'exercer en dehors des médications dont l'action demeure suspecte.

1° DIURÉTIQUES. — La *théobromine*, diurétique déchlorurant et ses spécialités françaises (théosol, théosalvose, santhéose) — sera ordonnée aux doses de 50 centigrammes à midi et à dîner. On y adjoindra la poudre de scille, diurétique uréique, 0 gr. 10 à 0 gr. 20 par cachet. On continue dix à quinze jours pour interrompre ensuite quelques jours et reprendre.

Comme tisane diurétique, la meilleure est encore l'eau simple.

Le voyage aux stations hydro-minérales entraîne en général trop de fatigue. SAINT-NECTAIRE, EVIAN sont les stations de choix. L'altitude un peu plus élevée de SAINT-NECTAIRE n'empêche pas maintes fois des améliorations notables, dans les néphrites mêmes hypertensives et alors que les crises urémiques ne sont pas à craindre, mais il faut faire le voyage et supporter la nourriture d'hôtel.

2° LAXATIFS. — Les laxatifs dont nous avons parlé à l'occasion de la néphrite hypertensive conservent leurs droits, sulfate de *soude*, sel de *Seignelle* : une cuillerée à café à jeun à continuer de longues semaines, ou *pilules drastiques* le soir. Les purgations violentes agissent moins bien que les émissions sanguines ; on n'y aura guère recours qu'en cas de céphalées ou de torpeur résistant à la soustraction sanguine. A ce moment souvent les malades ont du galop cardiaque, ils sont très affaiblis. Une déplétion aqueuse trop abondante risque de les abattre tout à fait.

C'est pourquoi les purgations faibles et continuées sont d'ordinaire d'un effet meilleur.

3° TONI-CARDIAQUES. — Il n'en est qu'un en cas de fatigue du myocarde (tachycardie, galop, distension des cavités cardiaques) sur lequel il soit sage de compter : la *digitaline cristallisée* et les préparations de *digitale*. Il en faut de faibles doses :

5 gouttes de la solution de digitaline cristallisée trois à dix jours de suite (dix jours en cas de galop et de distension des cavités cardiaques), interrompre trois jours et reprendre dix jours. Ainsi de suite sans jamais interrompre, même au bout de trois mois, plus de cinq jours.

Nous ne parlons pas du strophantus. Dans l'espèce, il se montre très infidèle.

VII. La lithiase rénale. — Excès d'*ingestion, insuffisance d'élimination :* la lithiase rénale ne reconnaît guère d'autre cause. Les sujets sont de gros mangeurs, consomment trop de viande, ou bien ils ne boivent pas assez (gravelle urique, oxalique). Établir une distinction de traitement entre l'une et l'autre est peut-être jongler avec des différences chimiques, qui ne correspondent point à des vues pratiques d'une portée efficace. Une troisième forme de lithiase s'observe par précipitation des phosphates dans une urine alcaline. Elle complique souvent les précédentes.

Donnez trop d'eau de Vichy à un sujet atteint de lithiase urique, il pourra précipiter des concrétions phosphatées qui viendront enrober le calcul urique. D'autre part, les pyélonéphrites qui accumulent du phosphate ammoniaco-magnésien dans le bassinet, peuvent également faire de la lithiase phosphatique.

Les accidents de la lithiase sont de quatre ordres : 1° accidents douloureux ; 2° crises de coliques néphrétiques ; 3° accidents d'obstruction (hydronéphrose) ; 4° accidents infectieux (pyélite). Les accidents étant traités, il restera ensuite, 5° le traitement causal à poursuivre.

ACCIDENTS DOULOUREUX. — Une douleur vive, constante dans la région rénale peut être le seul signe. Chez une femme, on peut croire à de simples névralgies pelviennes. Tel fut le cas d'une dame, qui, tour à tour considérée comme atteinte d'appendicite et de névralgies ovariennes et traitée comme telle pendant dix ans, se fit faire, sur notre conseil, une radiographie du rein. Une ombre de calcul étant découverte, M. le professeur LEGUEU opéra la malade, qui fut immédiatement guérie après l'ablation d'un très gros calcul.

2° CRISE NÉPHRÉTIQUE. — La crise néphrétique dans ses prodromes semble simuler un lombago, une névralgie intercostale, une sciatique. La douleur devient plus aiguë, descend vers l'uretère, la vessie, les testicules, la verge. Cette douleur est *calmée* par la pression, alors que celle-ci l'exagère dans l'*appendicite*.

Des troubles de la miction s'installent : besoin d'uriner, ténesme, oligurie ; une hématurie légère colore l'urine. Des vomissements se produisent, il existe de la constipation, de la tympanite, qui peut simuler des accidents d'occlusion intestinale, comme il est arrivé jadis à Germain Sée. L'expulsion d'un gravier quelques heures plus tard éclaire la raison des accidents. La douleur provoquée persiste pendant plusieurs jours dans la zone urétéro-vésicale correspondant au côté de la colique néphrétique ; c'est ce que démontre le toucher rectal.

Le médecin se méfiera de la forme *anurique* de la colique néphrétique ; il évitera la confusion avec la colique hépatique, où les irradiations sont supérieures et remontent vers l'épaule, et avec l'*appendicite*, où la contracture est plus prononcée et où l'hématurie fait défaut.

Rappelons qu'il ne s'agit point forcément d'un calcul. Un caillot de sang, une bouillie calculeuse, une hydronéphrose aiguë peuvent être en jeu. Le tableau clinique est le même

Le traitement consiste dans une injection de *morphine* (1/2 centigramme à répéter au bout d'une heure si la douleur persiste) ; le remède réduit, en effet, l'hypertension rénale, qui crée la douleur, et les phénomènes réflexes constatés.

Faute d'une injection de morphine, on peut ordonner la potion :

Bromure de potassium	6 gr.
Chlorhydrate de morphine	0 » 05
Eau de laurier cerise	10 »
Sirop d'éther	30 »
Hydrolat de valériane	120

(ALBERT ROBIN)

Une cuillerée à soupe de demi-heure en demi-heure, jusqu'à sédation (4 à 5 cuillerées).

Le malade boira très peu pendant la crise ; quelques gorgées d'eau et c'est tout, pour ne point augmenter l'hypertension du rein.

3° L'HYDRONÉPHROSE, dans la phase douloureuse, sera calmée par la même médication ; plus tard, si l'hydronéphrose persiste, le recours au chirurgien est de nécessité absolue.

4° LA PYÉLITE CALCULEUSE guérit médicalement ou chirurgicalement si l'expulsion du calcul ne s'opère point spontanément. *L'uroformine* (3 cachets de 50 centigrammes), les *tisanes diurétiques*, une saison à VITTEL ou CONTREXÉVILLE ou MARTIGNY hâteront l'issue favorable.

5° TRAITEMENT CAUSAL. — Il faut boire et surtout dans l'intervalle des repas. Une infusion diurétique, *reine des prés, feuilles de mûrier* (15/1000), *uva ursi* (20/1000), *fleurs de fèves des marais* (5 à 10 gr. p. 1000) — à jeun, à 10 heures, à 4 heures et au coucher.

Les reins irritables, enclins aux hématuries iront à EVIAN. La pyélite et l'albumine seront traitées à VITTEL ou CONTREXÉVILLE.

Des saisons pourront être faites à domicile, 300 grammes d'eau de Vittel ou d'Evian (éviter les hautes doses d'eau de Vichy, qui peuvent, avons-nous dit, alcaliniser l'urine et précipiter les phosphates) à jeun et à vingt minutes d'intervalle ; 2, puis 3, puis 4 verres, en augmentant d'un verre tous les jours.

M. le professeur A. Robin recommande même de monter à 5 et 6 verres ; à partir du dix-septième jour diminuer d'un verre tous les matins pour cesser toute médication le vingt et unième jour.

Dans *l'alimentation* : viandes grillées, rôties, soupes maigres aux légumes, légumes verts, fruits. Environ 1/3 d'alimentation animale contre 2/3 l'alimentation végétale. La cervelle, le ris de veau, riches en nucléine, l'oseille. trop acide, sont, en général, déconseillés. La suppression des épinards, des haricots verts, du cacao, des asperges, riches en acide oxalique, nous semble bien théorique. Comme boisson, de l'eau pure qui ne soit pas trop calcaire ou du cidre mêlé d'eau.

Exercice modéré, pas de fatigue.

Les médicaments consistent en principes qui, combinés avec l'acide urique, donneraient des urates solubles, tels la *pipérazine*, le *quinate de pipérazine*, l'acide *thyminique* :

```
Pipérazine. . . . . . . . . . . .        5 gr.
    (ou quinate de pipérazine)
Eau distillée . . . . . . . . . . .    300 gr.
```
Une cuillerée à soupe après le déjeuner ou le dîner. (ALBERT ROBIN.)

```
Acide thyminique . . . . . . . . . }
Théobromine . . . . . . . . . . . }  0 gr. 25
```
Pour un cachet, 2 par jour avant le repas de midi ou du soir.

De légers laxatifs, comme le *sulfate de soude* ou le *citrate de soude*, une ou deux fois par semaine, nous semblent bien plus agir en favorisant la nutrition générale qu'en neutralisant l'acide oxalique formé dans l'organisme. Cherchons d'abord le remède salutaire et ne nous étendons point trop sur l'interprétation. Une action purgative manifeste est plutôt nuisible, puisqu'en concentrant l'urine elle risque de favoriser le dépôt des concrétions uratiques.

La *lithiase phosphatée* ne réclame de médication spéciale que vis-à-vis l'alcalinité des urines, qui précipite les phosphates.

Eaux de Vittel, d'Evian, tisanes diurétiques. S'il existe de la suppuration urinaire, cachets d'*uroformine* 0 gr. 50 — 2 à 3 par jour. Envoi au chirurgien en cas de fièvre, de suppuration abondante, qui affaiblit le sujet, de douleurs permanentes dues au calcul.

Pratiquement le médecin aura beaucoup moins à traiter la lithiase phosphatée que la lithiase urique.

En général, l'action médicamenteuse est inférieure à l'action des boissons ; celles-ci seront surtout administrées entre les repas pour maintenir le nettoyage du rein et éviter l'accumulation des concrétions uratiques.

VIII. Les périnéphrites douloureuses et suppurées. — I. — La *périnéphrite douloureuse* est celle qui, affectant la forme scléreuse, se révèle avant tout par la douleur lombaire ; elle enveloppe d'ordinaire les reins infectés depuis longtemps, mais cette infection rénale peut être latente et les malades ne viennent consulter que pour une douleur, avec sensations de tiraillements, d'élancements, de brûlures. Cette douleur peut être le siège de crises paroxystiques qui simulent la colique néphrétique ; la souffrance s'exagère souvent par la marche, la station debout ; des sujets renoncent même du fait de l'exacerbation de la douleur à quitter la chambre. La palpation du rein est douloureuse et permet parfois de saisir des irrégularités ou des bosselures ; les urines renferment de petites quantités d'albumine ; les hématuries sont assez fréquentes (Marsan) et la présence de ce dernier symptôme n'est pas faite pour éclairer la voie.

Le diagnostic de lithiase rénale est communément porté ; mais la radioscopie ne révèle aucune ombre suspecte et le traitement antilithiasique n'apporte aucun soulagement. On pourra toujours essayer une saison à VITTEL ou à CONTREXÉVILLE. Si un mieux n'est pas obtenu, mieux vaut confier le malade au chirurgien; la décaspulation avec fixation du rein est une opération sans gravité et les douleurs cèdent comme par enchantement.

Il est d'autant plus nécessaire d'intervenir que non seulement la vie peut devenir insupportable du fait de la douleur, mais que les signes latents de pyélonéphrite peuvent se réveiller, aboutir à des pyonéphroses aiguës, ou quand l'infection rénale ne s'aggrave point, l'altération du rein peut se développer insidieusement et conduire au tableau de la néphrite confirmée.

II.—La *périnéphrite suppurée* est rarement *tuberculeuse*; les praticiens n'auront guère l'occasion de voir autour du rein un abcès pottique provenant de la colonne vertébrale ; de même l'abcès froid périrénal est exceptionnel au cours de la tuberculose rénale.

Une infection sanguine s'observe fréquemment. En général une infection locale est à la racine de l'infection sanguine : panaris, furoncle, anthrax. Le pronostic est bénin à condition que l'intervention chirurgicale soit précoce [1].

III.— Le *phlegmon périnéphrétique* est une affection plus répandue qui peut se compliquer d'accidents fâcheux, s'il n'est point largement ouvert et à temps.

Il se développe après un effort qui produit une rupture musculaire, au cours d'une maladie infectieuse, parfois spontanément et aussi chez les infectés urinaires après les suppurations des organes voisins (reins, uretère, etc.)

Jadis, nous avons publié l'observation d'un homme de quarante-trois ans atteint sans traumatisme antérieur ou autre cause appréciable, de douleurs sourdes dans les reins, de

---

1, L. CLEISZ. Les périnéphrites suppurées métastatiques (Th. Paris, 1919).
J. LAURENCE. Le phlegmon périnéphritique dit primitif. *Journ. des Praticiens*, 1919, p. 811.

fièvre et de courbature. Il se forme un empâtement local ; la marche devient impossible. Malheureusement le phlemon est ouvert tardivement (au bout de deux mois). Quinze jours après l'ouverture, sans oppression, ni point de côté, survient dans un accès de toux, un vomissement de pus. Le malade en rend une demi-cuvette tant par le nez que par la bouche. L'état général est médiocre, le facies terreux. Signes d'épanchement dans la plèvre gauche, mais en dépit de l'expectoration purulente, plusieurs ponctions exploratrices ramènent un liquide séreux. Rate grosse. Albumine dans les urines. La température de 38° le matin monte à 39° tous les soirs. Le pus renferme du staphylocoque doré à l'état de pureté. Une nouvelle quinzaine se passe : puis apparaissent des fourmillements dans les jambes et les pieds, accompagnés de douleurs fulgurantes très vives. Hyperesthésie cutanée ; douleurs à la pression des muscles, suivies d'atrophie en masse des muscles de la fesse, de la cuisse, de la jambe. Les réflexes tendineux disparaissent. Puis se prennent à leur tour les membres supérieurs.

Soit une polynévrite généralisée qui se termina par la guérison, le tout faisant suite à un abcès périnéphrétique ouvert dans les bronches.

Cette ouverture possible de l'abcès périnéphrétique dans les bronches est signalée dans les classiques comme s'accompagnant d'une dyspnée intense et d'une pleurésie purulente. Ces dernières complications ne sont point forcées, notre malade avait un épanchement pleural séreux et l'ouverture dans les bronches ne s'est signalée que par un accès de toux accompagnant la vomique.

Dans d'autres cas, l'abcès s'ouvre au niveau de la peau (région lombaire, ombilic, aine) dans l'intestin (diarrhée avec muco-pus), dans le péritoine avec accidents suraigus, dans les voies urinaires (pyélonéphrite consécutive). Tout cela est bien rare et ne doit point se produire.

La douleur lombaire avec parfois flexion de la cuisse et rotation en dehors, l'empâtement lombaire avec fièvre rémittente é eillent l'attention. Des frictions quotidiennes avec une pommade à l'*argent colloïdal* (15 °/₀) ; recouvrir de taffetas gommé, des injections intra-musculaires de *ferments métalliques* (10 cc.) seront pratiquées les premiers jours. En dépit de la médication il est sage de ne point compter sur une résolution sans suppuration. Une ponction aspiratrice sera pratiquée au bout de dix à douze jours et si une gouttelette de pus est ramenée par la seringue, l'abcès sera ouvert et largement. L'intervention précoce est indispensable.

Il peut arriver qu'au lieu de se traduire par des signes locaux, le phlegmon périnéphrétique débute par une *forme suraiguë* avec des frissons, une fièvre vive : sous l'effet de l'infection forte, le malade souffre peu. Au médecin de faire le tour de toutes les régions susceptibles de s'enflammer localement. Un examen préalable du sang lui aura, si possible, démontré s'il existe de la leucocytose. Au-dessus de 15.000 globules blancs, il est maintes fois à présumer qu'un foyer de pus se forme quelque part. Ajoutons que ces phlegmons périnéphrétiques avec infection forte et réaction locale faible rentrent dans les cas exceptionnels et que les praticiens n'auraient guère l'occasion de croiser une éventualité de cet ordre.

L'évolution lente serait plus fréquente (Legueu), la tuméfaction ne se produit qu'au bout de trois ou quatre semaines ; mais la gravité de toutes les formes est considérable si l'opération n'est point précoce. Une statistique rapportée par M. Legueu donne, sur 230 cas, 145 guérisons et 79 morts. Six malades ont gardé une fistule. Chez l'enfant, la maladie est rare. Une appendicite rétro-cæcale suppurée fusant dans la région lombaire a été maintes fois confondue jadis avec le phlegmon périnéphrétique (Kirmisson).

IX. **Le rein mobile.** — Une névropathe est toujours satisfaite quand à la raison de ses maux est assignée une cause non plus simplement indéterminée et vague comme le neuro-arthritisme, mais tangible et organique. Le rein mobile est une de ces affections qui contentent son esprit et lui assurent, à son jugement, dans la catégorie des malades, une place honorable et dont nul n'oserait sourire. « J'ai un rein mobile », déclare-t-elle au médecin. Celui-ci tout aussi bien pourrait répondre : « Vous êtes une femme. » Inutile de confirmer la nature du sexe par la constatation d'un abaissement rénal que présentent la plupart de ses pareilles. Les maigres ont un rein mobile, les grasses également, celles qui ont eu ou n'ont pas eu d'enfants, tout aussi bien. En sorte qu'il est bien plus fréquent chez la femme de trouver un rein — le rein droit — abaissé que de ne pas découvrir chez elle cette légère particularité, nous n'osons dire infirmité, inhérente aux conditions de son sexe.

Infirmité, en effet, si négligeable qu'elle n'engendre pour l'ordinaire aucun trouble. Mais infirmité qui peut devenir infiniment dangereuse par l'imprudence du médecin. Dire à une nerveuse « vous avez un rein mobile » est surprendre son attention et fort souvent attacher à ce malheureux rein une chaîne de douleurs dont il ne sera point commode de le délier. Opérer et fixer les reins calmera parfois les douleurs, par la confiance rendue, mais ces douleurs, ou elles reparaîtront aussi vives au bout d'un certain temps ou elles iront quérir un autre domicile ; si la malade ne souffre plus de son rein, elle se plaindra de son ventre, de son cœur, de sa tête. La fixation du rein mobile chez une névropathe est une fâcheuse opération. Un traitement hydrothérapique, l'isolement valent mieux et n'exposent la malade ni à une intoxication par un anesthésique, ni aux émotions de l'acte opératoire.

Chez l'homme, le rein mobile existe également, mais bien plus rare. En général il s'agit de gastropathes, d'intestinaux ou d'hépatiques. Peu de réactions locales ; la déformation demeure latente.

Une complication classique du rein mobile est *l'hydronéphrose intermittente* liée à une coudure, ou encore à une lésion congénitale ou à un rétrécissement de l'uretère (Bazy). Une douleur violente dans le côté droit, irradiée en bas vers la région de l'aine, vers la vessie. Les mictions sont douloureuses, l'urine peu abondante, il y a des vomissements, le pouls est petit et rapide. On jurerait une colique néphrétique. Une infection peut se surajouter au tableau morbide. La fièvre monte à 39° et 40°. On trouve de la contracture musculaire, une augmentation de volume du rein lequel est très douloureux à la palpation. La crise dure de quelques heures à quelques jours et se termine par une débâcle urinaire, la tumeur diminuant peu à peu de volume.

Cet accident est fort rare ; nous croyons que maintes fois, dans les faits de cet ordre, il ne s'agissait pas d'hydronéphrose intermittente, mais de colique hépatique. L'ictère peut se produire, par compression du cholédoque, disent les partisans de l'hydronéphrose intermittente, et c'est possible, mais aussi et directement du fait de la colique hépatique et c'est plus ordinaire. Une cholécystite ou péricholécystite calculeuse chez une femme atteinte de rein mobile est un accident fréquent, d'autant qu'à la ptose rénale peut s'adjoindre un certain degré de ptose hépatique. Nous avons vu une malade de cet ordre considérée comme atteinte de pyélo-néphrite suite d'hydronéphrose intermittente. Après la crise, décharge d'urines boueuses, prises, en l'absence d'examen microscopique pour du pus évident. On opère le rein ; il est abaissé, mais sain. Les crises cèdent pendant deux ans ; puis elles reparaissent.

Cette fois, le chirurgien enlève la vésicule biliaire, elle est pleine de pus et lui éclate dans la main ; de nombreux calculs, nagent dans le pus. La guérison est définitive.

Pendant la crise d'hydronéphrose, les calmants sous forme d'*injections de morphine* (1/2 centigr.) sont le grand remède ; localement des applications chaudes fréquemment répétées, produiront quelque soulagement ; on donnera peu à boire, l'excès de boisson risquant d'augmenter la distension rénale : un verre à bordeaux d'eau, dix à quinze fois dans le jour et c'est tout. Quand la douleur sera calmée, des cachets d'*uroformine* (2 à 3 cachets de 0.50 par jour), l'*urasepline*, 2 à 3 cuillerées à café par jour combattront l'infection rénale, si celle-ci s'était produite. Les *diurétiques* à ce moment feront du bien, tisanes d'uva ursi (30/1000, de stigmates de maïs (30/1000), fleurs de fèves des marais (2 gr. par tasse), tasse de 250 grammes à jeun (10 h., 4 h. et coucher) ; une saison à Vittel, Contrexéville, Martigny, Capvern, consolidera la guérison.

L'*albuminurie* assez fréquente affecte la forme *orthostatique ;* le médecin prescrira un régime diététique avec suppression des viandes le soir et de bouillon gras. Médication par des eaux sulfato-alcalines, un verre à bordeaux à jeun à 4 heures et au coucher.

L'*hématurie* peut se produire, qu'elle accompagne ou non une néphrite ou une crise douloureuse simulant la colique néphrique. Repos au lit, régime hydrique, puis lacto-hydrique de réduction (1.000 à 1.200 gr. de liquide par jour). Potion au *chlorure de calcium* (3 gr.) ou plutôt injections sous-cutanées avec *10 cc. de sérum de cheval*. Rapidement le saignement cède.

M. Legueu a opéré des *tumeurs* développées sur un rein mobile ; le diagnostic n'est point toujours aisé. D'autres fois il s'agit de *tuberculose ;* M. Legueu a vu des cavernes envahir un rein atteint d'hydronéphrose intermittente. Quelquefois la tuberculose produit la périnéphrite et celle-ci fixe le rein dans une position anormale. Au chirurgien d'intervenir en semblable cas.

Le médecin n'aura guère d'autre mission que de poser le diagnostic qui dans deux conditions ne devra pas s'égarer: quand il s'agit de névropathes où le moindre mot prononcé imprudemment risque de provoquer des suggestions morbides et quand il s'agit de coliques hépatiques et non point d'hydronéphrose intermittente. Le traitement de la colique hépatique est tout de même un peu différent.

Quant au port de la ceinture, nous ne pouvons que sous-
crire à l'opinion du professeur Legueu ; quand ils sont très
serrés et maintiennent le rein, les bandages sont insuppor-
tables ; modérément serrés, ils ne maintiennent rien du tout et
le rein glisse comme avant[1]. Ajoutons que si la malade est nerveuse, le port d'un bandage offre l'inconvénient de l'enfoncer
dans son obsession. Elle a une ceinture, donc une chute du
rein et la douleur persiste.

X. Les tumeurs du rein. — Si nombre de tumeurs malignes du rein n'offrent à la chirurgie que des ressources précaires, soit que l'opération se pratique trop tard, soit que le
rein du côté opposé se montre lui-même insuffisant, quand
même appartient-il au médecin de poser un diagnostic précis,
ne fût-ce que pour mettre en garde les familles et ne pas
encourir le reproche de s'être lui-même trompé.

Quand il s'agit d'un kyste c'est autre chose. La néphrectomie assure la guérison, à moins qu'il s'agisse de cette affection bizarre, bilatérale et toujours grave à la longue qu'on
appelle le rein polykystique.

Au point de vue clinique les tumeurs malignes du rein se
divisent en deux grandes classes, suivant qu'elles appartiennent à un enfant ou à un adulte. Défalcation faite de ces deux
premiers groupes, il en reste ensuite un troisième où se rangent les kystes du rein.

I. TUMEURS MALIGNES DES ENFANTS. — Ce sont les très jeunes
enfants qui offrent le tribut le plus lourd ; à partir de 7 ans,
la maladie devient plus rare. M. le professeur Kirmisson en
comptait tous les ans un ou deux dans son service ; jusqu'à
ce jour, il en a vu environ une soixantaine. La maladie — un
sarcome — se traduit surtout par l'existence de la tumeur et
de douleurs vives. L'hématurie, le varicocèle peuvent faire

---

1. Professeur LEGUEU : *Traité chirurg. d'urologie*, p. 1120.

défaut [1]. L'enfant présente une tuméfaction qui remplit la région de l'hypocondre et le flanc. Cette tuméfaction est régulière, lisse, modérément dure. On pourrait parfois, à sentir cette masse profonde, songer à un abcès froid thoracique ; mais le signe du ballottement rénal lève les doutes.

Cette grosse masse abdominale engendre des accidents de compression : 1° les veines sous-cutanées sont dilatées ; il se produit un œdème des membres inférieurs, de l'ascite par compression portale ; la compression de l'uretère entraîne de l'oligurie et de l'anurie ; 2° aux compressions nerveuses se rattachent les douleurs intercostales, lombaires, la sciatique. Des déviations concomitantes du rachis peuvent parfois faire croire à un mal de Pott.

Les signes généraux sont tardifs ou précoces ; dans ce dernier cas, la maladie affecte une marche aiguë et fébrile. L'évolution est en général rapide (quelques mois à un an). Tellement que l'opération chirurgicale n'assure que des résultas fort aléatoires. MM. Broca et Jalaguier déconseillent toute intervention. M. Kirmisson la tente et M. Legueu également. Parfois le succès couronne la tentative. M. Kirmisson [2] a publié un cas de guérison qui se maintient depuis dix-huit mois. Il s'agissait d'une fillette de 6 ans atteinte d'un adéno-sarcome. La malade a été perdue de vue depuis.

II. TUMEURS MALIGNES DE L'ADULTE. — Si étrange que cela paraisse, le cancer du rein peut simuler la tuberculose pulmonaire. Nous avons vu un fait de cet ordre chez un malade du centre, âgé de 38 ans, qui dépérissait depuis plusieurs mois. Il s'inquiétait d'une toux persistante qui durait depuis six semaines et il lui attribuait tous ses troubles, sans se préoccuper d'une grosse tumeur du rein gauche, laquelle en réalité était cause des accidents et d'une hématurie qui s'étant produite

1. KIRMISSON : Les tumeurs malignes du rein (*Journ. des Praticiens*, 1913, p. 600).

2. KIRMISSON et TRÉTRAKOFF : Volumineuse tumeur du rein droit chez une fillette de 6 ans. Extirpation. Guérison (*Arch. Méd. des Enfants*), mai 1917.

trois mois auparavant n'avait pas reparu. Une radiographie du poumon faite par M. Desternes montrait de nombreux noyaux néoplasiques infiltrés dans le parenchyme pulmonaire. Naturellement M. Legueu qui fut consulté jugea l'opération inutile et le malade succomba deux mois plus tard.

D'ordinaire l'*hématurie* que présenta également ce malade s'observe dans la plupart des cancers du rein ; elle est spontanée, indolente et capricieuse, s'arrêtant tout à coup pour reparaître sans raison apparente. Le *varicocèle* est un symptôme de la tumeur et se produit insidieusement ; il est produit par la compression qu'exercent sur les veines les ganglions dégénérés ; mais la tumeur elle-même est capable d'exercer cette compression en dehors de toute adénopathie surajoutée. La *palpation* montre une tumeur de consistance ferme, résistante, inégale, ramollie par places. La *douleur*, quand elle n'est pas liée à l'hématurie elle-même, est due à l'extension du néoplasme au delà des limites du rein (douleurs lombaires, intercostales, le long des abdomino-génitaux, du fémoro-cutané, du crural). L'examen des urines n'ouvre jour sur aucun renseignement de valeur.

Le cancer du rein réagit assez lentement sur la santé générale ; quatre, six, huit ans peuvent se passer avant que la cachexie apparaisse (Legueu). Parfois cependant la cachexie est précoce et ce fut l'histoire de ce malade dont nous avons parlé plus haut et qui se croyait atteint de tuberculose pulmonaire. La mort est l'aboutissant fatal de la maladie livrée à sa marche propre.

Aussitôt que le médecin soupçonnera la présence d'une tumeur rénale, il adressera son porteur au chirurgien. La néphrectomie précoce est le seul traitement applicable.

III. Kystes du rein. — Le praticien doit connaître : 1° les kystes hydatiques ; 2° les kystes séreux ; 3° le rein polykystique.

1° Le *kyste hydatique* est une affection lente, silencieuse, progressive se traduisant par l'apparition d'une tumeur arrondie, rénitente, parfois volumineuse, et entraînant par compression, des douleurs vagues, à type névralgique.

Souvent le kyste s'ouvre dans les voies urinaires ; une douleur vive, qui affecte l'allure de la colique néphrétique, annonce l'apparition de l'accident. Des débris de membranes, parfois des crochets d'hydatides apparaissent dans les urines. L'hématurie est plus rare. Parfois, il est survenu des hématémèses, mais celles-ci trouvent leur explication dans la présence d'un ulcère de l'estomac concomitant[1].

Lorsque l'ouverture s'opère dans le *bassinet*, le syndrome de l'hydronéphrose intermittente peut s'installer (Bazy). Une longue survie est possible en dehors de toute opération ; sur 175 cas abandonnés à eux-mêmes, il n'y eut que 79 décès. En dépit de cette bénignité relative, mieux vaut confier le malade au chirurgien. Une fois le diagnostic posé à l'aide de la réaction de Weinberg, l'opération différera suivant le volume et la disposition du kyste uniloculaire et non infecté ou multiloculaire et suppuré.

M. Legueu[1] a opéré 6 kystes hydatiques du rein, 1 par néphrectomie lombaire, 2 par la réduction sans drainage, 3 par la marsupialisation. Tous ont guéri.

2° *Kystes séreux* ou séro-hémathiques. Indolents comme les kystes hydatiques, mais plus rares, ces kystes dont la pathogénie est obscure, peuvent atteindre un volume considérable. Ils ont été pris pour des kystes de l'ovaire, mais leur présence dans le flanc quand ils sont de dimensions plus modérées, permet de les reconnaître. Le volume fixe de la tumeur la distingue d'avec l'hydronéphrose avec laquelle elle est souvent confondue.

Tous les diagnostics ont été portés à l'égard de cette variété de tumeur rénale : kyste de l'ovaire, rein mobile, kyste du foie, hydronéphrose, néoplasme du rein, tumeur maligne du pylore, kyste du pancréas, calcul rénal. Le praticien qui ne

1. ORAISON (de Bordeaux) *XIX° Congrès d'Urologie*, 8.11 nov. 1919
2. Professeur LEGUEU : *Traité chirurgical d'Urologie*, p. 677.

peut se permettre d'erreur dont seuls les maîtres portent allègrement la charge, se contentera de poser un point d'interrogation et d'adresser le malade au chirurgien.

La néphrectomie partielle, quand les kystes sont nombreux et localisés à une extrémité du rein, la néphrectomie totale sont les opérations de choix. L'opération est sans gravité.

3° *Rein polykystique.* — Dans les variétés précédentes, le chirurgien trouvait sa place ; pour le rein polykystique (épithélioma mucoïde), il ne peut rien, car la lésion est bilatérale [1] et le médecin ne peut rien non plus. Il n'a qu'un seul espoir : la longue durée de l'affection. Des malades vivent jusqu'à 80 et 90 ans ; c'est montrer que l'urémie — surtout l'urémie gastro-intestinale qui guette dans cette maladie — fait parfois longtemps attendre sa venue.

Le praticien rassurera donc son malade dans une certaine mesure ; mais sur quelle base appuyer ses paroles d'encouragement ? La maladie reste latente de longues années ; une tumeur est-elle perceptible dans les flancs ? Le cathétérisme des uretères permet d'éliminer l'hydronéphrose et les rétentions rénales. Entre le cancer et le kyste pararénal, le diagnostic demeure en suspens. La marche lente du rein polykystique permet seule de s'orienter. Quand celui-ci est bilatéral, ce qui est habituel, l'obscurité est moindre. Le rein polykystique est la seule affection bilatérale qui concilie l'étendue de son développement avec les apparences de la santé. Les douleurs ressenties sous forme de pesanteur dans les reins, parfois une hématurie discrète et légère sont les seuls symptômes accusés.

Lorsque les troubles de filtration rénale se montrent des signes de néphrite hypertensive ou azotémique apparaissent (hypertension artérielle, polyurie, albuminurie), il existe des maux de tête, des troubles gastro-intestinaux, des vomissements, de la diarrhée. Sous l'effet du traitement habituel de l'urémie, des rémissions s'opèrent, mais les rechutes ne tar-

1. Professeur Legueu. Le rein polykystique. *J. des Prat.*, 1919, p. 263.

dent pas. Parfois une hémorragie cérébrale emporte le malade comme dans les néphrites hypertensives.

XI. L'hydronéphrose. — L'hydronéphrose ou rétention aseptique du rein est *congénitale* (rétrécissements, coudures de l'uretère). Le médecin croit à un sarcome ; en fait il s'agit d'une hydronéphrose par oblitération de l'uretère[1]. La maladie est encore *traumatique* et cette dernière forme peut intéresser le médecin, car si l'épanchement précoce appelle le secours immédiat du chirurgien, dans d'autres cas il est tardif. Il se produit de quelques mois à quelques années après le traumatisme. Le médecin est mandé ; il doit savoir qu'un accident à longue échéance peut se manifester ; mais les médications demeurent impuissantes. Il faut un chirurgien d'autant que fréquemment, l'épanchement ne siège pas dans le rein, mais en dehors de lui et ne saurait s'évacuer spontanément[2].

Restent les *hydronéphroses acquises* dont la plupart également sont d'ordre chirurgical : telles celles qui font suite à une compression par une tumeur (cancers pelviens, de l'utérus, de la prostate, du rectum). Les kystes, fibromes produisent plus rarement cet accident, parce que l'uretère repousse lentement s'habitue à l'obstacle. D'autres fois, une altération de l'uretère est en jeu (urétérite tuberculeuse, rétrécissements inflammatoires).

Deux formes intéressent surtout le médecin : l'hydronéphrose *calculeuse* et l'hydronéphrose intermittente du *rein mobile*. Laissons les spécialistes discuter pour savoir si celle-ci est directement liée à la coudure de l'uretère ou plutôt à une lésion congénitale concomitante (Bazy).

Ce que le médecin doit savoir c'est qu'il existe des hydronéphroses latentes, presque toujours dues à des anuries par compression, des hydronéphroses qui se manifestent simplement

---

1. MM. Moure et Thouvenin : Hydronéphrose congénitale chez un enfant de six ans. Soc. Anatom., 20 déc. 1915.

2. Professeur Legueu : L'hydronéphrose traumatique (*J. des Praticiens*, 1914, p. 190).

par une tumenr, des hydronéphroses douloureuses. La maladie se révèle par l'existence d'une tumeur arrondie et lisse, siégeant dans un hypocondre, offrant les signes du ballottement rénal, séparée d'ordinaire par une bande de sonorité de la paroi abdominale antérieure. Seulement, pareils signes manquent de constance.

Les tumeurs hydronéphrotiques peuvent simuler un kyste de l'ovaire ; rappelons qu'elles se développent de haut en bas, tandis que les kystes de l'ovaire se développent de bas en haut : parfois un kyste hydatique du foie est en jeu. D'autres fois, on croit à de l'ascite et la quantité de liquide peut atteindre 30 litres [1]. Parfois l'ictère a été signalé, nous nous demandons en pareil cas s'il n'y avait point confusion et s'il ne s'agissait point d'une colique hépatique. Au chirurgien, le médecin confiera toutes ces formes.

Lui-même n'est guère mandé qu'à titre de conseil ou encore à propos des accidents douloureux.

L'*hydronéphrose douloureuse* est l'hydronéphrose aiguë ; elle se révèle par des crises dans l'intervalle desquelles la santé est reconquise. Une douleur dans la région rénale, suivant le trajet de l'uretère affecte l'aspect d'une crise néphrétique, voire d'un syndrome péritonéal. Les mictions sont fréquentes, l'urine peu abondante.

Le traitement est tout d'abord exclusivement médical. Il consiste *en repos au lit*, applications *chaudes locales*, absorption d'une *quantité modérée* de boissons : pas plus de 1 litre d'eau dans vingt-quatre heures pour éviter la distension de la poche rénale. En plus contre les douleurs trop vives, injection de *1/2 centigramme de morphine* laquelle offre l'avantage en décongestionnant le rein, de favoriser la diurèse.

Ou la poche formée se vide et la douleur cède, ou la poche ne se vide point et lentement la douleur cède tout de même.

---

1. Mosny, Javal et Dumont. Hydronéphroses géantes (*Soc. médic. des hôpitaux*, 24 oct. 1910.)

L'hydronéphrose devient chronique ; à ce moment il appartiendra au chirurgien d'intervenir. Le calcul extirpé suffira maintes fois à guérir, si une hydronéphrose calculeuse était en jeu ; de même l'ablation de la tumeur comprimante (fibrome). Dans le rein mobile, la néphropexie le plus souvent est une opération de peu de valeur ; car il existe concurremment des adhérences ou des lésions organiques. D'autres opérations doivent lui être ajoutées.

La néphrotomie est de mise seulement pour les hydronéphroses doubles ; le plus souvent elle compte comme le premier temps des opérations conservatrices (Legueu).

La néphrectomie supprime la poche et guérit. Quant au cathétérisme urétéral, il le faudrait à demeure et ce n'est pas une solution : car il infecte à la longue fatalement la poche et nécessite de ce fait et quand même l'intervention chirurgicale.

CHAPITRE VII

LES SYNDROMES SURRENAUX

Cliniquement on distingue les syndromes lents et les syndromes aigus[1]. Ils sont dus à un trouble, une dystrophie de la secrétion surrénale, les idées classiques d'hypersécrétion et d'hyposécrétion n'étant nullement prouvées en matière de sécrétion glandulaire interne[2].

Il y a dystrophie *surrénale lente* avec ou sans irritation des plexus nerveux péricapsulaires. Quand il existe une participation des plexus nerveux, on constate une mélanodermie plus ou moins accusée (cutanée et muqueuse). Une maladie d'Addison est constituée. L'irritation des plexus péricapsulaires fait-elle défaut, le malade ne présente point de mélanodermie, mais simplement une asthénie plus ou moins prononcée, de l'hypotension artérielle, la ligne surrénale (sous forme de raie pâle passagère produite par le frôlement de la peau, la raie rouge paraît ensuite), l'anorexie, la constipation, des vomissements, un amaigrissement progressif.

Tous ces symptômes peuvent être d'ordre fonctionnel et se terminer par la guérison. Il y a treize ans, déjà, nous avions parlé de la neurasthénie par dystrophie surrénale[3] et M. E. Sergent admet que « l'insuffisance n'est pas fatalement liée à

---

1. E. Sergent : Maladies des capsules surrénales. *Traité de Thérapeutique appliquée*, t. I, 1912, p. 918 et Études cliniques sur l'insuffisance surrénale, 2ᵉ édition 1920. Maloine, éditeur.

2. E. Gley : *Des sécrétions internes*, 1914.

3. Huchard et Ch. Fiessinger : *Clinique thérapeutique du praticien*, 1888.

l'existence de lésions des glandes surrénales ». A côté des troubles fonctionnels se rangent ensuite les troubles produits par une altération lésionale ; participation qui naturellement rend le pronostic bien plus grave.

La dystrophie *surrénale aiguë* apparaît au cours d'un syndrôme lent ou bien d'emblée chez un sujet jusque-là bien portant ou au cours d'une maladie infectieuse, voire d'une intoxication grave.

Douleurs, anorexie, vomissements, diarrhée ou constipation, prostration, hypothermie, pouls petit et rapide en forte hypotension, avec ligne blanche, tel est le tableau morbide. Il peut simuler un empoisonnement, une péritonite [1], une crise appendiculaire, une attaque de choléra. D'autres fois la coexistence du délire, des crises apoplectiformes ou épileptiformes a fait croire à une méningite ou à une hémorragie cérébrale.

Souvent les symptômes de dépression qui suivent les maladies aiguës (paludisme, fièvre typhoïde, diphtérie, choléra, scarlatine, érysipèle, variole, etc.) coïncident avec l'apparition d'une lésion capsulaire et c'est là un fait où tous les auteurs sont d'accord avec M. E. Sergent qui le premier a démontré cette filiation.

Le traitement de tous ces troubles consiste essentiellement dans l'emploi de la médication opothérapique.

Celle-ci réussit moins bien dans la mélanodermie que vis-à-vis des troubles directement imputables à la dystrophie surrénale. Néanmoins nous avons traité en 1900 un juge de paix de province qui, suite d'une neurasthénie addisonienne avait pris une couleur chocolat clair généralisée. Le traitement par capsules surrénales lui rendit les forces ; peu à peu son teint s'éclaircit et aujourd'hui encore au bout de vingt ans, il continue de bien aller et de rendre ses jugements dans sa petite ville sans attirer l'attention sur son teint redevenu normal.

---

1. Noel Fiessinger et Edmond Leroy: Insuffisance surrénale aiguë à forme péritonéale (*J. des Pratic.*, p. 325, 1917).

On sait qu'une double fonction est réservée aux capsules surrénales :

1° Angiotonique et vasoconstrictive.
2° Antitoxique et tonique générale.

L'adrénaline est le principe actif de la première, nous ignorons le produit défini de la seconde. On réservera l'extrait total de la glande aux syndrômes où dominent l'asthénie et l'abattement et l'adrénaline à l'asthénie cardio-vasculaire.

Dans les états dépressifs, seront utilisées les *glandes fraîches* (1 gr. 50 à 2 gr.), ce qui n'est point d'un emploi commode ou plutôt on prescrira de l'*extrait total desséché* (2 ou 3 cachets de 20 centigr. par jour).

Dans les *syndromes lents*, le traitement sera poursuivi de longues semaines ; un avocat de Paris pendant plusieurs années ne pouvait plaider sans avoir usé de la médication pendant quelques jours. Longtemps considéré comme neurasthénique, il finit par guérir au bout de quatre ans.

La médication sera continuée dix à douze jours, interrompue trois jours, reprise dix à douze jours ; parfois elle provoque des vertiges, des nausées, des bouffées de chaleur (Boinet). Ces accidents sont exceptionnels et nous ne les avons pas constatés. La médication peut être prescrite sans interruption (Sergent). Chez les *tuberculeux*, il existe parfois un anéantissement des forces que n'expliquent pas les lésions pulmonaires : l'extrait surrénal sera prescrit.

L'adrénaline favorisant les processus de récalcification, ce remède trouvera également son emploi avec l'usage des poudres phosphatées : 20 à 30 gouttes d'adrénaline en quatre fois (Gley).

Dans les *syndromes aigus*, la médication ne sera continuée que dix à quinze jours, les accidents contre lesquels elle est dirigée étant d'ordinaire de durée très courte. En pareil cas, les signes d'asthénie cardio-vasculaire prennent souvent le dessus ; on croit à tort à une myocardite. Contre ces troubles on

peut user d'extrait total comme précédemment ; mais *l'adrénaline*, principe actif de la fonction angiotonique et vasoconstrictive de la glande suffit d'habitude à remettre les choses d'aplomb,
20 à 30 gouttes de la solution à 1/1000, c'est-à-dire 1 milligramme à 1 milligr. 1/2 d'adrénaline. La dose peut être portée à
5 ou 6 milligrammes soit 100 à 120 gouttes réparties à intervalles réguliers, toutes les quatre heures environ (Netter Sergent). La méthode par ingestion suffit et il est inutile de
recourir à la méthode hypodermique. Pour obtenir des résultats favorables, l'essentiel est de prescrire des doses suffisantes
(100 gouttes, soit 5 milligr. d'adrénaline) ou 0 gr. 90 de poudre surrénale. Il n'est point nécessaire de réserver des inter-
mittences dans le traitement. La médication peut sans inconvénient être continuée de longs mois ; l'interruption n'est point
nécessaire (Sergent). Des auteurs (Josué) ont recommandé les
grandes injections de sérum adrénaliné (1 milligr. par 1/2 litre) ; c'est là un procédé qui n'offre point de grande supériorité sur l'ingestion stomacale. Il trouverait surtout son indication dans les fortes déperditions aqueuses du choléra où
Naamé a montré les excellents effets de l'adrénaline.

TABLE ANALYTIQUE

A

Acide oxalique. 8
Acide urique 9
Albuminurie 95
— des adultes . . 100
— arsenicale. . . . 114
— arthritique. . . . 118
— blennorragique . . 168
— des brûlures. . . 132
— calculeuse. . . . 186
— cantharidienne . . 112
— cardiaque 180
— cholémique . . . 120
— des cholériques. . 167
— chronique. . . . 113
— de la cinquantaine. 176
— des suites de couches 130
— de croissance. 18, 62
— cyclique . . 120, 178
— des dermatoses. . 132
Albuminurie diabétique . . . 126
— — fonctionnelle . . . 126
— diabétique avec lésion rénale. . . 127
— diphtérique . . . 166
— accompagnée de dyspnée nocturne 106
— non accompagnée de dyspnée nocturne. 105
— dyspeptique. 52, 61, 178
— des enfants . . . 102
— de l'épilepsie. . . 172
— fonctionnelle . 51, 61
— du goitre exophtalmique . . . 171
— goutteuse 52, 62, 102, 123
— grippale 163
— gravidique . 103, 130

Albuminurie de l'hémorragie cérébrale . . . 170
— de l'hémorragie méningée . . . 170
— hépatique . 52, 62, 178
— de l'hystérie. . . 172
— infectieuse . 154, 168
— intermittente. . . 120
— des jeunes gens. . 100
— mécanique. . . . 179
— mercurielle . 114, 117
— nerveuse 169
— gastro-intestinale . 178
— à la suite d'excitations nerveuses périphériques. . 179
— neurasthénique . . 174
— des nouveau-nés . 97
— des obèses. . 52, 62
— orthastique, 99, 183, 235
— de la paralysie générale. . . . 171
— phosphaturique 52, 61, 120
— phosphorée aiguë . 113
— pneumonique. . . 166
— prétuberculeuse 62, 110, 150
— prostatique . . . 102
— saturnine . . 114, 115
Albuminurie scarlatineuse . . 155
— scarlatineuse chronique. 155
— scarlatineuse avec œdème 156
— scarlatineuse passagère 156
— liée à des suppurations urinaires . 129
— syphilitique . . . 145
— syphilitique secondaire. . . 145, 180

Albuminurie syphilitique tertiaire 150
— tabagique 114
— du tabes . . . 174
— toxique 111
— — aiguë . . 108
— — chronique . 114
— toxique endogène 118
— toxique exogène . 168
— des tranchées. 53, 63
— des traumatismes craniens . . . 171
— du travail . . . 131
— tuberculeuse. 101, 129, 133
— tuberculeuse médicale . . . 134
— tuberculeuse médicale justiciable du régime lacté . . 134
— tuberculeuse médicale rarement justiciable du régime lacté . . . 137
— tuberculeuse chirurgicale . . . 141
— typhoïdique . . . 164
— des vieillards . . 104
Ammoniaque 8
Analyse d'urine . . . 5
Anurie 78
— calculeuse . . . 80
— du choléra . . . 79
— par compression . 80, 81
— avec crise douloureuse. 79
— des gastro-entérites . 79
— hystérique . . . 79
— scarlatineuse . . 79
— spontanée . . . 79
— traumatique. . 79, 80

C

Chlorures. . . . 6, 23
Chyluries . . . 203
— parasitaires . . 205
— non parasitaires . 206
Coefficients urologiques . 10
Colique néphrétique . . 226
Constipation . . . 33
Cylindres . . . 16

D

Diabète 33
— insipide . . . 86
Diabète sucré . . . 86
Diarrhée 45

Diurétiques à action complexe. 38
— azotémiques . . 45
— azoturiques . . 37
— déchlorurants . 36
— hydruriques . . 35
Dyspepsie nerveuse. . . 7
Dystrophie surrénale aiguë . . 244
— — lente . . 244

E

Eau. 18

H

Hématurie 90
— initiale . . 90, 92
— rénale. . . 90, 92
— terminale . 95, 92
— totale . . 90, 92
— vésicale . . 90, 92
Hémoglobinuries. . . 203
Hydronéphrose . . . 241
— acquise. . . 241
— aiguë . . . 243
— calculeuse. . 241
— devenant chronique . . . 243
— congénitale . . 241
— douloureuse . . 242
— intermittente. . 241
— latente . . . 241
— traumatique . . 241
Hypertension artérielle . . 72
— des arothémateux . . 74
— des obèses . . 75
— passagère . . 72
— permanente . . 74
— des rénaux . . 72

I

Infections cutanées de l'enfance . . . 133

K

Kystes 238
— hydatiques . . 238
— séreux. . . . 239
— séro-hématiques . 239

L

Liqueur de Pearson. . . . 146
— de Van Swieten . . 152

Lithiase calculeuse . . . 55, 68
— oxalique. . . . 55, 67
— phosphatée. 229
— phosphatique. . 56, 68
— rénale . . . 54, 67, 225
— sablonneuse . . 55, 67
— urique 55, 67

M

Médications dangereuses . . . 35
— douteuses. . . . 32
— efficaces 32
Morphine 32

N

Néphrite aiguë. 35, 212
— — avec œdème . . 164
— albumineuse simple . 214
— amygdalienne. . . . 164
— des cardio-rénaux 55, 66
— chronique hydropi-
gène 215
Néphrite chronique hypertensive 218
— chronique urémigène. 220
— diphtérique . . 33, 224
— dysentérique. . . . 33
— grippale 112
— hémorragique sans
œdème 163
— hydropigène . 54, 74, 78
— interstitielle. . . . 103
— mixte diffuse . 54, 48
— mixte diffuse avan-
cée 49, 64
— parcellaire . . 45, 63
— pneumonique . . . 112
— résiduale . . . 63, 66
— rhumatismale . 33, 222
— scléreuse . . . 55, 66
— superficielle. . 54, 63
— syphilitique . . 33, 212
— tuberculeuse. . 55, 67
— tuberculeuse aiguë . 135
— tuberculeuse chroni-
que 136
Neuro-arthritiques 7

P

Paludisme 169
Péri-néphrites douloureuses. . 229
— suppurées . . . 229

Phéno-sulfo-nephtaline (épreuve
de la) 21
Phlegmon périnéphrétique . . 230
Phosphates. 7
Pigments 12
Pilules de Dupuytren . . . 148
Point de Hallé. 195
Point para-ombilical de Bazy . 195
— urétéral inférieur . . . 195
Pollakiurie 86
— psychopathique. . 88
Polyurie 82
— trouble. 84
— de la tuberculose ré-
nale 85
Pyélite 56, 69
— calculeuse 227
Pyélo-néphrite. . . . 53, 69, 194
— calculeuse. . . 199
— gonococcique 198
— gravidique. . . 200
— par infection san-
guine 196
— par infection des
voies urinaires
inférieures . . 196
— latente, sans re-
tentissement
sur l'état géné-
ral. 201
— primitive. . . 196
— du rein mobile. 200
— simple. . . . 196
— tuberculeuse . 201

R

Rein goutteux de Todd. . . . 102
— mobile. 200
— polykystique 240
Respiration de Cheyne Stokes . 188

S

Sang 15
Stimulation cardiaque 34
— des fonctions diges-
tives 33
— rénale 35
Sulfates 8
Symptômes. 72
Syndromes aigus. . . . 246, 244
— lents. . . . 246, 244
— surrénaux. . . . 246

T

Tube à essai (expérience du) . 14

Tumeurs du rein 236
    —   hydronéphrotiques . 242
    —   malignes de l'adulte. 236
    —   malignes des en-
              fants 236

U

Urée 9, 20
Urémies 186

Urémies azotémiques 192
    —   cardiaques 190
    —   hydropigénes . . . 187
    —   rénales 188
    —   sèches 192

V

Verre à pied (expérience du). . 12

TABLE DES MATIÈRES

Pages

CHAPITRE I

Ce qu'apprend une analyse d'urine   5

  I. ÉLÉMENTS NORMAUX   5
    1° Chlorures.   6
    2° Phosphates.   6
    3° Sulfates   7
    4° Ammoniaque   7
    5° Acide oxalique.   7
    6° Urée.   9
    7° Acide urique.   9
    8° Coefficients 10
      1. Rapport de l'azote. 11
      2. Rapport des matières minérales. . . . 11
    9° Les pigments 12

  II. ÉLÉMENTS ANORMAUX. 12
    1° Chimiques 12
      1. Résultats fournis par le verre à pied 13
      2. Résultats fournis par le tube à essai 14
    2° Éléments anatomiques 15
    3° Éléments microbiens. 17

CHAPITRE II

Les méthodes d'exploration rénale 18

  I. ÉLIMINATION DE L'EAU. 19
  II. ÉLIMINATION DE L'URÉE 20
  III. ÉLIMINATION DES CHLORURES 23

CHAPITRE III

Prophylaxie hygiène et thérapeutique générale. 26

  I. PROPHYLAXIE DES NÉPHRITES 26
  II. HYGIÈNE DES RÉNAUX 30

III. Thérapeutique générale. 34
    1. Médications douteuses 35
    2. Médications dangereuses 36
    3. Médications efficaces. 36
    4. Stimulation rénale. 39
    5. Les trois régimes des rénaux (néphrites) 43
        1° Régime hydrique, hydro-lacté, lacté 43
        2° Régime déchloruré et hypochloruré 46
        3° Régime hypoazoté. 48

CHAPITRE IV

Traitement hydro-minéral des maladies de l'appareil urinaire.   51

I. Indications du traitement hydro-minéral. 51
    1. Albuminuries fonctionnelles. 51
        a) Albuminuries dyspeptiques 52
        b) Albuminuries phosphaturiques 52
        c) Albuminuries de croissance 52
        d) Albuminuries des obèses 52
        e) Albuminuries hépatiques 53
        f) Albuminuries prétuberculeuses 53
        g) Albuminurie des tranchées 53
    2. Néphrites. 54
        a) Dans les maladies infectieuses 54
        b) Néphrites mixtes diffuses ou hydropigènes. 54
        c) Néphrites scléreuses ou cardio-rénaux 55
        d) Néphrites tuberculeuses. 55
    3. Lithiase rénale. 55
        a) Lithiase urique et oxalique. 55
        b) Lithiase phosphatique 56
    4. Pyélites et pyélo-néphrites 56

II. Eaux minérales capables de remplir les indications. 56
    1. Eaux agissant sur la nutrition 57
        a) Bicarbonatées mixtes et chlorurées-sodiques 57
        b) Sulfatées-sodiques et chlorurées magnésiennes . . . 58
        c) Bicarbonatées sodiques 58
        d) Bicarbonatées calciques. 58
    2. Eaux agissant sur le rein. Cures de diurèse 58
        a) Eaux sulfatées calciques 59
        b) Eaux de faible minéralisation 59
    3. Eaux agissant sur la circulation. 60
    4. Eaux agissant sur la muqueuse des voies urinaires 61
    5. Eaux agissant sur l'état général. 61

III. Adaptation des cures hydro-minérales aux indications 61
    1. Albuminuries fonctionnelles. 61
        a) Albuminurie dyspeptique 61
        b) Albuminurie phosphaturique. 62
        c) Albuminurie de croissance· 62

    d) Albuminurie des obèses   62
    e) Albuminurie hépatique ou goutteuse   62
    f) Albuminurie prétuberculeuse.   63
    g) Albuminurie des tranchées   63
  2. Néphrites.   63
    a) Néphrites résiduales, superficielles ou parcellaires . . .   63
    b) Néphrites mixtes diffuses bien tolérées.   64
    c) Néphrites mixtes diffuses plus avancées.   66
    d) Néphrites scléreuses ou cardio-rénaux   66
    e) Néphrites tuberculeuses   67
  3. Lithiase rénale.   67
    a) Lithiase urique et oxalique. États prélithiasiques . . .   67
    b) Lithiase calculeuse   68
    c) Lithiase phosphatique   68
  4. Pyélites et pyélo-néphrites   69

CHAPITRE V

Les symptômes   72

  I. HYPERTENSION ARTÉRIELLE.   72

    1° Crises hypertensives passagères   72
    2° Hypertensions permanentes.   74
    a) Hypertension des athéromateux sans lésions viscérales .   74
    b) Hypertension des obèses   75
    c) Hypertension des rénaux   76

  II. LES ANURIES.   78
    1° L'anurie est précédée d'un traumatisme.   78
    2° L'anurie coïncide avec une crise douloureuse   79
    3° L'anurie paraît spontanément   79

  III. LES POLYURIES.   82

  IV. LA POLLAKIURIE   87

  V. LES HÉMATURIES   90

  VI. LES ALBUMINURIES.   95
  1. Albuminuries aux divers âges   97
    a) Nouveau-nés.   97
    b) Enfants   98
    c) Jeunes gens et adultes. 100
    d) Vieillards. 104
  2. Les albuminuries toxiques exogènes 108
    a) Albuminuries toxiques aiguës 109
    b) Albuminuries toxiques chroniques. 114
  3. Les albuminuries toxiques endogènes 118
    a) Albuminuries arthritiques. 118
    b) Albuminuries goutteuses 123
    c) Albuminuries diabétiques. 126

         a. Albuminurie fonctionnelle 126
         b. Albuminurie avec lésion rénale 127
         c. Albuminurie liée aux complications du diabète. . . 129
  4. Albuminurie gravidique 130
  5. Albuminurie des dermatoses et des brûlures. 132
  6. Albuminurie tuberculeuse. 133
      1° Albuminurie tuberculeuse médicale 134
        a) Albuminurie justiciable du régime lacté 134
        b) Albuminurie rarement justiciable du régime lacté . 137
      2° Albuminurie tuberculeuse chirurgicale 141
  7. Albuminuries syphilitiques 145
        a) Albuminuries secondaires 146
  1. Où le mercure est impuissant, inutile. 146
  2. Où le mercure assure la guérison 147
        b) Tertiaires 150
      1° Où le mercure est nuisible. 150
      2° Où le mercure est utile. 152
  8. Les albuminuries infectieuses 154
        a) Albuminurie scarlatineuse 155
        b) Albuminurie grippale 163
        c) Albuminurie typhoïdique 164
        d) Albuminurie pneumonique 166
        e) Albuminurie diphtérique 166
        f) Albuminurie cholérique. 167
        g) Autres infections et blennorragie. 168
        h) Le paludisme 169
  9. Les albuminuries nerveuses. 169
        a) Albuminurie de l'hémorragie cérébrale 170
        b) Albuminurie de l'épilepsie, de l'hystérie, du goître
          exophtalmique, de la paralysie générale, du tabes. . 172
        c) Albuminurie neurasthénique. 175
  10. Les albuminuries mécaniques 179
        a) Albuminurie cardiaque. 180
        b) Albuminurie orthostatique 183
        c) Albuminurie calculeuse. 186
VII. LES URÉMIES 186
  1. Urémies hydropigènes. 187
        a) Urémies dans maladies rénales. 188
        b) Urémie d'origine cardiaque 190
  2. Urémie sèche (azotémique) 193
VIII. LES PYÉLONÉPHRITES. 194
  1. Pyélonéphrites simples. 196
  2. Pyélonéphrite par infection sanguine 196
  3. Pyélonéphrite par infection des voies urinaires inférieures . 197
  4. Pyélonéphrite gonococcique. 198
  5. Pyélonéphrite calculeuse. 199
  6. Pyélonéphrite gravidique. 200
  7. Pyélonéphrite latente, sans retentissement sur l'état général. 201
  8. Pyélonéphrites tuberculeuses 201

IX. Les hémoglobinuries et les chyluries. 203
    1° Les hémoglobinuries 203
    2° Les chyluries 203
        a) Les chyluries parasitaires. 206
        b) Les chyluries non parasitaires 206

CHAPITRE VI

Les maladies 208
    I. Les obsédés rénaux 208
    II. La néphrite aiguë. 212
    III. La néphrite albumineuse simple. 214
    IV. La néphrite chronique hydropigène 215
    V. La néphrite chronique hypertensive 218
    VI. La néphrite chronique urémigène. 221
    VII. La lithiase rénale 225
    VIII. Les périnéphrites douloureuses et suppurées. . . . 228
    IX. Le rein mobile. 232
    X. Les tumeurs du rein. 236
        1. Tumeurs malignes des enfants. 236
        2. Tumeurs malignes de l'adulte 237
        3. Kystes du rein 238
            a) Kyste hydatique 238
            b) Kyste séreux ou séro-hématique. 239
            c) Rein polykystique. 240
    XI. Hydronéphrose. 241

CHAPITRE VII

Les syndromes surrénaux. 241